Walther Zimmermann

Heilwege der Natur

Ein Wegweiser für Ärzte

Walther Zimmermann

Heilwege der Natur

Ein Wegweiser für Ärzte

Unter Mitarbeit von
Barbara Irmler, Günther Werner und
Bruno Zimmermann

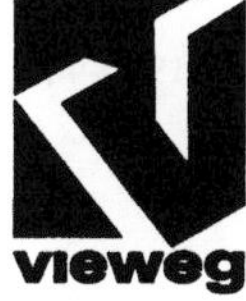

Dr. med. Walther Zimmermann
Edmund-Müller-Str. 4
82041 Deisenhofen

Softcover reprint of the hardcover 1st edition 1993

Der Verlag Vieweg ist ein Unternehmen der Verlagsgruppe Bertelsmann International.

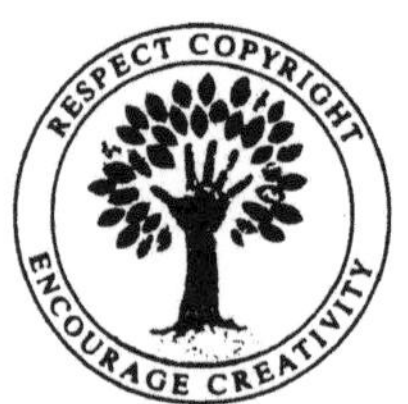

Gedruckt auf säurefreiem Papier

ISBN 978-3-663-01941-1   ISBN 978-3-663-01940-4 (eBook)
DOI 10.1007/978-3-663-01940-4

Vorwort

Es mangelt nicht an Büchern, die sich mit Naturheilverfahren auseinandersetzen, aber es mangelt an solchen, die sich mit der Praxis der Naturheilweisen beschäftigen, die sich in jahrzehntelanger Erfahrung sowohl in der Klinik als auch in der ambulanten Betreuung der Patienten bewährt haben.

Jede Einseitigkeit der Methode ist ein Hindernis - auch die Monomanie, nur Naturheilverfahren anzuwenden. Vielmehr sind die Naturheilverfahren eine wesentliche Erweiterung der Therapiemöglichkeiten, wenn man verstehen lernt, diese zum richtigen Zeitpunkt einzusetzen.

Die wissenschaftliche Medizin hat heute einen Standpunkt, der durch keine andere Methode verdrängt werden kann. Trotzdem streben zahlreiche Ärzte, die oft schon lange in der Praxis tätig sind, eine Erweiterung ihres Behandlungsplanes an. Diesen sollte mit dem Kursbegleiter geholfen werden, wenn die Grenzen abgesteckt sind und eine neue Sicht der Befindensstörungen der Patienten geschaffen wird.

Die Ausbildungsmöglichkeiten für die Zusatzbezeichnung „Naturheilverfahren" werden in einem Ausmaß in Anspruch genommen, daß es eine Pflicht ist, das Spektrum in dieser Richtung zu erweitern. Grundlage für alle Verfahren sind die sogenannten klassischen Methoden, die sowohl in der antiken Medizin bereits angesprochen wurden, als sich auch in der Geschichte der Medizin bis heute bestätigt haben. Therapiemethoden, die sich erst in den letzten Jahrzehnten manifestiert haben, sind meist weder wissenschaftlich bestätigt, noch historisch bewährt, was man von einer empirischen Heilmethode erwarten muß. Dies gilt vor allem für die bisher erarbeiteten Richtlinien zur Weiterbildung von seiten der Bundesärztekammern.

So liegt hier ein Kursbegleiter vor, der oft nur stichwortartig das Problem bearbeitet, damit aber einen Hinweis für die weitere Beschäftigung gibt. Es sollte kein Lehrbuch sein, sondern eine begleitende Lektüre, die Übersicht schafft, Erfahrung übermittelt und einen ersten Einstieg für die interessierten Kollegen darstellt.

Mein besonderer Dank gilt den Mitarbeitern, Frau Dr. Barbara Irmler, die, zusätzlich zu ihrem Textbeitrag, das gesamte Manuskript nochmals sorgfältig durchgesehen und die zeitraubende Erstellung des Sachwortverzeichnisses durchgeführt hat, Herrn Privatdozent Dr. Günther T. Werner und meinem Sohn Herrn Dr. Bruno Zimmermann.

Für die Beiträge zu diesem kursbegleitenden Buch habe ich Herrn Dr. Frank Bahr mit der von ihm geleiteten Organisation „Ärztetag für Medizin ohne Nebenwirkungen e.V." für seine hervorragende Vorbereitung zu diesem Buch zu danken. Zusammen mit Frau Christine Gürtner hat er in einer erstaunlich kurzen Zeit die Schwierigkeiten für den Druck aus dem Weg geräumt. Dies gilt auch für den Verlag Vieweg und seine Mitarbeiter in Wiesbaden.

Dr. Walther Zimmermann
emer. Chefarzt des Krankenhauses für Naturheilweisen in München

Inhalt

1 Naturheilverfahren in der heutigen Medizin

Naturheilverfahren sind dem hippokratischen Gedanken verhaftet, Gesundheit zu erhalten und den Menschen in die harmonische Ordnung der Natur zu führen. So versteht sich, warum Naturheilverfahren so modern sind. Die Medizin präsentiert sich einer informationshungrigen Gesellschaft mit meß- und wägbaren, technisch brillanten Einblicken in die Geheimnisse des Menschen und seine Krankheiten. Dabei ist die Diagnose der repräsentative Aspekt einer wissenschaftlichen Medizin, Therapie bleibt dagegen die Erfahrung des einzelnen. Die Verkehrung von Diagnose und Therapie ist keineswegs eine geschichtliche Tatsache, denn in ihrer Geschichte war die Medizin eine therapeutische Wissenschaft. Dies galt zumindest bis ins 19. Jahrhundert. Aus den Vorstufen der französischen Revolution, der Naturphilosophen und Neohippokratiker begann man in der 1. Hälfte dieses Jahrhunderts die Natur zu zerlegen, Sertürner den Mohnsaft, Kolbe die Weidenrinde und *Virchow* verstieg sich in seiner berühmten Rede vom 3. Mai 1945 zum Ausspruch: „Leben ist nur Ausdruck für eine Summe von Erscheinungen, deren jede einzelne nach den gewöhnlichen physikalischen und chemischen Gesetzen vonstatten geht."

Damit war die Existenz einer Naturheilkraft und eines naturgemäßen Lebensablaufes geleugnet. Demgegenüber entwickelte sich eine gegensinnig vitalistische Auffassung, in der zielgerichtete Lebensabläufe angenommen und eine Ganzheitsbezogenheit der Organe postuliert wurde.

Als Gegenströmung in der Medizin wurde sie in unsere Zeit versetzt von den *empirischen Impulsen der Laienbehandler wie Prießnitz, Schroth, Rickli* und *Kneipp* in Verbindung mit einer Volksbewegung, die ein Leben diktierte, das mit den natürlichen Abläufen verquickt sein sollte - vom *Bewegungsalltag (Jahn) zur Ernährung und Reformbewegung (Baltzer).*

Eine Bewegung dieser Art formiert sich immer fast gesetzmäßig dort, wo Gleichgewichte wiederhergestellt werden müssen. Während Wissenschaft und Technik analysieren, ordnen und kritisch prüfen, will das Volk fühlen, erleben, nachempfinden und daraus eine Antwort für seine Lebensgestaltung formulieren.

Heute hat der Zwang des technischen Fortschrittes und seine mögliche Selbstzerstörung den Menschen erneut zu einem besseren Naturverständnis gedrängt. Mehr als zwei Drittel der Erwachsenen halten die Naturheilmittel heute für wichtig. Auf dem Wege der Anpassung an unsere technische Welt fliehen die Menschen in die Reformernährung, biologischen Landbau, Massenfreizeit, Massensport und gebrauchen oft ohne die Hilfe von Arzt und Krankenkasse sinnvoll den gesundheitlichen Präventivgedanken.

Naturheilverfahren aber sind heute keine Präventiv- und Kurortmedizin mehr, sondern der Nachvollzug im Feedback einer neuen Umweltanpassung. Unsere Adaptionsmechanismen hatten Zeit, sich in Jahrmillionen zu entwickeln, in dem kurzen Zeitraum einer industriellen Revolution sind an die Anpassungsfähigkeiten neue Forderungen gestellt worden, die in einer Vielfalt von Krankheitserscheinungen zutage treten, wie etwa die Allergien, Herz- und Kreislauferkrankungen, Stoffwechsel- und

Ernährungskrankheiten, chronische Entzündungsvorgänge, wie am Beispiel des Rheumas, eines vorzeitigen Alterns und nicht zuletzt an die Entgleisung der Ordnung im Krebsgeschehen.

Die Frage nach Effizienz und Existenz der Naturheilverfahren ist keine historische mehr, sie ist keine Frage der kategorischen Alternativen, aber auch keine Frage einer großen Integration der Naturheilkunde in eine wissenschaftliche Medizin, wie sie einst Brauchle gefordert hat. Sie ist zunächst schlicht die Frage eines therapeutischen Engagements. Die Standpunkte einer wissenschaftlichen Medizin sind stark in dem Kausalitätsgedanken naturwissenschaftlicher Denkkategorien verhaftet. Es gilt, die Naturheilverfahren in ihren Reservaten der Praxis und der Sanatorien dem anthropologischen Gedanken zu unterstellen und in einer Individualtherapie einem wissenschaftlich orientierten Kollektiv nicht selektiv, sondern additiv zuzuordnen.

In der Naturmedizin, wie sie Höhepunkte unter Schwenninger, Brauchle und Straßburg erlebte, *sah man die Doppelaufgabe, die in der Behandlung der Krankheit, aber auch der Belehrung des Patienten bestand.* Damit entsprach diese Art der Behandlung der hippokratischen und hufelandschen Diätetik. Eine Basistherapie, etwa nach P. Vogler, betraf die innere und äußere Ordnung des Menschen, die Ernährung als Umstimmung der Verdauung und des Stoffwechsels, die Haut als Reizvermittler, die Atmung als periodische Ordnung des Kreislaufs.

Liegt der Akzent der Naturheilverfahren vorwiegend auf der Umstimmung mittels chemischer, mechanischer oder thermischer Reize unter dem Überbegriff des Ordnens und Übens, so werden die Aufgaben der Pharmakopöe in einer pflanzlichen Provenienz gesehen. War die Pflanze schon immer Quelle für Arzneistoffe, so muß man heute in Pflanzenstoffen auch volksmedizinischen Ursprungs einen Therapieschatz von ungeahnten Möglichkeiten sehen.

Auch die Moderne Medizin ist noch voll von ungelösten Problemen, wie etwa Allergie, Krebs und Aidskrankheit, so daß die Frage nach Alternativen modern ist. *So kann die Zukunft der Medizin nur in einer additiven Naturtherapie mit dem Gedanken einer Selbstheilungstendenz und einer Ordnungslehre den vielfältigen anthropologischen Aufgaben gerecht werden.* Die Trendwende bei der Bevölkerung fußt nicht auf den Versprechungen prahlerischer Heiler, sondern auf der Not nach Alternativen.

So bleibt Heilen und Wissenwollen auch eine Einheit, die in den folgenden Kapiteln zum aufmerksamen „Nachmachen“ anregen sollen.

2 Die ableitenden und ausleitenden Verfahren

Bernhard Aschner, dem die Renaissance der ableitenden und ausleitenden Verfahren in unserem Jahrhundert verdankt wird, schrieb in seinem vielbeachteten Buch „Die Krise der Medizin oder Lehrbuch der Konstitutionstherapie" in der 1. Auflage:

„Durch meine 1913 begonnene intensive Beschäftigung mit dem Aderlaß, mit der Lehre von der inneren Sekretion und der Konstitutionslehre bin ich zu der Erkenntnis gekommen, daß eine kritische Wiederaufnahme der alten klassischen Humoralpathologie in Verbindung mit moderner Diagnostik und Technik nicht nur unsere konservativen und operativen Heilungsresultate in überraschender Weise zu verbessern imstande ist, sondern daß wir dadurch auch das bisher noch fehlende Verständnis für die bis jetzt unerklärlich gewesenen Heilerfolge der inoffiziellen medizinischen Richtungen gewinnen."

Diese wenigen Worte, die vom Neubegründer der modernen Humoralpathologie gesprochen wurden, sind mehr oder weniger die Grundlagen unserer heute in verschiedene Richtungen strebenden und nicht mehr ganz modernen Behandlungsmethoden, die wir als *ausleitende oder ableitende* Therapiemaßnahmen bezeichnen. Bei dem erwähnten Begriff der *„Konstitutionstherapie"* geht es Aschner letztlich um den *ganzen Menschen,* wie es ihm auch in seinem gesamten therapeutischen Konzept um eine *ganze Medizin* geht. Das heißt, *alle nützlichen Heilmethoden der Völker und Zeiten sollten in unser medizinisches Konzept mit eingebaut werden.* Wir wissen, daß die Schröpfkopfmethode eine der ältesten medizinischen Anwendungen überhaupt ist und daß wir noch aus der Steinzeit Schröpfköpfe aus Rinderhörnern vorfinden, die wir heute als erstes medizinisches Gerät betrachten können. So hat auch heute noch die Einbeziehung solcher traditioneller Methoden eine gewisse Bedeutung.

Die ausleitenden Methoden, wie sie Aschner in seiner Konstitutionsbehandlung erwähnt, sollen Gewebe und Organe über das Blut und die Körpersäfte induzieren. Es handelt sich also hier um ein rein humoralpathologisches Vorgehen, das in der Geschichte der Medizin schon die Grundideen des Hippokrates erkennen läßt. Das Ingangkommen aller Säfteströme war eine Vorstellung, die lange vor unserer physiologischen Kreislaufbeurteilung bestand, und es wundert nicht, wenn gerade heute die volksmedizinischen Gepflogenheiten sich in dieser Richtung neu orientieren.

Die Brechverfahren sind in der heutigen Situation der Medizin weitgehend obsolet geworden. Wenn auch *Hufeland* (1762-1836) noch die Brechmittel zusammen mit dem Aderlaß und dem Opium zu den drei Kardinalsmitteln der Heilkunst zählt, ohne die er nicht Arzt sein wollte, so ist es heute unbequem geworden, etwas, was den Körper verdorben hat, auf dem unnatürlichen Wege wieder zurückzuschicken. So sind die Empfehlungen von Aschner und Hufeland bezüglich Brechweinstein und Ipecacuanha heute nicht mehr aktuell und werden nur noch im pathophysiologischen Sinne bei der Bulimie angewendet, jedoch nicht mehr im Bereich der übrigen - auch weitgehend naturheilerisch orientierten - Medizin.

Demgegenüber spielt die Purgation eine größere Rolle.

Die Ausleitung über den Darm

Anders als die Brechverfahren sind die purgativen Verfahren so alt wie die Medizin. Ihre Geschichte reicht zurück bis ins alte Ägypten. So sinnvoll diese Methode sein kann, so leicht kann sie zu Exzessen führen, wie schon Molière es treffend dargestellt hat. Im 18. und 19. Jahrhundert galt noch der Grundsatz *„qui bene purgat bene curat“*, und wenn wir heute die Klagen in der praktischen Medizin differenzieren, so handelt es sich oft um die Entleerung des Darmes. Allein die Vorstellung, daß mit einer solchen Entleerung auch Giftstoffe den Körper verlassen und ihm damit Heil widerfährt, läßt auch einfache Menschen diese Maßnahmen unterstützen. Es ist hier nicht der Platz, von den zahlreichen Abführmitteln pflanzlichen Ursprungs zu sprechen - wie Aloe, Rhizinus, Rhabarber, Sennes-Zubereitungen - , sondern ich kann nur den purgativen Charakter betonen, der insbesondere heute noch bei den F. *Mayr*-Kuren mit Hilfe des Karlsbader Salzes oder bei den *Buchinger*-Fastenkuren mit Hilfe des 5%igen Glaubersalzes erzielt wird. Diese Kuren sind der Einstieg des Patienten in die Fastensituation, wobei sicherlich von dem Gedanken auszugehen ist, daß hier eine Entleerung der Schlackenstoffe stattfindet, die sich beim Fasten aus dem Untergrund an die Oberfläche bewegen.

Diaphoretische Heilmethode

Sie beruht im Wesentlichen auf der Steigerung der Hautatmung - respiratio insensibilis - und des Schwitzens, wobei auch hier die Vorstellung der Laienmedizin eine große Rolle spielt, daß durch das Schwitzen viele Krankheiten ausgeheilt werden können. Wenn wir an die Bedeutung der Salicylsäure und entsprechender Medikamente denken, so hat dies - insbesondere beim Rheuma - eine wichtige Funktion. Ganz abgesehen davon, daß die traditionellen türkischen Bäder, die Dampfbäder Japans, die heißen Quellen und ihre Benutzung in Form von schweißtreibenden Maßnahmen und nicht zuletzt unsere einheimische Sauna - die ja im Grunde genommen aus dem russischen und finnischen Bereich stammt und durch den Krieg bei uns bekannt wurde - heilsame Wirkungen bringen, unterstützen sie die entsprechenden Krankheitsbehandlungen durch Aktivierung der Hautfunktionen. Auch pflanzliche Schwitzmittel wie Lindenblüten-, Holunder- und Kamillentee sind heute durchaus zu Beginn einer Erkrankung geschätzt, während Aschner zu seiner Zeit die Folia jaborandi und das daraus gewonnene Pilocarpin angewandt hat. Die Wirkung der Sauna ist mehrfach untersucht worden, was zu Nachforschungen darüber geführt hat, wieweit die Immunitätslage bei Infektionen oder chronischen Krankheiten durch Sauna-Anwendungen gebessert wird. Es steht jedoch fest, daß die Sauna bei Beginn einer Infektion keineswegs die ideale Behandlung ist - im Gegensatz zu Lindenblüten- und Holundertee mit anschließender Bettwärme und Schwitzen -, sondern daß die Sauna eigentlich eine Abhärtungsmaßnahme ist, die das Gefäßsystem im Kalt- und Warm-Rhythmus wirkungsvoll trainiert, womit ein Umstimmungseffekt erzielt wird.

Schwitzpackungen - Wickel

Kalte Wickel, wie sie in der Kneipptherapie angewandt werden, haben eine hervorragend entgiftende Wirkung über die Haut. Soll der Wickel seine schweißtreibende Wirkung erzeugen, so muß er mindestens 1 1/2 bis 2 Stunden angelegt bleiben.

Wirkung
Schweißausbruch durch Wärmestau, stoffwechselanregend, nierenentlastend, vegetativ stabilisierend (vagotonisierend).

Indikation für den Wickel
Beginnender grippaler Infekt; hier eignet sich besonders der Halswickel, der über Nacht angelegt bleiben soll;
chronische Bronchitis;
allgemeine Entgiftung, die vor allem durch den Ganzkörperwickel erreicht wird.

Kontraindikationen
Kontraindikationen sind die dekompensierte Herzinsuffizienz sowie Herzrhythmusstörungen. Aber auch die heißen Anwendungen wie Packungen, Auflagen, Heusäcke, Sauna und Bäder bewirken eine intensive Ausleitung über die Haut.

Die Ausleitung über die Leber

Weit mehr als die hautausleitenden Methoden spielt in unserer Zeit die Entlastung der Leber eine dominierende Rolle. Es sind die Industrie- und Umweltgifte, die Belastung durch Arzneimittel, durch Alkohol und Drogen und vor allem auch durch eigene Stoffwechselabfallprodukte, die eine maximale Anforderung an die Entgiftungsfähigkeit der Leber stellen. Die Entlastung dieses Organs können wir vor allem durch Elimination der Noxen - soweit dies möglich ist -, durch diätetische Maßnahmen und besonders auch durch eine gezielte Darmsanierung erreichen. Unterstützend wirken hierbei Leberwickel mit Krancampo, Heusäcke (sechsfach bessere Leberdurchblutung), aktivierte Eigenblutbehandlung und vorwiegend phytotherapeutische Mittel (Chelidonium, Taraxacum, Carduus Marianus, Boldo etc.).

Die Ausleitung über die Nieren

Neben der Leber muß die Niere als klassisches Ausscheidungsorgan genannt werden. Verbesserte Ausscheidung über die Niere können wir erreichen durch
1. vermehrtes Trinken (1,5 bis 2 l täglich)
2. medikamentös durch Solidago-Präparate, Phytotherapie (Wacholder, Petersilie, Bärentraubenblätter, Liebstöckel, Hauhechel, Birkenblätter) und
3. diätetisch: Obsttag, Safttag, Kartoffeldiät oder Schaukeldiät.

Das *diuretische Heilverfahren* beruht schließlich auf der empirischen Beobachtung, daß sich die Natur bei akuten Erkrankungen oft durch kritische Ausscheidungen nicht nur von Schweiß, sondern auch vom Harn - also auch über die Niere - bei der Lösung von chronischen Krankheitskonflikten hilft.

Andererseits wissen wir, daß die an die Niere gebundenen Stauungen über den Kreislauf, über die primäre Nierenbelastung und auch andere Belastungen wie etwa Bindegewebsschwächen durch eine kräftige Diurese, die zum Teil medikamentös oder diätetisch erzielt werden kann, sinnvoll zu beeinflussen sind. Hier bietet sich vor allem eine Unzahl von diätetischen Möglichkeiten an - angefangen mit Sellerie, dem wir aufgrund seines ätherischen Öls Apiol eine diuretische Wirkung nachsagen, über den Wacholder, der bekanntlich in dieser Richtung wirkt und sogar Nierenreizungen herbeiführen kann, bis zu Spargel, Kürbis und nicht zuletzt der kaliumreichen Kartoffel. Damit kann man eine Reihe von interessanten Diäten zusammenstellen, bei denen vorwiegend die senfölhaltigen Pflanzen dominieren. So ist nach einem alten Bericht von Aschner der Meerrettich mit einer diuretischen Wirkung behaftet, ebenso wirken Lauch, Porrée, Zwiebeln, Kresse und auch zahlreiche Fruchtsäfte und Obstsorten diuretisch. Nach Aschner lassen sich die diuretisch wirksamen Stoffe zusammenstellen in

1. Wasser und wasserhaltige Getränke, die einen Reiz über das Zwischenhirn abgeben, aber auch Kaffee, Tee und das kaliumreiche Bier;
2. Säuren - wie Essigsäure, Zitronensäure und Milchsäure;
3. harzige und balsamische Stoffe, welche Reizwirkungen auf die Gefäße und Zellen der Niere ausüben wie die bereits erwähnten Apiole des Sellerie und die ätherischen Öle des Wacholder;
4. indirekte Diuretika, die über eine Vermehrung der Herztätigkeit wirken wie Digitalis, Scilla, Convallaria und Strophantus;
5. Mittel, die durch direkte Anregung der Nierenepithelien wirken, also über den Elektrolythaushalt (wie Kalium) und schließlich
6. scharfe Diuretika wie Cantharidin und die zahlreichen Saluretika. Von den pflanzlichen Diuretika haben sich die Hauhechel, Radix ononidis, Liebstöckl, Radix levistici, Birkenblätter, Wacholdersamen, Goldrute und Schachtelhalm bewährt. Nicht zu vergessen ist der indische Nierentee (Orthosiphon stamineus) und die in fast allen Nierentees enthaltene Bärentraube.

Die Emmenagoga-Verfahren

Unter diesen Verfahren versteht man Methoden, die zum Erreichen des monatlichen Flusses der Frauen führen. In unserer heutigen operations- und hormonwütigen Zeit flackert die Diskussion wieder auf, nachdem man zuerst glaubte, daß diese Maßnahmen einer obsoleten Beurteilung anheimfallen würden. Nach Aschner handelt es sich hier um eine klassische Methode der Ausleitung, die in den Lebensrhythmus des Menschen genau so eingebaut ist wie Ebbe und Flut. Ich möchte hier nur zur Überlegung anregen und die von Aschner sehr gepflegte ordnende Wirkung solcher Mittel nochmals historisch hervorheben. Als pflanzliche Mittel wurden Frauenmantel, Gartenraute und Gottesgnadenkraut in diesen Bereich mit einbezogen, während als mehr physikalische

Wärmeanwendung heiße Sitzbäder, Moorbäder, Schlammpackungen und Fußbäder mit und ohne hautreizende Zusätze (wie etwa Senfmehl) verabreicht werden.

Die blutentziehenden Maßnahmen

1. *Der Aderlaß.* Er besteht seit den Zeiten des Hippokrates und geht von dem Gedanken aus, daß der Körper mit Blut überfüllt ist, unter einer sogenannten Plethora steht und damit Bereitschaft zeigt zu Entzündungen und Schmerzen. Gefolgert wurde, daß der Aderlaß - wie auch alle anderen Formen einer Blutentziehung - eine wichtige antiphlogistische, andererseits aber auch eine schmerz- und krampfstillende Maßnahme ist. Im Laufe der Jahre war natürlich auch der Aderlaß der Mode unterworfen. Einmal wurde er hochgepriesen als Allheilmittel, ein anderes Mal wieder zur Nichtigkeit verdammt. *Paracelsus* hat sich bekanntlich gegen das „unmäßige Zuraderlassen" ausgesprochen, Hufeland hat diese Methode dagegen neben anderen Verfahren in den Mittelpunkt seiner Heilkust gestellt.

Es ist klar, daß hier über den Aderlaß als bekannte Methode diskutiert wird, die jeder selbst beurteilt - der eine mit mehr Pathos als der andere; insgesamt jedoch sind dabei nur wenige Fragen offen, z.B. die Frage nach der Menge einer solchen Blutentnahme, die im allgemeinen einen Viertelliter nicht überschreiten sollte. Die Wiederholung ist der einzige Weg, um größere Mengen Blut zu lassen, wobei diese Wiederholung grundsätzlich 1-2mal im Jahr erfolgen sollte. Nur bei entsprechenden Krankheiten mit protrahierter Blutneubildung lassen sich solche Methoden alle 2-4 Wochen ohne Schwierigkeit wiederholen.

Man kennt die Polyzythaemie, deren einzige Behandlungsmöglichkeit nach wie vor in kontinuierlichen Aderlässen besteht. Die Frage, inwieweit die Blutneubildungszentren dadurch gereizt werden oder schneller zum Erliegen kommen, hat sich zum Teil empirisch geklärt: Bei einem normalen Blutaufbau ist mit einem Erliegen der Knochmarkstätigkeit relativ rasch zu rechnen, wenn die Aderlässe in kurzer Folge hintereinander durchgeführt werden. Handelt es sich jedoch um eine pathologisch protrahierte Blutbildung, so wird die Zahl der Wiederholungen und die Menge des Blutes keine wesentlichen negativen Wirkungen erbringen. Es wäre zu diskutieren, inwieweit der Aderlaß allein als Maßnahme bestehen bleibt oder ob er ergänzt wird durch eine anschließende Infusion. Vielleicht sollte sogar überlegt werden, ob er durch einen inneren Aderlaß mit Hilfe von Coffein und euphyllinhaltigen Medikamenten unterstützt wird (Lungenödem-Asthma!).

Indikation

Die Indikationen für den Aderlaß sind mannigfaltig. Er wird angezeigt bei Krankheitsbildern wie Hypertonie, Stauungszuständen, Lungenembolien, prophylaktisch bei drohendem Lungenödem und Apoplexie, aber auch bei einem kompletten apoplektischen Insult. Hier sollte man mit einer isotonischen Lösung oder eventuell auch noch mit einer hypertonen Zuckerlösung nachbehandeln. Auch bei Kongestionsbeschwerden im Sinne klimakterischer Schwierigkeiten (insbesondere bei künstlich erreichtem vorzeitigem Klimakterium) ist der Aderlaß erfolgreich eingesetzt worden. Das Krankheitsbild selbst muß die entsprechende Indikation bieten - Blutfülle und mangelnde Fluktuation in Verbindung mit Stoffwechselkrankheiten und ähnlichen Krankheitsbildern.

Kontraindikation
Im allgemeinen Hypotonie, Menstruation und Durchfallerkrankungen - Krankheiten also, bei denen von Anfang an Flüssigkeitsverlust besteht. Aber auch cardiale Erkrankungen wie Rhythmusstörungen, Coronarinsuffizienz und Angina pectoris sollten ausgenommen werden, wenn die Blutverteilung nicht sinnvoll vonstatten geht. Ebenso verbietet sich der Aderlaß bei nervösen Patienten mit Ohnmachtsneigung und bei Hysterikern.

Das Schröpfkopfverfahren

Wir unterscheiden bekanntlich zwischen dem blutigen und dem unblutigen Schröpfen. Wenn dieses Verfahren auch heute nicht mehr mit der nötigen Konsequenz durchgeführt wird, wie es seit 2000 Jahren der Fall war, so bietet es sich doch immer noch als nützliche Unterstützung bei Kopfschmerzen, Ischias, rheumatischen Beschwerden, Schwerhörigkeit und Ohrensausen, aber auch bei Lungen- und Rippenfellentzündung, Asthma, Pneumonie und Pleuritis an. Auch Gelenkerkrankungen, Neuralgien und vor allem Lumbago sprechen auf den Schröpfkopf an. *Hippokrates* hat bereits bei Amenorrhoe das Schröpfen der Innenseite der Oberschenkel empfohlen. Aschner hat als Gynäkologe zur Behebung der Amenorrhoe und Sterilität bei hypoplastischem Uterus das Saugverfahren mittels Ansetzen des Kolposkopes an die Portio in Verbindung mit einer Saugpumpe erfolgreich angewandt. Das blutige Schröpfen verbindet offenbar den Vorgang des stillen Hämatoms mit einem kleinen Aderlaß bzw. einer Gewebsentlastung und ist besonders erfolgreich bei schweren Myogelosen.

Vorgehen
Tupfer in 96%igen Alkohol tauchen, mit Feuerzeug entzünden und die Flamme kurz in den Schröpfkopf halten, bis der Sauerstoff verbrannt ist; dann sehr schnell den Schröpfkopf auf die schmerzende Hautstelle setzen, wodurch ein Unterdruck erzeugt wird. Schröpfköpfe etwa zehn Minuten auf der Haut haften lassen.

Gefahren
Es sollte der Rand des Schröpfkopfes nicht zu heiß werden, um Verbrennungen zu vermeiden. Cave: Haare!

Blutiges Schröpfen
In die schmerzenden Hautareale mehrere Quaddelbehandlungen mit 1%igem Scandicain setzen und darüber mehrere Schröpfköpfe anlegen, es kommt hierbei zu einer Ableitung von Blut und Lymphe.

Auch die *Blutegelverfahren* gehören zu den blutentziehenden Maßnahmen. Sie werden heutzutage insbesondere deshalb vielfach abgelehnt, weil die Patienten auch einen gewissen Ekel vor den Blutegeln empfinden, so daß hier Vorbehalte von verschiedenen

Seiten bestehen. Demgegenüber stehen die relativ wenigen Kontraindikationen, die sich eigentlich nur auf die Bluter beziehen, auf Varizenknoten oder in deren unmittelbarer Nähe bestehende Gangrän und bei Diabetikern, schließlich bei Kachexie und bei allen Fällen mit schlechter Heilungstendenz. Ein Nachteil ist sicher, daß gelegentlich bei Vorbehandlung mit Hirudoidsalben eine Sensibilisierung der Haut durch das zusätzliche Anlegen eines Blutegels entsteht. Nach wie vor bleibt aber diese Behandlung im Rahmen unserer volksmedizinischen Gebräuche - insbesondere in der ländlichen Bevölkerung - sehr aktuell. Dabei weiß man, daß sich beispielsweise Bauersfrauen seit altersher einmal im Jahr an beide Schläfen von ihrem Arzt einen Blutegel setzen lassen, um einem Schlaganfall vorzubeugen. Heute ist die chronische - oder auch die akute - Thrombophlebitis (ein Entzündungszustand vorwiegend im Bereich der Extremitäten) noch eine Indikation, bei der man mit Blutegeln einen wirksamen, schnellen und durchschlagenden Umstimmungserfolg erzielen kann!

Vorgehen
Wenn man diese Methode anwendet, sollte man nur Blutegel aus der Apotheke verwenden.
Hautreinigung mit warmem Wasser (erhöhte Bißfreudigkeit) - Setzen einer Hautverletzung mit einer Lanzette im gewünschten Areal, um einen Bluttropfen zu erzeugen - auf diesen Bluttropfen wird mit einer anatomischen Pinzette der Blutegel gesetzt - Saugzeit ca. 10 bis 30 Minuten - etwa 30 Minuten nachbluten lassen - Anlegen eines Druckverbandes mit Clauden-Watte.
Bedingt durch die Hyaluronidase- und Hirudinwirkung im Speichel der Blutegel kommt es zu einer gerinnungs- und entzündungshemmenden, gefäßentkrampfenden, antiphlogistischen und ödemreduktiven Wirkung, so daß als *Indikationen* Thrombophlebitis, Furunkulose und schwere Beine infolge venöser Rückflußstörung angegeben werden.

Die Hautausleitungsmethoden

Der Grundgedanke dieser Verfahren, die durch unsachgemäße und übertriebene Anwendungen ein wenig in Mißkredit geraten sind, stammt von Paracelsus: „Wo die Natur einen Schmerz erzeugt, dort will sie schädliche Stoffe anhäufen und ausleeren, und wo sie dieses selbst nicht fertigbringt, dort mache ich ein Loch in die Haut und lasse die schädlichen Stoffe heraus!“ Wenn diese Überlegung auch mit unserer heutigen Vorstellung von Entzündungen und Geschwüren nicht mehr zu vereinbaren ist, so finden sich doch in allen Volksmedizinen der Welt einschlägige Behandlungsmethoden. Zunächst sind es die hautausleitenden Verfahren wie die Pustulantien - also blasenbildende und Hautrötungsmittel. Es geht dabei um die Erzeugung eines künstlichen Exanthems, um damit gewissermaßen den Entzündungsprozeß auf die Haut zu projizieren. Dabei können reizende Harze, Murmelfett, Schweine- und Dachsfett, Olivenöl, Leinöl ebenso wie die Capsicumpflaster, Senfpräparate und nicht zuletzt das Malefizöl des Pfarrers Kneipp angewendet werden. Diese Mischung von Croton und Lorbeeröl hat ihm gerade bei rheumatischen und anderen Bindegewebserkrankungen eine Vielzahl von guten Resultaten eingebracht, so daß das *Baunscheidt*-Verfahren, das in diesem Zusammenhang mit zu erwähnen ist, nicht ignoriert werden konnte. Der Erfinder des „Baunscheidtismus“, ein Lehrer namens Karl Baunscheidt, wird als der Großmeister der exanthematischen Heilmethode betrachtet. Er hatte als Laie ein Schlüsselerlebnis, wie es oft für die Entdeckung solcher Methoden eine wichtige Rolle spielt: Bei Schmerzen an seiner Hand erlebte er einen Überfall von Mücken, die ihn in diesem Bereich heftig attackierten. Nach dieser Stechmückenattacke waren die Gelenkschmerzen wesentlich gebessert. Aus dieser Beobachtung heraus kam ihm die Idee, die Mückenstiche zu „wiederholen“ in Form eines von ihm entwickelten Instrumentes, das er stolz „Lebenswecker“ nannte. Dieser „Lebenswecker“ ist ein Schnäpper, der aus mehreren Nadeln besteht und millimeterweise in die Haut eindringt. Er setzt auf diese Weise kleine Defekte, die anschließend mit einem Öl, dem sogenannten Baunscheidt-Öl, eingerieben werden. Daraufhin bilden sich Pusteln bzw. Blasen, die das Üble aus dem Inneren auf die Haut projizieren sollten und in der Tat auch eine wesentliche Besserung der Befunde bringen.

Wir hatten uns in Anbetracht der sehr prekären Situation um das Croton-Öl nicht mehr mit der Baunscheidt-Methode befaßt, machten aber bei besonders schwer zu behandelnden Bechterew-Fällen auch in dieser Richtung einen Versuch - nach dem Motto: „Einerlei, was hilft - das Wesentliche ist, dem Patienten geht es gut!“ - haben wir bei Bechterew-Kranken ausschließlich mit dieser Baunscheidt-Methode gearbeitet und mußten zu unserer größten Überraschung feststellen, daß diese Methode eine wesentliche Besserung brachte und noch bringt, so daß nach dem Verbot des Croton-Öls als Co-Carcinogen die Patienten in große Verlegenheit gerieten, nicht mehr damit behandelt werden zu können. Als Ersatz für Croton wird neuerdings Wacholder- und Senföl empfohlen.

Eine ähnliche Methode kennen wir aus der chinesischen Medizin - nämlich die Form der *Moxa-Behandlung*, die eine Nadel dort ansetzt, wo die Energiequellen entweder versiegen oder übermäßig belastet sind, d.h. in den entsprechenden Meridianen. Auf diese Nadel setzt man dann einen Kegel mit Artemisia-Kraut, das man anzündet. Im Grunde ist dies eine Behandlung, die nicht anders zu bewerten ist als das hippokratische Glüheisen, mit dem Unterschied, daß hier die Energiepunkte nach der chinesischen Philosophie des TAO - nämlich der Harmonie von Yin und Yang - zu bewerten waren.

Auch das *Schröpfen* ist eine Form dieser Ableitung auf die Haut wie auch das Glüheisen und ein *Cantharidenpflaster*, das immer dann einen Erfolg verzeichnet, wo ein Lymphstau im Gewebe eine Funktion behindert. Eine unserer interessantesten Indikationen für ein solches Cantharidenpflaster ist der Discusprolaps, der neuerdings mit NaCl-Lösung umspritzt wird. Dann werden über das Cantharidenpflaster die Lymphwege nach außen geöffnet, wodurch eine Entlastung des Nerven erreicht wird.

Wenn unsere Vorfahren sich bei Rheumatismus in Brennesseln setzten oder sich von Ameisen beißen ließen, so war diese Methoden, die über die Haut eine entsprechende Ausleitung verständlich machten, eine adäquate Methode wie auch eine Reihe von Rheumasalben.

Schließlich bleiben noch zwei Prinzipien einer solchen ableitenden oder ausleitenden Behandlung aufzuführen, nämlich die antiphlogistische Methode mit ihren entzündungshemmenden Wirkungen, wie sie bei Kneipp mit entsprechenden kalten Lehmauflagen, Kältepackungen u.ä., Leinsamenauflagen, Bockshornklee und Pflanzenextrakten als Kataplasma (wie etwa die Beinwellwurz, Calendula, Echinacea und Kamille) angewendet wurde. Die Phlogistica - also Mittel, die eine Entzündungswirkung auslösen - wurden wiederum in Form des Kneippschen Heusackes geschätzt. Die Zusammenfassung dieser Methoden findet sich im Kapitel Phytotherapie.

Hinweise zu einigen aus- und ableitenden Verfahren

Senffußbäder
1- (2-3) EL Senfmehl in warmem Wasser für Fuß- (bzw. Unterschenkel-) Bäder; ca. 10 Min.;

Wirkung
Förderung der Beindurchblutung; Ableitung bei Kreislaufdysregulation von „Kopf zu Füßen".

Indikation
Gesichtsplethora; Hitzewallungen, evtl. mit Schlafstörungen; leichte Formen der Hypertonie; Durchblutungsstörungen der Beine.

Kontraindikation
Varicosis der Beine.

Senfpackungen
2-5 (-10) Min., je nach Lokalisation und Hautempfindlichkeit:

Wirkung
Gezielte lokale Hyperämie.

Indikation
Sinusitis; Pleuritis; broncho-pneumonische Infekte.

Nebenwirkung
Cave: Lokale Verbrennungen bei zu langer Anwendung.

Cantharidenpflaster

Indikation
Wirbelsäulensyndrome; Ischialgie; Neuralgien; Arthrose; Ménière.

Kontraindikation
Akute Nieren- und Blasenentzündungen; Lokalisationen in Nähe von Schleimhäuten und auf empfindlichen Hautstellen wie Gelenkbeugen, Leistengegend, vorgeschädigte Haut (z.B. diabetische Gangrän).

Nebenwirkung
Für einige Zeit lokale Hyperpigmentierung; evtl. kurzzeitige mäßige Temperaturen, BKS-Erhöhung, Mattigkeit.

Pustulantien

Wirkung
Lokal, über cuti-viszerale Reflexe, in gewissem Rahmen immunologisch.

Indikation
Rheumatische Beschwerden wie Myalgien, Arthralgien, Neuralgien; Wirbelsäulensyndrom; cuti-viszerale Organ-Beeinflussung; Infektprophylaxe im Sinne einer „Umstimmung“. (Baunscheidt, Bienengift, Ameisensäure)

Kontraindikation
Nicht über z.B. Gelenkbeugen, Leistengegend, Halsvorderseite oder direkt über Knochen wie Wirbelkörpern; kein Schleimhautkontakt, nicht in Augennähe.

Nebenwirkung
Möglichkeit von vorübergehender leichter Narbenbildung.

Aderlaß

Wirkung
Deplethorisch, antiphlogistisch, spasmolytisch, stoffwechselverbessernd, hämorheologisch günstig (!), in diesem Sinne auch prophylaktisch und umstimmend!

Indikation
Mannigfaltig, von Vorbeugung über „Mesenchymentschlackung“ bis zu peripherer und cerebraler Durchblutungsstörung, insbesondere bei Polyglobulieneigung.

Kontraindikation
Thrombozytose (reaktiver Thrombozytenanstieg!); anämische Zustände; Kinder, *schwache Jugendliche und Greise;* sensible Personen mit Ohnmachtsneigung; akute Infektionskrankheiten; Phasen der Rekonvaleszenz; Hypotonie; *Menstruation;* Dehydration (z.B. *schwere Durchfälle); Herzrhythmusstörungen* und *KHE mit pectanginösen Schmerzzuständen.*

Blutegel

Wirkung
Antiseptisch, antiphlogistisch, antithrombotisch; Verbesserung der Fließeigenschaften des Blutes, besonders der Mikrozirkulation; kleiner Aderlaß-Effekt.

Indikation
Lokale Entzündungen wie Abszesse, Phlebitis, Thrombose; Ménière; evtl. bei Migräne.

Kontraindikation
Bluter; Antikoagulantien-Therapie; schwere Anämie; Kachexie; ausgeprägte Arteriosklerose und drohende Gangrän; kein Ansetzen direkt über Varizenknoten.

Nebenwirkung
Selten allergische Lokalreaktionen (insbesondere bei Vortherapie mit Hirudoid-Salben!), leichter Temperaturanstieg und Beeinträchtigung des Allgemeinbefindens.

Schröpfen
Je nach lokaler „Leere oder Fülle" entsprechend „Ableitung bzw. Ausleitung" durch unblutiges oder blutiges Schröpfen.

Indikation
Myogelosen, vor allem paravertebral bei Wirbelsäulensyndrom bis zu Ischialgien; cuti-viszerale Organtherapie.

Kontraindikation
Nie blutig direkt über WK! Ausnahme nur bei Hypertonie-Punkt über LWK 5 bei plethorischer Konstitution (homöopathisch etwa „Belladonna-Bild");
Cave: Trockenes Schröpfen thorakal („Tor des Windes") bei Asthma bronchiale, blutiges Schröpfen über Iliosacralgegend bei Hypotonie, blutiges Schröpfen über scapularer Herzzone bei Stenocardie und Hypotonie.

3 Die Umstimmungs- und Reiztherapie

Definition

Die klassische Form der Umstimmung ist auf die Arbeiten und Erkenntnisse von *Wagner-Jauregg* und F. *Hoff* zurückzuführen, wobei letzterem die Beobachtung der sogenannten „vegetativen Gesamtumstellung" (VGU) zuzuschreiben ist.

Umstimmungspräparate sind Immunkörper wie BCG, Bakterienautolysate und Darmkeime, dazu Stoffe aus dem pflanzlichen und tierischen Bereich und der Chemie. Nach dem Gesetz der Entropie bleibt die Energie in einem geschlossenen System gleich. Aber nicht die Menge, sondern die Qualität der Energie ist ausschlaggebend für die Umstimmung. Beispielhaft ist ein Energiewandel durch Akupunktur oder auch die Tai-Chi-Bewegungstherapie. Umstimmung im westlichen Sinne bedeutet dasselbe - sie ist die Wandlung eines Krankheitsprozesses in die Richtung von Selbstheilungsbestrebungen, eine Änderung physiologischer Reaktionsweisen und Funktionen von vegetativen, endokrinen, immunologischen, exogenen und psychogenen Reizen zum Zwecke einer andersartigen Reaktion. Umstimmung ist ein einheitliches Geschehen, das in groben Zügen immer wieder nach gleichen Gesetzmäßigkeiten abläuft. F. Hoff nannte diese Gesetzmäßigkeit „vegetative Gesamtumstellung" - VGU. Er folgerte bekanntlich aus dem regelmäßigen Ablauf von verschiedenen Reizen wie Bakterienaufschwemmungen, Milch, Schwefel und Terpentin, daß die Umstimmung keine spezifische, gegen bestimmte Krankheitssymptome gerichtete Therapie darstellt. Dies führte zum Begriff „unspezifische Reiztherapie", von dem irrtümlich dann eine „wirkungslose Therapie" abgeleitet wurde. F. Hoff konnte aber nachweisen, daß z.B. Blutbildveränderungen wie etwa myeloische oder lymphatische Reaktionen diesem Reiz entsprechen. Ebenso ließ die Beobachtung des Säure-Basen-Haushaltes diese Tendenz erkennen, die sich im Sinne von basischer und saurer Stoffwechseltendenz auf diätetische Überlegungen projizieren ließ. Auf das Pendelspiel der Gesamtumschaltung haben aber auch Klima, balneologische und hydrotherapeutische Maßnahmen Einfluß.

Umstimmungsmethoden

Hier ist *Fieber* die klassische Form. Die alten Ärzte wußten, daß mit Fieber eine Umstimmung erreicht werden kann. Ungenügende Fiebertendenz und ungenügende Leukozytose waren Zeichen einer mangelnden Heilungsbereitschaft. So verstand es sich auch, daß man Fieberreaktionen künstlich herbeiführte. Hoff sagte: „Wir sehen das Fieber als Teilsymptom einer sehr tiefgreifenden *Fiebertherapie* nur als *pars pro toto* für die Gesamtreaktion, die dabei im Organismus abläuft." - Damit erklärt sich auch die künstliche Malaria-Fiebertherapie von Wagner-Jauregg bei der progressiven Paralyse. Die Beobachtung, daß intercurrentes Fieber dermatologische und allergische

Erkrankungen wie Asthma und Colitis zu heilen vermag, hat den Begriff des „Heilfiebers" geprägt.

Heute sind noch einige wenige Bakterienaufschwemmungen (Vaccineurin), der Einsatz der Mistel (Plenosol) und vor allem das *Schlenz*- oder Überwärmungsbad möglich. Aber auch lokale phlogistische Maßnahmen, wie Senfauflagen oder Capsicumpflaster, der Heusack und der Thermophor, sind für lokale Umstimmungszwecke geeignet. Dazu ist eine Vielzahl von pflanzlichen und chemischen Umstimmungsmitteln bekannt (z.B. Schwefelpräparate), darunter die Echinacea angustifolia und das Kunigundenkraut (Eupatorium perf.). Auch ätherische Öle mit antibakteriellen und antimykotischen Eigenschaften gehören hierher (Minze, Knoblauch). Tiergifte wie Apis, Formica rufa, sowie Schlangengifte (Lachesis und Crotalus) werden in Kombinationen eingesetzt; sie haben sich sowohl bei antiallergischen als auch anaphylaktischen Präventivmaßnahmen bewährt.

Auch sogenannte „Paramunitätsinducer" sind Medikamente, die den Krankheitsablauf im Sinne einer Umstimmung beeinflussen (nach Mayr und Stickl). Dafür eignen sich

1. Impfstoffe mit paraspezifischer Wirkung gegen Pocken, Influenza, Poliomyelitis, BCG, Diphtherie, Tetanus etc.
2. Präparate, die zur erregerunspezifischen Steigerung der Infektabwehr führen, wie z.B. Fermente (Wobenzym), Organ- und Blutextrakte (Thymus, Milz, Embryonalextrakte) und pyrogenfreie Bakterien- und Pilzextrakte (z.B. Lipopolysaccharide). Neben weiteren organischen Substanzen gehören hierher auch die bereits erwähnten Pflanzenextrakte mit ihren Dextranen und Glukanen sowie Hormone, Lipide, Proteine und Proteinspaltprodukte.
3. Unter den lymphozytenstimulierenden Agentien befinden sich bestimmte Viren, synthetische Polyanionen, nicht spezifische Mitogene (Phythaemagglutinine aus Phytolacca decandra oder americana) und Linsenextrakte (Fam. Fabaceen), aber auch synthetische Substanzen wie Acrylverbindungen, Levamisol und nicht-antigen-spezifische Mediatorsubstanzen, wozu auch das aus Hühnerembryonen (Fibroplasten) hergestellte Pind-Avi gehört. Damit konnten Mayr und Stickl Umstimmungen erreichen, im Sinne eines Wandels der Abwehrsituation bei Herpeserkrankungen, streßbedingten Abwehrschwächen im Säuglingsalter und in der Geriatrie, aber auch bei konstitutioneller oder dispositioneller Abwehrschwäche. Eine derartige Therapie hat sich auch bei Multipler Sklerose bewährt.

Die diätetische Umstimmung wird in erster Linie durch eine Nahrungskarenz erreicht. Deshalb stellt das Fasten eine wesentliche Form der VGU dar. - Beim Fasten wird nicht nur das sekretorische IgA abgewandelt, sondern es wird die gesamte Darmflora umgestimmt. Dabei wandeln sich die mobilen Darmkeime am schnellsten, während die sessilen erst nach längerer Zeit (8-14 Tage) reagieren. Problemkeime, welche Malabsorption, Dyspepsie und Meteorismus verursachen, wandeln sich schon nach wenigen Tagen. Zu erwähnen ist hier auch die Symbioselenkung bzw. Keimumstimmung, die mit einer großen Zahl von einschlägigen Präparaten erreicht werden kann (Symbioflor, Mutaflor etc.). Auch Milchsäurepräparate (Hylak) oder eine einschlägige Diät mit milchsaurem Gemüse kann hier als Umstimmungsmittel eingesetzt werden.

Ebenfalls schon länger bekannt sind Veränderungen der Immunlage durch Rohkost. Dabei reagieren darmassoziierte Hauteffloreszenzen und vom Darm ausgehende Allergien (wie Urticaria und Kontaktekzeme, periorale Ekzeme und nicht zuletzt die Schuppenflechte) auf Rohkost ähnlich wie auf eine selektive Kostform (Reisdiät, Trennkost, Kartoffeldiät oder Schaukeldiät), siehe auch Symbioselenkung.

Die Eigenblutbehandlung als Umstimmungsmöglichkeit

Mit der Eigenblutbehandlung (2-5-10 ccm) wird das Immungeschehen bei chronischen Krankheiten unspezifisch beeinflußt, wie sich besonders bei Krankheiten des allergischen Formenkreises beweisen läßt. Urticaria, Prurigo, Dermatitis und auch Krankheiten des rheumatischen Geschehens reagieren sehr eindrucksvoll auf Eigenblutbehandlungen - evtl. unter Zusatz von Ameisensäure (Rufebran, RH 50, Acidum formicicum) oder etwa in Verbindung mit den bereits besprochenen Pflanzenstoffen und Tiergiften. Die Methodik ist einfach und kann nach verschiedenen Richtungen variiert werden (defibriniert oder gemischt mit anderen Umstimmungssubstanzen von 1-10 ccm). Um den lokalen Schmerz herabzusetzen, kann eventuell ein Lokalanästhetikum dazugemischt werden.

Wirkung des Eigenblutes
Blut ist Informationsträger für den Organismus:
es fördert die allgemeine Rekonvaleszenz, hat antiphlogistische Wirkung, löst Herdreaktionen aus, stimuliert Immunreaktionen, verbessert depressive Zustände, verbessert das Allgemeinbefinden, hat physisch-psychische Wirkung.

Modifikationen

a) Unverändertes Eigenblut
   0,1 ml, 0,5 ml, eventuell auch mehrfach 0,5 ml, 1,0 bis auf 5 ml steigern
b) Hämolysiertes Eigenblut
   1,5 ml Blut + 0,5 Aqua dest.
c) Eigenserumbehandlung
   60 ml Blut im Kühlschrank stehenlassen, dann 1 ml Serum i.m.
d) UV-Bestrahlung (nach Havlicek)
e) Kurzwellenbestrahlung
f) Potenziertes Eigenblut
   (in der Kinderheilkunde bei rezidivierenden Infekten)
   Herstellung:
   C1 = 1 Tropfen Patientenblut + 100 Tropfen 30%igen Alkohol verschütteln, davon
   C2 = 1 Tropfen von C1 verschütteln in 100 Tropfen 30%igem Alkohol
   C7 = Gabe, täglich 5 Tropfen 8 Tage lang;
   C9 = Gabe, täglich 5 Tropfen 8 Tage lang;
   C10 = Gabe, täglich 10 Tropfen 8 Tage lang;
   C12 = Gabe, täglich 10 Tropfen 8 Tage lang.

Eigenblut bei

a) akuten Infekten:
Lege artis Blutabnahme, 1 ml Eigenblut + Pascotox forte + Scandicain 1% 1 ml *täglich* steigern bis 5 ml - oder Beimischung von Elpimed forte oder Engystol oder Esberitox N.

b) chronischen Infekten:
0,1 ml bis 5 ml steigern mit *wöchentlich* 2 Injektionen; Beimischung: Esberitox N oder Elpimed oder Pascotox forte oder Engystol.

c) Heuschnupfen:
Januar: 1 ml Eigenblut + 1 Amp. Acid. formicicum D6
Februar: 2 ml Eigenblut + 1 Amp. Acid. formicicum D12
März: 5 ml Eigenblut + 1 Amp. Cupridium DHU
oral: Ermsech
zusätzlich Akupunktur oder Paspat.

d) Reizblase:
1. Tag: Eigenblut 0,3 ml + Utilin + Esberitox N
3. Tag: Eigenblut 0,5 ml + Utilin + Esberitox N
5. Tag: Eigenblut 1,0 ml + Utilin S + Esberitox N
7. Tag: Eigenblut 2,0 ml + Utilin S + Esberitox N

e) Ekzemen:
Eigenblut + Fasten

f) Allergien:
Mit 0,1 ml beginnen - langsam bis insgesamt 2 ml steigern + Acidicum formicicum D6 Amp.
oral: Pascallerg + I.R.S.19 Nasentropfen

Die Nosodenbehandlung

In den letzten 40 Jahren mußte der menschliche Organismus mit mehr toxischen Substanzen fertig werden als vorher in 400 Jahren. Diese gesamttoxische Situation hat bereits zu vielfältigen chronischen Erkrankungen geführt, die wir mit schulmedizinischen Methoden bessern, aber nicht heilen können. Es ist vor allem unser Bindegewebe, aber auch das Fettgewebe, in dem sich Toxine und Schwermetalle ablagern.

Um diese Toxinblockaden zu entkoppeln, entwickelte man die Nosoden. Dies sind homöopathische Zubereitungen aus Mikroben, Viruskulturen, pathogenen Sekreten und Toxinen. Wichtig sind hierbei:

1. die **Erbnosoden:** Tuberkulinum, Medorrhinum, Luesinum und Psorinum
2. die **spezifischen Nosoden,** die eingesetzt werden als:

a) krankheitsbezogene Nosoden, wenn ein Krankheitsgeschehen nicht richtig ausgeheilt wurde
b) Nosoden zur Ausleitung von Umwelttoxinen
c) Nosoden zur Ausleitung von Impfschäden und
d) Nosoden zur Ausleitung von Arzneimittelrückständen.

3. die **Autonosoden:** Unter Autonosoden versteht man die Behandlung mit Eigenblut, aber auch spezielle Herstellungen von Eigennosoden aus Urin, aus Eitersekret oder aus Stuhl. (Schrifttum über den Einsatz und die Bedeutung von Nosoden kann von den Firmen Staufen oder Pascoe angefordert werden).

Stimulation des Immunsystems mit sogenannten Immunmodulatoren

Die Forschung der letzten Jahre hat uns einen tiefen Einblick in unser Immunsystem eröffnet; es gibt vier große Bereiche des Immunsystems, die untereinander eng verknüpft sind:

a) das unspezifische, zelluläre Abwehrsystem
b) das spezifische, zelluläre Abwehrsystem
c) das unspezifische, humorale Abwehrsystem
d) das spezifische, humorale Abwehrsystem.

Gerade durch Immunmodulatoren können wir auf dieses Abwehrsystem aktivierend einwirken. Aus dem Pflanzenbereich kennen wir vor allem das Echinacin, das durch jahrelange Forschung gründlich (Madaus) untersucht wurde. Heute wissen wir, daß Echinacin eine Steigerung der Phagozytoseleistung von Makrophagen und Granulozyten, eine Verbesserung der Phagozytierbarkeit von Viren, Bakterien und Interleukinen (Interleukin I und Interleukin VI), eine Stimulierung der T-Helfer-Zellen, sowie eine vermehrte Bildung von Interferon bewirkt. Aus dem Bereich der pflanzlichen Immunmodulatoren sind weiterhin Arnika, Eupatorium und Eleutherokokkus zusätzlich herauszustellen.

Mit gutem Erfolg kann man auch das Nasenspray I.R.S.19 bei chronischen Sinubronchitiden einsetzen, da es - über einen längeren Zeitraum verabreicht - eine Immunstimulierung der Nasenschleimhaut bewirkt.

Neuere Forschungen haben auch Uro-Vaxom bei chronischer Cystopyelitis und Broncho-Vaxom bei chronischer Bronchitis auf den Markt gebracht. Nicht unerwähnt darf hier auch ein Präparat mit dem Firmennamen Pind-AVI bleiben, welches von Mayr und Stickl aus Hühnerembryonen entwickelt wurde.

Der Vollständigkeit halber seien noch Extrakte aus Rindergalle (Omnadin), Thymus-Extrakte sowie Bienen- und Schlangengifte (Epi-Cutan) anzuführen.

Die Neuraltherapie als Umstimmungsbehandlung

Hierbei werden zwei wesentliche Faktoren angesprochen: Einmal die Behandlung des Störfeldes oder des „blockierten“ Organes sowie des Segmentes, in dem der umstimmende Effekt erwartet wird. Zum anderen ist Novocain ein wichtiges Lymphagogum, das eine Mobilisierung der perifokalen Entzündung bewirkt. - Zu den vielfachen Möglichkeiten der Neuraltherapie gehört nicht zuletzt auch eine generelle Umstimmung über die vegetative Regulation im Sinne von Streß und Adaptation nach Selye.

Umstimmung ist Abkehr von monokausalem Denken; sie ist das Therapieren in Systemen. Nicht das kranke Organ für sich allein sollte behandelt werden, sondern immer der Organträger oder die Konstitution des Kranken. Umstimmung ist die moderne Antwort auf Probleme chronischer Krankheitsprozesse, die mit Antibiotica und Cortison nicht geheilt, sondern nur umgelagert werden! Auch im Zeitalter von Chemie und Organverpflanzung ist das Prinzip der Selbstheilungsbestrebungen noch aktuell. Dieses Prinzip wird mit den Umstimmungsmaßnahmen am besten erreicht!

Literatur

Abele, J.: Das Schröpfen. Jungjohann, Neckarsulm 1985

Abele, U.: Erkenntnisse und Bekenntnisse eines Arztes. Einhorn, Schwäbisch-Gmünd 1982

Abele-Stiefvater, W.: Aschner-Fibel, 3. Aufl. Haug, Heidelberg 1976

Aschner, B.: Lehrbuch der Konstitutionstherapie, 7. Aufl. Hippokrates, Stuttgart 1953

Aschner, B.: Technik der Konstitutionstherapie. Haug, Heidelberg 1977

Hoff, F.: Lehrbuch der klinischen Physiologie und Pathologie. Thieme, Stuttgart 1978

Honegger, H.: Die antidyskratische Behandlung als Basistherapie chronischer Krankheiten. Haug, Ulm 1953

Imhäuser, H.: Homöopathie in der Kinderheilkunde. Haug, Heidelberg 1970

Müller, I.: Baunscheidt und seine Lehre. Medizinischer Monatsspiegel (Merck-Darmstadt) 5 (1970) 100

Orzechowski, G.: Die unspezifische Abwehr. Physik. Med. und Rehabilitation 13 (1972) 165.

4 Physikalische Therapie

4.1 Die Bewegungstherapie

Von G. Werner

Die Bewegungstherapie umfaßt alle Verfahren der Krankengymnastik, die eine passive *und* aktive Bewegung des Körpers einsetzen, um Funktionsstörungen zu behandeln. Sie wird von Krankengymnasten/innen durchgeführt; bestimmte Formen der Bewegungstherapie gehören auch zu den Aufgaben des Masseurs und medizinischen Bademeisters. In anderen europäischen Ländern gibt es keine Trennung dieser beiden Berufe. Dort gehört die Bewegungstherapie zu den Tätigkeiten der „Physiotherapeuten". In der Bundesrepublik wurde vor kurzem der Facharzt für Physikalische Therapie geschaffen (bisher nur Zusatzbezeichnung). Es gehört zu den Aufgaben dieses Facharztes, die Indikationen für die Bewegungstherapie zu stellen und ihre Durchführung zu überwachen. Die Bewegungstherapie ist jedoch unverzichtbar für fast alle medizinischen Disziplinen, insbesondere für die innere Medizin, Neurologie, Orthopädie und Traumatologie.

So verschieden und vielfältig die Ursachen für Störungen der menschlichen Bewegung sind, so vielfältig sind die Methoden der Bewegungstherapie. Man unterscheidet aktive und passive Bewegungsübungen von speziellen Behandlungsmethoden.

Passive Bewegungsübungen erfolgen ohne eigenes Mitwirken des Patienten. Hierher gehört die Kontrakturprophylaxe beim bettlägerigen, immobilen Patienten. Auch die Vorbeugung von Thrombosen oder Pneumonien bei Schwerkranken geschieht zum Teil mittels passiver Maßnahmen.

Aktive Bewegungen haben, wenn immer möglich, unbedingt den Vorzug. Hier reicht das Spektrum von der Nachbehandlung nach Operationen am Bewegungsapparat bis zur Mobilisation nach Herzinfarkt oder zu den neurophysiologischen Behandlungsmethoden nach Erkrankungen des Zentralnervensystems. Grundlage für jede Behandlung ist eine enge Zusammenarbeit zwischen Arzt und Therapeut. Der Arzt stellt die Diagnose und legt fest, wann die Bewegungstherapie indiziert ist. Der Therapeut führt die erforderliche Behandlung selbständig durch. Trotzdem ist ein Zusammenwirken von Arzt und Therapeut während der Behandlung unerläßlich. So muß in der Traumatologie der Arzt festlegen, wann die Belastung gesteigert werden kann und wann voll belastet werden darf. Bei der Mobilisierung nach Herzinfarkt entscheidet der Arzt, wann die nächste Mobilisationsstufe begonnen werden kann. Im Falle von Komplikationen (Rhythmusstörungen, Insuffizienzzeichen) ist er verantwortlich, daß die Belastung wieder verringert wird. Die Therapeuten führen die Bewegungstherapie dann jeweils in eigener Regie durch.

Die *manuelle Therapie* befaßt sich mit Störungen des Bewegungsapparates. Ihre Möglichkeiten reichen von schmerzlindernden Maßnahmen bis zur spezifischen Mobilisation von Gelenken. Wenn Gelenke zu beweglich sind, müssen sie muskulär stabilisiert werden. Bewegungseinschränkungen dagegen werden mit den spezifischen Techniken der Manualtherapie mobilisiert.

Im Lauf der vergangenen Jahrzehnte wurden Methoden entwickelt, um bestimmte Krankheitsbilder gezielt zu behandeln. Hierher gehören *neurophysiologische Behandlungsmethoden* zur Therapie erworbener cerebraler Schäden (Schlaganfall, Schädel-Hirn-Verletzungen), z.B. das *Bobath*-Konzept. Zur Behandlung der Skoliose hat sich die von *Lehnert-Schroth* konzipierte dreidimensionale Skoliosebehandlung bewährt. Zunehmende Bedeutung in der Bewegungstherapie gewinnen auch Verfahren, die das Wahrnehmungsvermögen des Patienten mit einbeziehen, zum Beispiel die *Feldenkrais*-Methode. Zu wichtigen Aufgaben der Krankengymnasten/innen gehört die Entspannung. Hierfür gibt es verschiedene Techniken und Methoden, die bei zahlreichen somatischen und psycho-somatischen Erkrankungen eingesetzt werden.

Von den zahlreichen Verfahren der Bewegungstherapie wird im nachfolgenden Kapitel die *Rückenschulung* herausgegriffen. Rückenschmerzen gehören in den zivilisierten Ländern zu den häufigsten Erkrankungen des Bewegungsapparates. In der Bundesrepublik sind Rückenschmerzen eine der häufigsten Ursachen für Krankschreibungen (vgl. Abb. 4.1). Während Erkrankungen der Herz- und Kreislauforgane, der Atemwege und der Verdauungsorgane während der letzten zehn Jahre in ihrer Häufigkeit gleichgeblieben sind, ist bei Krankheiten der Wirbelsäule und des Bewegungsapparates nachwievor eine stetige Zunahme zu verzeichnen.

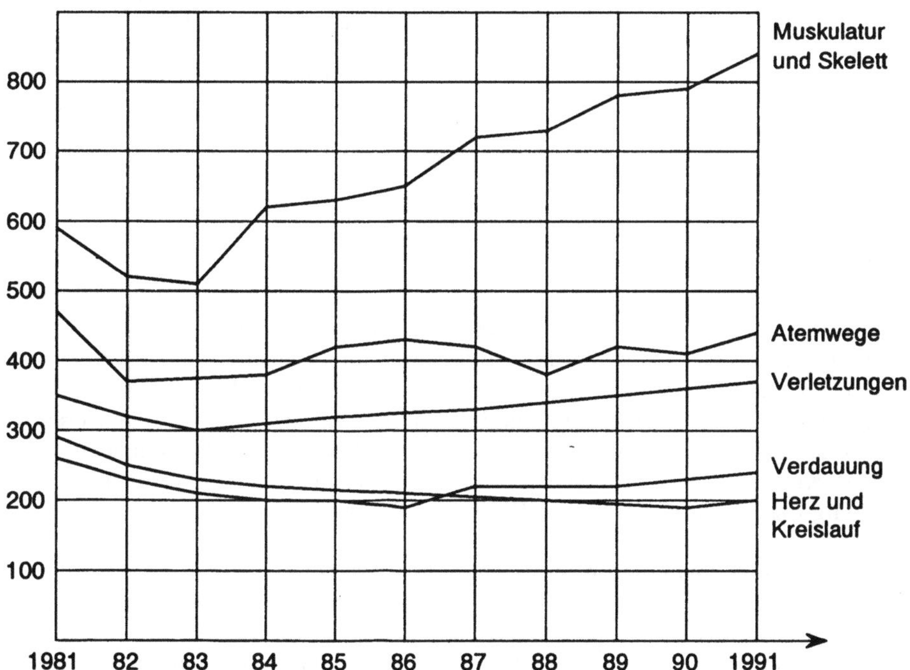

Abb. 4.1: Die häufigsten Ursachen für Krankschreibungen nach einer Zusammenstellung des Bundesverbandes der Betriebskrankenkassen.

Die Rückenschule gehört zur Therapie nach Erkrankungen und Schäden der Wirbelsäule; sie stellt jedoch auch eine prophylaktische Maßnahme dar.

4.2 Die Rückenschule

Rückenbeschwerden sind in den zivilisierten Ländern außerordentlich verbreitet. Epidemiologische Studien haben ergeben, daß bis zu 80% der Erwachsenen in den Industrieländern eine oder mehrere Attacken von Kreuzschmerzen durchmachen. Am häufigsten betroffen sind die Altersgruppen zwischen 30-60 Jahren [1, 2]. Zunehmend werden Rückenbeschwerden auch bei jüngeren Menschen und bei Jugendlichen gefunden: Von 273 Schülern im Alter zwischen 10 und 18 Jahren gaben 14% Kreuzschmerzen an; 67% der Untersuchten zeigten Formveränderungen der Wirbelsäule [3]. Statistisch gesehen haben in der Nachkriegszeit Kreuzschmerzen im Vergleich zu anderen Krankheiten dramatisch zugenommen (Abb. 4.2).

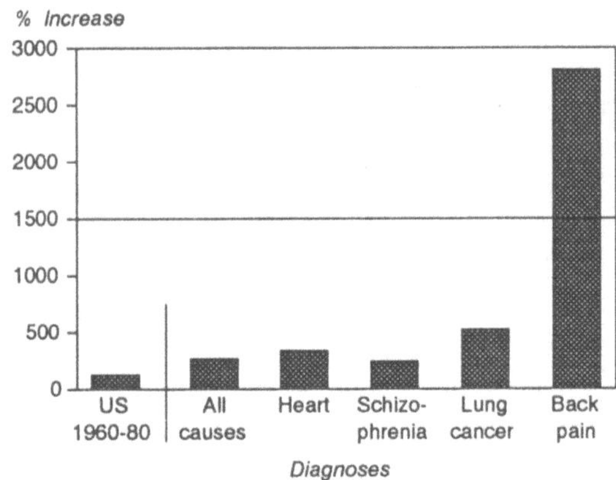

Abb. 4.2: Die dramatische Zunahme von Rückenbeschwerden in den Vereinigten Staaten in einem Zeitraum von 20 Jahren. Ganz links im Bild die Zunahme der Bevölkerung (US 1960 - 1980). Daran anschließend die Zunahme der Erkrankungen, z.B. Herzkreislauf-Erkrankungen, Schizophrenie, Lungenkrebs. Die Säule rechts im Bild zeigt die Zunahme der Rückenschmerzen (modifiziert nach [4])

Die sozialen und ökonomischen Auswirkungen von Rückenbeschwerden sind enorm. In den USA erreichten die Behandlungskosten für Kreuzschmerzen bereits vor 8 Jahren eine Höhe von 15 Milliarden Dollar pro Jahr. Ähnliche Zahlen werden auch aus anderen Ländern gemeldet [5]. In der Bundesrepublik werden zunehmend Kreuzschmerzen für Zeiten der Arbeitsunfähigkeit und für Anträge auf vorzeitige Berentung in Anspruch genommen. Eine Auswertung von 1000 Sozialgerichtsfällen zeigte allein 543 mal Klagen wegen Kreuzschmerzen. Diese wenigen Zahlen verdeutlichen die Bedeutung des Kreuzschmerzes in Klinik und Praxis.

Behandlung und Vorbeugung von Rückenbeschwerden

Akute Kreuzschmerzen (Lumbago, Hexenschuß) klingen meistens von selbst ab. Bettruhe, Lagerung, Muskelrelaxantien und Analgetika sowie Wärme, die in 90% der Fälle als angenehm empfunden wird, können den Krankheitsverlauf abkürzen [1]. Bezüglich der Behandlung und Vorbeugung des chronisch rezidivierenden Kreuzschmerzes gibt es keine wissenschaftlich fundierte Studie, die eine Überlegenheit der einen oder anderen Methode erkennen läßt. Weder eine medikamentöse Therapie mit entzündungshemmenden Substanzen oder Muskelrelaxantien noch Extensionen, lokale Wärmeanwendungen, Kurzwelle, Ultraschall, unterschiedliche Massageformen, Bäderbehandlung, Biofeedback-Programme oder verschiedene Manipulationstechniken haben sich als überlegen erwiesen [6]. Nur eine konsequente Rückenschulung ist effektiv gegen chronische und rezidivierende Rückenbeschwerden [7, 2, 8, 9, 10]. Es muß zugestanden werden, daß die einzelnen Studien wegen verschiedener Zielstellung und unterschiedlich langer Beobachtungszeit nur schwer miteinander verglichen werden können. Trotzdem ergibt sich der Eindruck, daß gut instruierte Patienten, die die Rückendisziplin beherrschen und eine regelmäßige Bewegungstherapie betreiben, weniger häufig Attacken von Kreuzschmerzen erleiden und seltender therapiebedürftig werden [10].

Die Rückenschulen entstanden seit Anfang der 70er Jahre in Schweden und anderen skandinavischen Ländern [7]. Wenig später bildeten sich Rückenschulen in Kanada und in den USA. Seit Beginn der 80er Jahre wurde auch in der Bundesrepublik, in der Schweiz und vereinzelt in der ehemaligen DDR das Konzept aufgegriffen und ausgebaut [11, 2, 8]. Am Städtischen Krankenhaus München-Bogenhausen besteht seit 1984 eine Rückenschule. Aufgrund der eigenen Erfahrungen mit etwa 800 Patienten und basierend auf der einschlägigen Literatur, werden Grundlagen und Ziele, der Ablauf sowie die therapeutischen Erfolge dieser Einrichtungen dargestellt.

Aufbau und Ablauf einer Rückenschule

Sinn und Zweck der Rückenschule ist, daß der Patient mit Kreuzschmerz intensiv über die Anatomie, die Biomechanik, die Physiologie und die Pathophysiologie der Wirbelsäule informiert wird. Auch die verschiedenen Ursachen und Behandlungsmöglichkeiten bei Kreuzschmerzen werden vermittelt. Darauf aufbauend wird ein rückengerechtes Verhalten in allen Alltagssituationen entwickelt. Das oberste Ziel der Schulung ist es, daß der Patient die Selbstverantwortung für seinen Rücken übernimmt, vgl. Tabelle 4.1.

Tabelle 4.1: Voraussetzungen für die Teilnahme an einer Rückenschule

Voraussetzung	Bemerkungen
Chronisch rezidivierende Lumbalgien	Akute Beschwerden, radikuläre Erscheinungen und neurologische Ausfälle sind Kontraindikationen
Rückenbeschwerden nach Bandscheiben-Operationen	Der Beginn der Rückenschule ist abhängig von der Operationstechnik (mikrochirurgisches-makrochirurgisches Vorgehen), der Art des Eingriffs und dem Befinden des Patienten
Vorbereitung durch individuelle Krankengymnastik	Die Rückenschule kann die gezielte Einzelgymnastik nicht ersetzen
Medizinische Diagnose	Es ist ratsam, daß der Patient vom behandelnden Arzt in die Rückenschule überwiesen wird
Motivation und eigenes Interesse für die Rückenschule	Der Patient soll Eigenverantwortung für seinen Rükken übernehmen. Wer eine Rückenschulung nur als ärztliche Verordnung über sich ergehen läßt, sollte besser zu Hause bleiben.

Ein Arzt, der in der Orthopädie und in der Physikalischen Medizin erfahren ist, sowie eine Krankengymnastin vermitteln das nötige Wissen und die praktische Schulung. Die enge Zusammenarbeit zwischen Arzt und Therapeut ist dabei unerläßlich. Im Gegensatz zu anderen Rückenschulen halten wir es für unumgänglich, daß der Arzt bei allen Stunden anwesend ist und nicht nur anfänglich eine Einführung gibt, wie es vielerorts üblich ist. Er vermittelt die medizinischen Informationen, steht für Fragen und Diskussionen aller Art zur Verfügung und nimmt auch selbst bei der praktischen Schulung teil. Das gibt dem Patienten ein Gefühl der Sicherheit und wirkt als Vorbild. Erfahrungsgemäß schadet auch dem Arzt die Rückenschulung nicht. Aufgabe der Krankengymnastin ist es, die praktische Schulung durchzuführen, die Teilnehmer anzuleiten und zu korrigieren, sowie Hilfsmittel vorzustellen. Unsere Rückenschule läuft über acht Wochen. Aus organisatorischen und verwaltungsmäßigen Gründen wird sie gemeinsam mit der Münchner Volkshochschule durchgeführt. Die Teilnehmer treffen sich entweder in einem Kursraum (Gymnastikraum) der Volkshochschule oder in der Abteilung für Physikalische Medizin des Krankenhauses. Die Schulung findet einmal in der Woche statt und ist zeitlich so gelegt, daß vor allem Berufstätige daran teilnehmen können (17.30 bis 19.00 Uhr).

In jeder Stunde wechseln Theorie und Praxis ab. Einleitend bringt der Arzt die theoretischen Grundlagen (Anatomie, Physiologie, krankhafte Veränderungen, Behandlungsmöglichkeiten usw.). Hierzu werden Diapositive, Videofilme, Wirbelsäulenmodelle und anderes Anschauungsmaterial verwendet. Im Anschluß daran führt die Krankengymnastin für etwa 10-15 Minuten eine Aufwärm- und Lockerungsgymnastik durch. Es folgt das praktische Thema des betreffenden Abends: Rückengerechtes Gehen, Laufen, Sitzen, Heben, Bücken, Verhalten am Arbeitsplatz usw. Eine entsprechende Entspannung schließt den Abend ab, vgl. Tabelle 4.2.

Das rückengerechte Verhalten basiert auf den Erkenntnissen zur Biomechanik der Wirbelsäule, wie sie aus den intradiskalen Druckmessungen Nachemsons (Abb. 4.3), den Untersuchungen zur Haltung und Bewegung von Brügger, sowie den Erkenntnissen und Erfahrungen aus der Ergonomie und Arbeitsmedizin erwachsen sind [12]. *Nachemson* hatte gezeigt, daß die intradiscalen Drucke bei L3/4 im Sitzen höher als beim Stehen sind: Sitzen oder das Heben mit gekrümmtem Rücken erhöhen die Druckwerte ganz erheblich; denn hierbei wird die physiologische Lordose der LWS aufgehoben. Diese Erkenntnisse werden den Teilnehmern eindringlich vermittelt

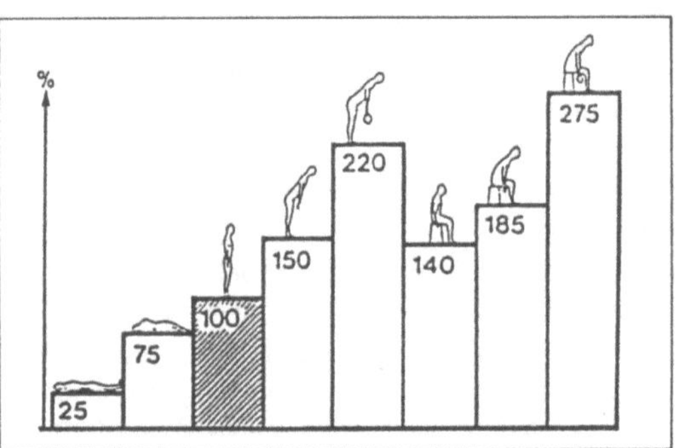

Abb. 4.3: Die Druckbelastung der Bandscheibe zwischen dem 3. und 4. Lendenwirbel bei verschiedenen Körperhaltungen (modifiziert nach Nachemson [12])

Tabelle 4.2: Die Rückenschulung im Städtischen Krankenhaus München Bogenhausen Aufbau und Programm der einzelnen Stunden

Theoretischer Teil (Arzt)	Praktischer Teil (Krankengymnastin)
1. Stunde Begrüßung, Einführung. Häufigkeit des Kreuzschmerzes, Anatomie der Wirbelsäule	Stehen, Gehen, Laufen - Jede Stunde beginnt mit einem Aufwärmtraining und endet mit einer Entspannung
2. Stunde Anatomie und Biomechanik der Wirbelsäule	Rückengerechtes Sitzen; Sitzen am Arbeitsplatz
3. Stunde Krankhafte Veränderungen der Wirbelsäule Was zeigen die Röntgenbilder?	Liegen, Umdrehen, Aufstehen vom Liegen
4. Stunde Behandlungsmöglichkeiten bei Rückenbeschwerden	Dehnungsübungen; Alltagsverhalten zu Hause
5. Stunde Unsere Gelenke: Aufbau, Funktion	Dehnungsübungen; Alltagsverhalten im Beruf
6. Stunde Sport bei Wirbelsäulen-Beschwerden - welche Sportarten sind zu empfehlen?	Rückengerechtes Verhalten unterwegs (Autofahren, Zugfahren, am Urlaubsort)
7. Stunde Grundlagen einer naturgemäßen Ernährung (Vorbeugung der Osteoporose)	Übungen mit einfachen Hilfsmitteln: Stab, Ball, Pezziball etc.
8. Stunde Zusammenfassung, Wiederholung (z.B. mit Hilfe eines Videofilms); Rückenquiz; Fragestunde (während jeder Stunde sind Fragen und Diskussionen möglich)	Übungen im Bewegungsbad - im Anschluß daran gemütliches Beisammensein

(Abb. 4.4 bis 4.8). Die theoretischen Einweisungen durch den Arzt beschränken sich nicht nur auf die Wirbelsäule. Es wird der gesamte Bewegungsapparat berücksichtigt, insbesondere der Bau und die Funktion der Gelenke.

Da von den Patienten immer wieder entsprechende Fragen gestellt werden, haben wir auch die Demonstration einiger Röntgenbilder in das Kursprogramm mit aufgenommen. Es wird erklärt, was einfache Übersichtsaufnahmen aussagen, wann ein Computertomogramm notwendig ist und welche Möglichkeiten die Kernspintomographie bietet. Ferner werden Behandlungsmöglichkeiten beim akuten Kreuzschmerz skizziert und auch zu Fragen der Ernährung wird Stellung genommen: Für viele Patienten ist Übergewicht ein Problem. Mit anderen wird besprochen, welchen Einfluß die Ernährung auf die Osteoporose hat.

Das wichtigste Ziel der Rückenschule ist es, durch ein rückengerechtes Verhalten im Alltag neuen Attacken von Kreuzschmerz vorzubeugen oder intermittierend auftretenden Beschwerden zu begegnen. Deshalb besprechen wir mit den Patienten die

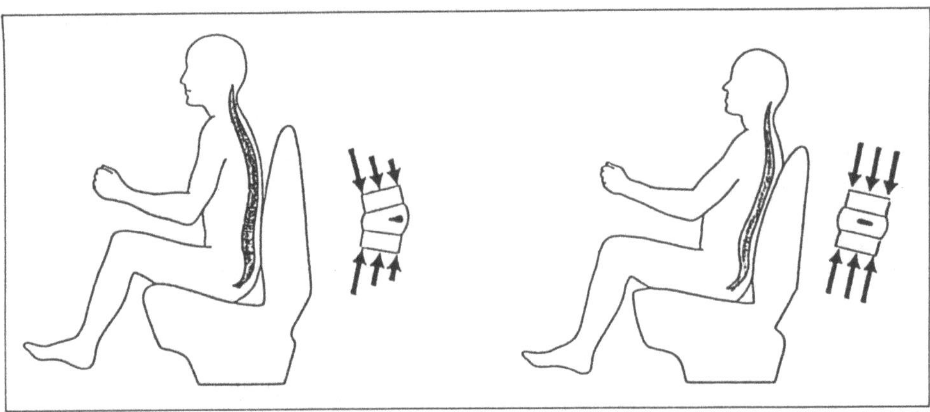

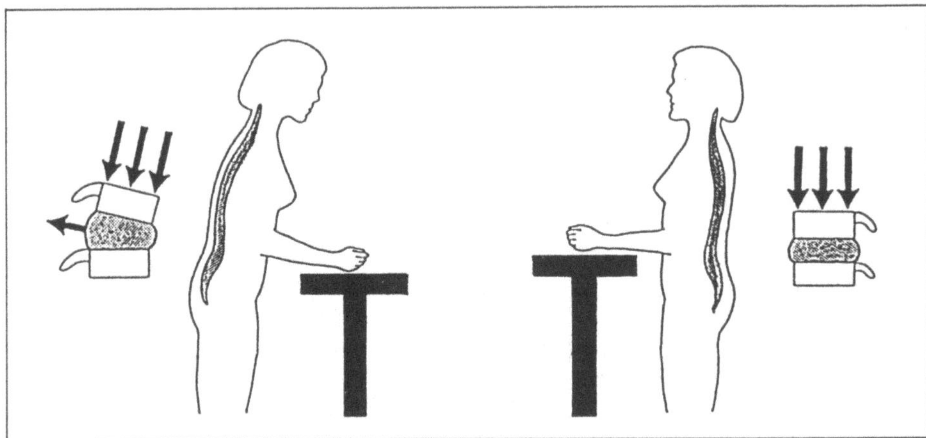

Abb. 4.4 und 4.5: Beim Sitzen soll der Stuhl oder der Autositz so gestaltet sein, daß die physiologische Lendenlordose unterstützt wird. Bei aufrechter Körperhaltung ist die Wirbelsäule mit ihren Bandscheiben gleichmäßig belastet.

Gewohnheiten zu Hause und am Arbeitsplatz. Besonderer Wert wird auf ergonomisch optimales Sitzen sowie auf eine rückengerechte Gestaltung des Arbeitsplatzes gelegt. Da sich manche Verhältnisse nicht ohne weiteres ändern lassen, empfehlen wir den Patienten entsprechende Hilfsmittel, etwa Keilkissen, ein Lordosekissen nach Brügger oder eine Rückenlehne fürs Auto, die die physiologische Lendenlordose unterstützen.

Es ist bekannt, daß psychische und psychosoziale Faktoren große Bedeutung für rezidivierende Kreuzschmerzen haben. Diesen Faktoren wird in einer eigenen Kursstunde Rechnung getragen. Die regelmäßige Entspannung, mit der jede Stunde abschließt, versucht in dieser Hinsicht zu helfen.

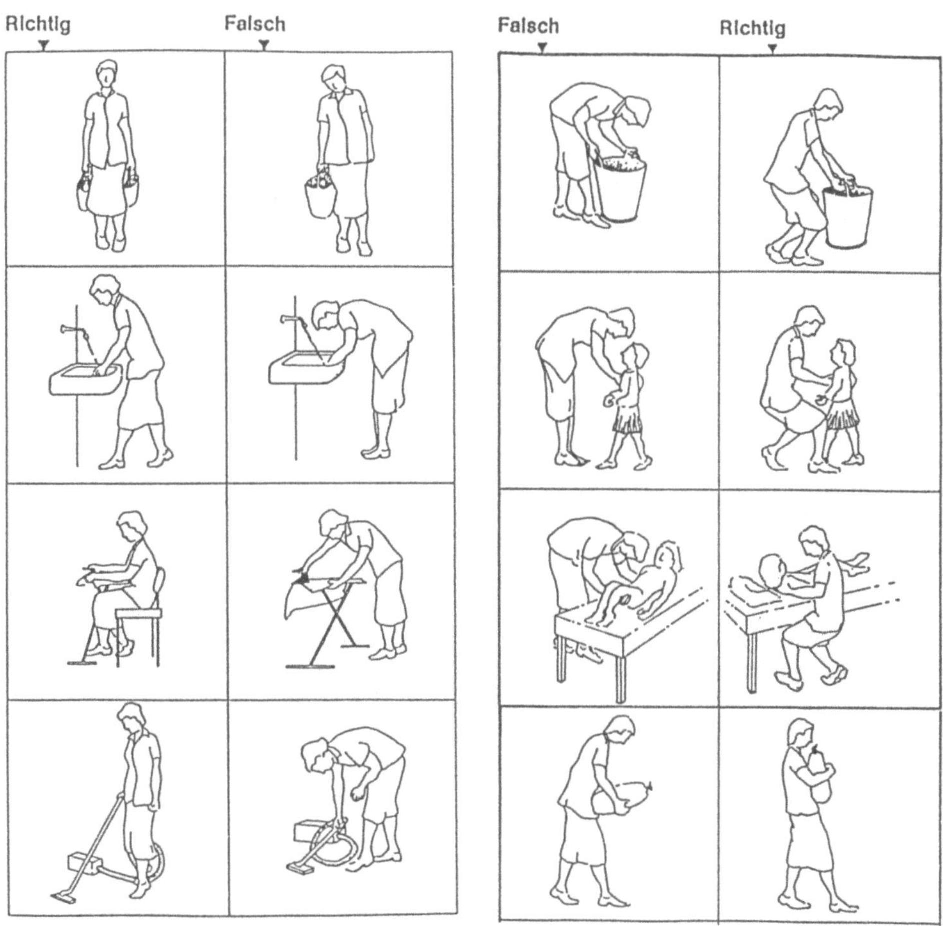

Abb. 4.6 und 4.7: Rückenschonendes Verhalten bei verschiedenen Alltagssituationen

Dokumentation und Auswertung

Zu Beginn der Rückenschule erhalten die Patienten einen einfachen Fragebogen, in dem sie nach aktuellen und vorausgegangenen Beschwerden befragt werden. Jeder Patient findet Raum, seine persönlichen Schwierigkeiten und Fragen zu erläutern. Den Abschluß des Kurses bildet eine zwanglose Befragung, die im Rahmen eines gemütlichen Beisammenseins durchgeführt wird. Bei manchen Kursen haben wir zum Abschluß eine kleine „Prüfung“ oder einen Rücken-Quiz gehalten. Die Teilnehmer berichten über ihre persönlichen Erfahrungen und wie ihnen der Kurs geholfen hat. Sie haben Gelegenheit zur Kritik und für Verbesserungsvorschläge. Ausnahmslos wird von den Teilnehmern die Rückenschulung als hilfreich und wertvolle Information für den Alltag empfunden. Die meisten Teilnehmer berichten, daß sie besser mit ihrem Rücken und evtl. auftretenden Problemen umgehen können.

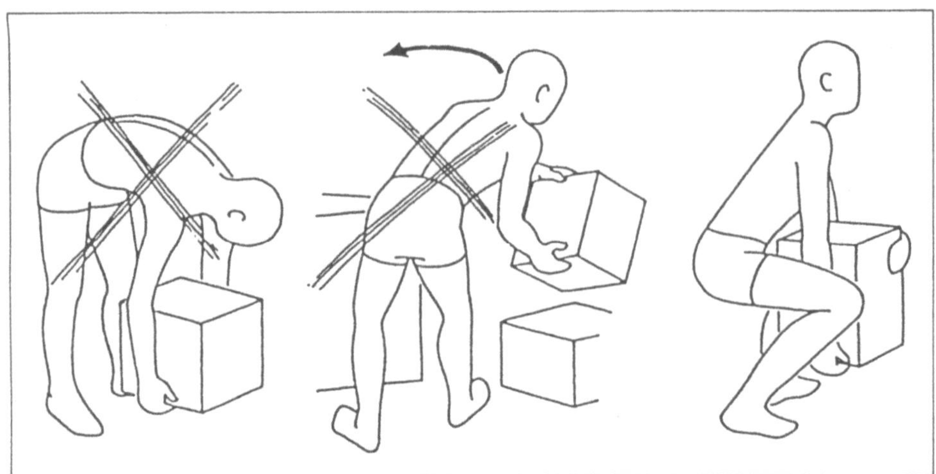

Abb. 4.8: Beim Heben ist es vorteilhaft, Hüften oder Knie zu beugen und die Last möglichst nahe an den Körper zu nehmen. Äußerst schädlich für die Wirbelsäule ist es, wenn sie während des Bückens und Hebens verdreht wird.

Um die Langzeiterfolge der Rückenschule zu erfassen, wurden Anfang 1993 die Teilnehmer früherer Kurse angeschrieben und zu einer Nachversammlung eingeladen. Alle Teilnehmer berichteten, daß die vermittelten Erkenntnisse und Erfahrungen auch später noch für sie wertvoll waren. 40% gaben an, daß einschießende Rückenschmerzen und Ischialgien durch bestimmte Haltungen oder ein rückengerechtes Bewegungsverhalten zum Verschwinden gebracht werden konnten. 60% der Teilnehmer benutzten nach wie vor die empfohlenen Hilfsmittel wie das Rückenkissen oder ein Keilkissen. 30% empfanden die Entspannungsübungen als besonders wohltuend und führten diese selbständig durch. Nur 10% der Befragten teilten mit, daß sie regelmäßig eine tägliche Rückengymnastik durchführten. Die älteren Kursteilnehmer empfanden die Atmosphäre der Kurse, das Beisammensein in der Gruppe sowie die persönliche Zuwendung der Kursleiter als besonders positiv.

Im Laufe der letzten Jahre sind bundesweit zahlreiche Rückenschulen entstanden, die von den verschiedensten Institutionen und Organisationen getragen werden. Die Skala reicht von Akutkrankenhäusern und Kurkliniken, niedergelassenen Ärzten (Orthopäden, Traumatologen, Ärzten für Physikalische Medizin) und Krankengymnasten bis hin zu Volkshochschulen, Selbsthilfegruppen, Fitness-Studios und kommerziell ausgerichteten Institutionen. Erfreulicherweise haben in den letzten Jahren auch die Allgemeine Ortskrankenkasse und andere Krankenkassen das Projekt Rückenschule unterstützt; es wird ein Teil der Kosten übernommen.

Adressen und Anlaufstellen für Rückenschulen können erfragt werden bei folgenden Organisationen:

- Deutsche Gesellschaft für Orthopädie und Traumatologie/Berufsverband der Orthopäden, Dr. Holfelder, Am Lindenbaum 6-8, 60433 Frankfurt/Main
- Zentralverband der Krankengymnasten mit den verschiedenen Landesverbänden

- Allgemeine Ortskrankenkassen und andere Krankenkassen
- Kliniken bzw. Abteilungen für Physikalische Medizin
- Forum gesunder Rücken, Postfach 2568, Wiesbaden, Tel. 0611/50 12 96.

Es gibt auch zahlreiches Informationsmaterial für Patienten mit Rückenbeschwerden, das von pharmazeutischen Firmen, Krankenkassen, Berufsgenossenschaften oder manchen Kliniken abgegeben wird. Nachfolgend findet sich eine Auflistung verschiedener Bücher, Broschüren und Informationsmaterial, das für Laien geeignet ist.

Allgemeinverständliche Literatur zum Thema Kreuzschmerz/ Informationsmaterial (Auswahl)

Bohner, R.; Gross, B.; Blum, E.: Gesunde Körperhaltung im Alltag nach Dr.med. Alois Brügger. Verlag und Herausgeber: Dr. Brügger, Zürich (ohne Jahresangabe)
Eder, M.; Tilscher, H.: Du und Deine Wirbelsäule, Maudrich, Wien (1985)
Heide, M.: Rückenschmerzen überwinden, was können wir selbst tun? Hippokrates-Ratgeber, Stuttgart (1983)
Krämer, J.: Bandscheibenschäden. Vorbeugen durch Rückenschule, Heyne, München (1986)
Laser, T.: Bandscheibenleiden. Ein Leitfaden für alle mit Kreuzschmerzen. Zuckschwerdt, München, Bern, Wien, San Franzisko (1991).
Oldenkott, P.: Ärztlicher Rat für Patienten mit Bandscheibenschäden, Trias (Therme, Hippokrates, Enne, 1991)
Reichel, H.S.: Hilfe bei Rückenschmerzen. Sportinform. Oberhaching (1988)
Ritter, M.: Bewußte Körperschulung. Das Übungsprogramm für die Wirbelsäule. Mosaik, München (1987)
Zauner, R.: Rückenschmerzen natürlich behandeln. Graefe und Unziger, München (1987).

Literatur

[1] *Borenstein, D.:* Low back pain. Curr. Opin. Rheumatol. 2 (1990), 233-241.
[2] *Hall, H.; Iceton, J.A.:* Back School. Clin. Orthop. Res. 179 (1983), 10-17.
[3] *Nöh, E.; Behnecke, U.:* Ursache und Häufigkeit der Kreuzschmerzen bei 300 Schulkindern (Die Wirbelsäule in Forschung und Praxis, Band 71), Hippokrates Verlag, Stuttgart 1977.
[4] *Frymoyer, J. W.; Cats-Beril, W. L.:* An overview of the incidences and costs of low back pain. Orthop. Clin. North Amer. 22 (1991), 263-271.
[5] *Deyo, R.A.; Cherkin, D.; Conrad, D.; Volinn, E.:* Cost, controversy, crisis: low back pain and the health of the public. Ann. Rev. Publ. Health 12 (1991), 141-156.
[6] *Coxhead, C. F.; Meade, T. W.; Inskip, H.:* Multicentre trial of physiotherapy in the management of sciatic symptoms. Lancet 2 (1981), 1065-1068.

[7] *Bergquist-Ullmann, M.; Larsson, U.:* Acute low back pain in industry. Acta Orthop. Scand. (Suppl.) 170 (1977).
[8] *Hayne, C.R.:* Back schools and total back-care programs - a review. Physiother. 70 (1984), 14 - 17.
[9] *Schlumpf, U.:* Die Rückenschule. Schweiz. Rundsch. Med. 72 (1983), 764-770.
[10] *Senn, E.:* Physiotherapie und Prophylaxe bei osteochondrotischen Veränderungen der Lendenwirbelsäule. Die Wirbelsäule in Forsch. u. Prax. 97, 33-64. Hippokrates Verlag, Stuttgart 1985.
[11] *Attix, E. A.; Nichols, J.:* Establishing a low back school. South. Med. J. 74 (1981), 327 - 351.
[12] *Nachemson, A.:* Der intradiskale Druck in der Lumbalregion. Eular-Bull. 11 (1982), 130-135. 191-195.

4.3 Hydrotherapie

Von G. Werner

Einführung

Es gibt kein Asklepiaion, in dem nicht die Wasseranwendung ihre Therapiebedeutung offenbarte. Vor Anbeginn der Menschheit wurde das Element Wasser auch zu Heilzwecken gebraucht, zunächst im Sinne des Bades, später als Anwendung. Für die systematische Wasseranwendung waren die Beobachtungen und Erfahrungen von zwei Wasserheilern notwendig, nämlich Vincenz *Priessnitz* (1799-1851), der vorwiegend die Kaltwasseranwendung mit der Erwärmung durch anschließende Bewegung postulierte, und Sebastian *Kneipp* (1821-1897), dem wir die Teilbäder, Güsse und Wickel verdanken und der die Badereaktion mehr in der anschließenden Ruhe abwartete.

Die *Badereaktion* ist nach *Oelze* eine gezielte Provokation von körpereigenden Abwehrmaßnahmen gegen Temperaturreize. So läßt sich ihre Reizantwort wie folgt zusammenfassen:

Gegen Kälte:
- Vasokonstriktion der Hautgefäße
- Zunahme der Muskeldurchblutung
- Erhöhung des Muskeltonus
- Erhöhung des Arterien- und Venentonus, dadurch Blutdrucksteigerung, Stoffwechselsteigerung im Körperkern, Abschwächung in den hautnahen Bezirken
- reflektorische Nieren- und Blasentätigkeit

Gegen Wärme:
- Zunahme der Hautdurchblutung, Umlagerung der Durchblutung in den Organbezirken
- Zunahme der Herztätigkeit
- Schweißvermehrung

Neben den reaktiven Wirkungen des Wassers werden pathophysiologische Einwirkungen auf die Haut angenommen, so die Beeinflussung von Reflexen (z.B. kalte Füße - Schnupfen). Durch den Reinigungseffekt wird der Stoffwechselstrom von innen nach außen abgelenkt; die feuchte Haut ist dabei leitfähiger als die trockene, so werden auch Bademedien über die Haut aufgenommen und zum Beispiel über die Lunge wieder ausgeatmet (z.B. ätherische Öle als Badezusätze). Über die Haut werden mit speziellen Bademedien (Solebäder) konsensuelle Reize auf die Hypophyse ausgelöst und damit Umstimmungseffekte erzielt (Asthma-Solebad). Ähnlich kann auch über das Überwärmungsbad eine Fieberreaktion mit nachhaltigem Umstimmungseffekt erzielt werden. Somit dienen die Bäderanwendungen zur Selbstregulation. Das Gleiche kann man mit Wickeln und anderen feuchten Anwendungen erreichen.

Wasseranwendungen

Die Waschung
Sie ist die einfachste Form der Wasseranwendung und kommt vorwiegend für bettlägerige Patienten und alte Menschen in Frage. Je nach Fieber, Alter oder Verträglichkeit wird ein Leinentuch mit kaltem Brunnenwasser oder leicht angewärmtem Wasser benetzt und der Körper schnell und zügig abgewaschen. Der Effekt liegt zunächst in einer Erfrischung und Reinigung, aber auch die Hautdurchblutung ist eindeutig höher, umso mehr, als der feuchte Körper nicht abgetrocknet wird und eine Stunde im Bett ruhen sollte.

Wickel und medizinische Kataplasmen s. dort

Güsse
Sie werden weitgehend nach den Vorschriften des Wasserdoktors Pfarrer Kneipp durchgeführt. Als eine einfache Form der Wasseranwendung gehören sie in den Alltag zur Abhärtung und Verbesserung der Durchblutung und des Venenrückstroms.

Die Durchführung der Güsse ist an einen 0,5 bis 1,0 Zoll-Schlauch gebunden, der einen breiten Wasserstrahl zuläßt, der (nach oben gerichtet) nicht mehr als eine Handbreit aufsteigen soll. Man spricht davon, „mit dem breiten Strahl einen Wassermantel auf den Körper zu leiten".

Teilgüsse sind der beliebte Knie- oder Armguß, die z.B. nach Anstrengung sehr beruhigend und erholsam sind. Der Vollguß betrifft den ganzen Körper und beginnt am rechten Fuß, an der Innenseite aufwärts und an der Außenseite abwärts geführt, dann am Bauch und schließlich am Rücken abwärts. Nach dem Guß sollte der Patient in zügigem Tempo etwa zehn Minuten gehen oder sich hinlegen. Die Verwendung von Duschebrausen ist wertlos. Güsse gehören sowohl zu den häuslichen als auch zu den sanatoriumsmäßigen Anwendungen. Güsse dürfen auf keinen Fall auf einen kalten Körper treffen, sondern auf den vorgewärmten. Bei Wechselgüssen wird warm und kalt gewechselt, wobei die letzte Anwendung eine kalte sein sollte.

Das Bürstenbad
ist eine modifizierte Anwendung, mit Hilfe eines heißen Duschstrahles den Körper zu bürsten und damit eine erhebliche Schweißanregung zu bringen. Bei beginnenden Infekten und bei rheumatischen Erkrankungen werden das Immunsystem und der Stoffwechsel der Gewebe angeregt. Anstelle der Bürste kann auch der Hanfhandschuh mit seiner rauhen Fläche verwendet werden.

Wassertreten
ist eine Kneipp-Empfehlung, die der Zirkulationsanregung und vor allem dem venösen Rückfluß dient. Auch abendliches Wassertreten vermag zu entspannen und einen raschen Schlaf zu bringen. Die Wanne wird hierzu mit normalem Leitungswasser bis 3/4 Kniehöhe gefüllt. Die Anwendung kann auch im Freien in Bachläufen und Becken durchgeführt werden. Zunächst werden die Füße eingetaucht und dann im Storchenschritt so lange wieder aus dem Wasser gehoben, bis ein Kältekribbeln an den Füßen entsteht. Anschließend mit Wollsocken bekleidet zehn Minuten gehen oder unabgetrocknet sofort in ein nicht vorgewärmtes Bett.

Teilbäder
werden meist im ansteigenden Modus durchgeführt. Erforderlich ist dazu eine Fußbadewanne (z.B. nach *Schiele* mit eingebautem Thermometer oder andere Plastikwannen, auch Doppelwannen zum Wechselfußbad) oder ein Armbad bzw. ein Becken, in das die Arme über die Ellbogen hinaus eingetaucht werden können. Je nach Krankheitsart empfiehlt sich die Zugabe von Badeessenzen, evtl. Sole oder angerührtes Senfmehl (3-4 Eßlöffel vorher als Brei heiß angerührt). Über Arme (im horizontalen Durchblutungssinne beim Armbad nach *Hauffe*) oder von den Füßen her aufsteigend (im vertikalen Sinne) entstehen durch die temperaturansteigenden Bäder (35-45°C) starke Einflüsse auf Organbereiche, wie z.B. beim Hauffe-Bad auf die koronare Durchblutung und beim Fußbad auf Schnupfen, Grippe, Bronchitis, auf Leber oder Stoffwechselorgane. Bei einer Badedauer von 20 Minuten ist das Behandlungsziel die Durchwärmung des ganzen Körpers.

Weniger angewandte Teilbäder sind das *Sitzbad*, das eine Sitzbadewanne und ein kleines Fußbad mit heißem Wasser erforderlich macht. Der Patient wird mit einer Decke umkleidet, während seine Füße in der Schüssel mit heißem Wasser stehen. Badedauer ca. 30 Minuten, die Nachruhe ebenfalls. Zusätze wie Zinnkraut, Sole, Heublumen oder Rosmarin und Eichenrinde sind bekannt. Die Auswirkungen richten sich auf die Eingeweidedurchblutung, besonders aber das kleine Becken mit den entsprechenden Indikationen. Eine Variante des Sitzbades ist das sog. Reibesitzbad nach Louis Kuhne. Bei einer Wassertemperatur von 20-25°C werden mit Hilfe eines Frottée-Handschuhs Rumpfreibebewegungen durchgeführt. Das Bad wird in Sitzbadewannen oder Duschbecken mit erhöhtem Rand durchgeführt. Die Wirkung liegt vor allem in einer Durchblutungsanregung der Genital- und Unterleibsorgane einschließlich des Darmes. So hat sich die Anwendung bei Obstipation und bei Durchfall-Leiden bewährt.

Eine weitere Variante ist das ansteigende Halbbad. Nach Oelze reicht die weitgefächerte Indikation von der Pneunomie bis zum Muskelhartspann.

Das Überwärmungsbad
wird auch nach der Erfinderin als Schlenz-Bad bezeichnet (Maria Schlenz 1881-1946). Diese Badeanwendung ist wohl die wirksamste überhaupt. Mit der Zunahme von 1°C Körpertemperatur steigt der Stoffwechsel um 10%. Starke Umstimmungswirkungen und immunologische Einflüsse sind bereits nach wenigen Bädern zu beobachten, so daß die Indikation bei allen chronischen Krankheiten, vorwiegend des Bindegewebes, zu finden sind. Das Bad ist personalintensiv, eine ärztliche Überwachung und der Bademeisterbeistand müssen sichergestellt sein.

Die Anwendung beginnt mit 37°C und die Badetemperatur wird langsam bis auf 40-41°C erhöht. Der Patient mißt mit einem Mundthermometer die Körpertemperatur. Puls und Blutdruck sowie Atemfrequenz werden überwacht und registriert. Nach dem Bade - dessen Zeitdauer von der Krankheit und dem Kräftezustand des Patienten bestimmt werden muß - wird der Patient in trockene Tücher gewickelt und ins Bett gebracht. Dort sollte noch 1-2 Stunden nachgeschwitzt werden, bis die normale Körpertemperatur wieder erreicht ist. Die Überwärmungsbäder werden je nach Patientenzustand 2-3 x wöchentlich durchgeführt, insgesamt ca. 5-8 Anwendungen. Schwere chronische rheumatische Erkrankungen, allergische Bereitschaft, Nervenkrankheiten wie amyotrophe Lateralsklerose und andere Krankheiten gehören zur Indikation. Zu den Überwärmungsbädern gehören auch Moorbäder (s. Anwendung von Mooren).

Die Bäderheilkunde
Während die Teilanwendungen erst durch Priessnitz und Kneipp ihren Aufschwung erfuhren, lassen sich die Bäderanwendungen weit in die Geschichte der Menschheit verfolgen. Vor allem waren die natürlichen Mineralquellen lange bekannt, deren Wirksamkeit erst in neuerer Zeit durch chemische Analysen nachgewiesen wurde. Verbunden mit diesen Wirkungen sind auch das Kurortmilieu, die Umstellung der Ernährung, die Ruhe und Bewegung, die an einer Badekur beteiligt sind. Der Nachweis von Wirkungen der Mineralien (Kohlensäure, Schwefel, Salze etc.) oder der Zugabe von Bademedien (ätherische Öle, Salze, Emulgate usw.) ist auch erst seit kurzer Zeit gelungen.

Die *Kohlensäurebäder* - sowohl natürliche als auch durch Zusätze oder eingeleitete Kohlensäure aus Stahlflaschen hergestellte - haben sich besonders bei Kreislauf- und Herzerkrankungen bewährt. Da die aus dem Bade perkutan aufgenommene Kohlensäure die Hautdurchblutung verbessert, eignet sich das Bad zur Therapie organischer und funktioneller Durchblutungsstörungen sowie chronischer, schlecht heilender Wunden. Nachdem Kohlensäure die Kälterezeptoren der Haut reizt, kann das Bad mit einer niedrigeren Temperatur von 32-34°C durchgeführt und damit der Kreislauf und das Herz wesentlich entlastet werden. Gleich nach Badebeginn kommt es zur Hautrötung, die nach dem Ende des Bades rasch wieder abklingt. So wird der Blutdruck wesentlich entlastet und ein Wärmeeffekt über die Hautkapillarwirkung erzielt. Durch die Herabsetzung des peripheren Hautwiderstandes wird das Herz entspannt. Kohlensäure kann auch als Trockengasbad angewandt werden.

Das *Solebad* ist ähnlich der Meerwasseranwendung an die hypertone Solelösung gebunden. Damit wird nicht nur der Stoffwechsel der Haut angeregt, sondern über die Peripherie ein zentraler Reiz auf die Steuerungsdrüse - die Hypophyse - ausgeübt, der die vegetativen Regulationen im Sinne eines Umstimmungseffektes beeinflußt. So hat sich Sole bei hormonellen Störungen bewährt, viel mehr aber bei allergischen Erkrankungen und Bereitschaften. Dazu dient meist auch eine Soleinhalation, um die Schleimhäute der oberen Luftwege anzuregen.

Das *Schwefelbad* kommt natürlich meist in Kombination mit Carbonatsalzen vor. In der häuslichen Anwendung verwendet man schwefelwasserstoffhaltige Bademedien, da nach Erdl und Schnizer eine Mindestmenge von 10mg H_2S pro Liter Wasser notwendig ist. Die Wirkung auf die periphere Mikrozirkulation ist deutlich und besser als mit CO_2. In der Folge dieser verbesserten Mikrozirkulation lassen sich die antirheumatischen Wirkungen und die Umstimmungseffekte bei Hautkrankheiten verstehen.

Elektromechanische Bäder
An erster Stelle steht das *Stanger-Bad* (Siehe hierzu die folgende spezielle Darstellung).

Eine Variante des Stanger-Bades ist das Vierzellenbad, bei dem die Extremitäten in vier getrennten Zellen gelagert werden. Dabei läßt sich der Stromfluß noch differenzierter polen. Nervenleiden und Neuralgien gehören zu den Indikationen (siehe unten).

Die *Unterwasser-Druckstrahlmassage* ist eigentlich eine Variante der Massage, wird aber im schwerelosen Zustand in einer entsprechenden Wanne durchgeführt. Dabei wird die Tiefenwirkung einer Massage erreicht, was bei Nervenläsionen, Bechterew-Erkrankungen, Wirbelsäulenleiden und Diskushernienbehandlung günstig ist.

Sonderform Hydrotherapie/Thermotherapie: Stangerbad

Das Bad bzw. das Eintauchen des Körpers ins Wasser beeinflußt zahlreiche Funktionsabläufe des Organismus. Dabei ist zu trennen zwischen den Einflüssen der Immersion selbst, also überwiegend mechanischen Faktoren und den thermischen und chemischen Reizen des Bades.

1. Mechanische Wirkungen
Unmittelbar nach dem Eintauchen des Körpers im Wasser werden extrathorakale Gefäße komprimiert. Aus dem venösen Gefäßbereich wird eine Blutmenge von ca. 700 ml in den Thoraxraum verschoben. Gleichzeitig mit der zentralen Hypervolämie steigt der zentrale Venendruck um 12 bis 15 mm Hg sowie der Pulmonalisdruck. Das Herzminutenvolumen nimmt zu. Das Zwerchfell wird nach oben gedrückt, so daß die Vitalkapazität abnimmt (vgl. Abb. 4.9).

Um der plötzlichen Überfüllung der intrathorakalen Gefäße zu begegnen, ändert sich die Hämodynamik: Das Schlagvolumen sowie das Herzzeitvolumen steigen an. Die Herzfrequenz selbst ändert sich kaum, der systemische Kreislaufwiderstand wird vermindert. Ein weiterer Regelmechanismus läßt sich an der Niere beobachten. Es ist seit langem bekannt, daß nach einem Bad die Urinausscheidung vermehrt ist. Bereits in der Antike bzeichnete der römische Schriftsteller Livius die Taucher seiner

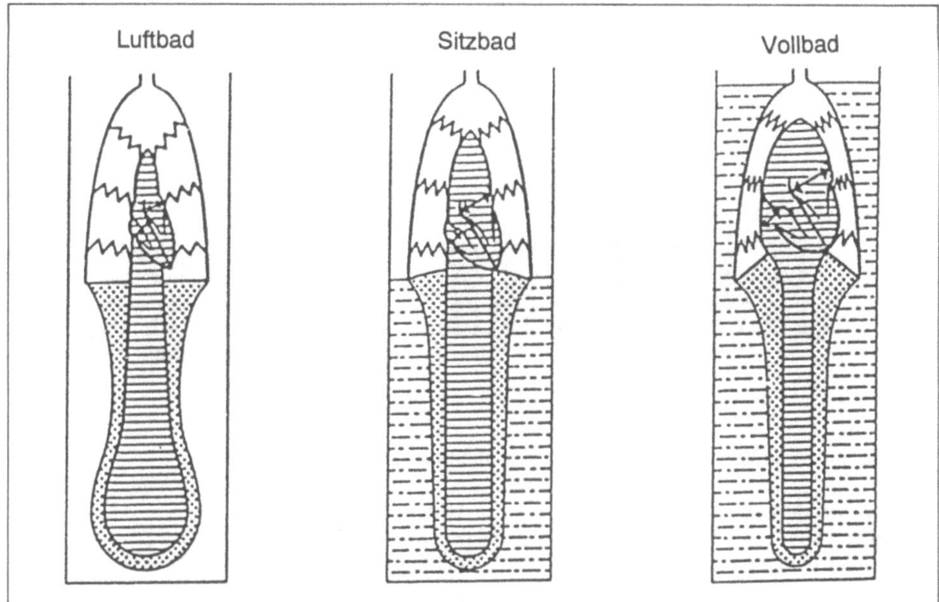

Abb. 4.9: Schematische Darstellung der hydrostatischen Wirkung eines Halb- bzw. eines Vollbades auf die Blutverteilung im Körper, den Zwerchfellstand und auf die elastischen Kräfte der Lunge. Links im Vergleich ein Luftbad (nach Gauer, Dtsch. med. Jorunal 6 (1955), 462).

Zeit als „Urinatores“. Biochemisch läßt sich zeigen, daß Natrium und Kalium vermehrt ausgeschieden werden.

Primäre Ursache des renalen Geschehens ist eine Stimulierung lokaler Rezeptoren im linken Vorhof. Anfang der 80er Jahre wurde ein Hormon entdeckt, das im linken Vorhof freigesetzt wird, der sogenannte atrio-natriuretische Faktor (ANF). Die Reinigung, chemische Darstellung und Synthese der Substanz gelang innerhalb weniger Jahre, und es ist bewiesen, daß ANF ein Hormon ist. ANF fördert vor allem - wie der Name sagt - die Natriurese, daneben hat es gefäßerweiternde und blutdrucksenkende Wirkungen. Unter den Wirkungen des Bades ließen sich in weniger als zehn Minuten erhöhte Plasmaspiegel von AFN nachweisen. Die thorakale Hypervolämie und die dadurch bedingte Erhöhung der Vorhofdruckwerte stimulieren die ANF-Sekretion. Nach Badeende gehen die Veränderungen innerhalb einer Stunde zurück (vgl. Abb. 4.10). ANF hat auch enge Beziehungen zum Renin-Angiotensin-Aldosteron-Mechanismus sowie zur ACTH-Cortisolachse. Sicher spielt auch das antidiuretische Hormon eine wichtige Rolle; es wird während des Bades aus der Hypophyse vermindert sezerniert. Die Auswirkungen einer Wasserimmersion auf die Niere sind also komplex; dabei spielt ANF eine zentrale Rolle (vgl. Tab. 4.3).

Ein wichtiger Einfluß der Immersion auf den Körper ist der Auftrieb. Bekanntlich wird dadurch das Gewicht des Körpers auf ein Zehntel des Ausgangswertes verringert. Gelenke, Bänder und Muskulatur werden entlastet. Es schwinden die gravitationsbedingten afferenten taktilen Reize der Haut. Der Körper schwebt im Wasser. Der

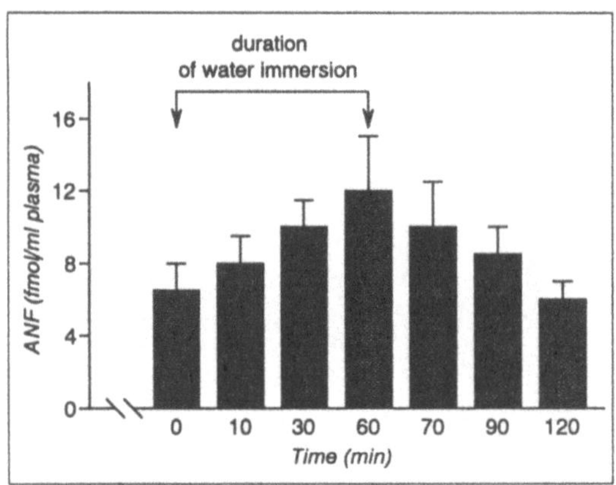

Abb. 4.10: Serumspiegel des atrialen natriuretischen Faktors vor, während und nach einem Wannenbad (modifiziert nach Gerbes, A.L. und Mitarbeiter, Klin. Wochenschr. 64 (1986), 666).

Tabelle 4.3: Funktionelle Wirkungen eines thermoneutralen Vollbades

Lungenfunktion	**Hämodynamik**
Vitalkapazität ↓	Zentraler Venendruck ↑
Atemwegswiderstand ↑	Schlagvolumen ↑
Funktionelle Residualkapazität ↓	Herzfrequenz ↑ ↓
expiratorisches Reservevolumen ↓	Herzzeitvolumen ↑
arterieller Sauerstoff-Partialdruck ↓	Systolischer Blutdruck (↓)
	Pulmonaler Blutdruck ↑
	Peripherer Widerstand ↓
Nierenfunktion	**Endokrine Funktionen**
Diurese ↑	Renin-Angiotensin - Aldosteron System ↓
Natriumausscheidung ↑	Atrionatriuretischer Faktor ↑
Kaliumausscheidung ↑	Katecholamine ↓
Osmotische Clearance ↑	Vasopressin ↓
Neuromuskuläre Wirkungen	**Blutveränderungen**
Muskelerschlaffung ↑	Hämatokrit ↑ ↓
Beweglichkeit ↑	Plasmavolumen ↑ ↓
Sauerstoffverbrauch ↓	Plasmaviskosität ↑ ↓

Impulsstrom aus den Propriozeptoren der Gelenke, der Bänder und der Muskulatur verschwindet. Damit nimmt auch die Zahl efferenter Impulse vom Zentralnervensystem auf den Bewegungsapparat ab. Die Folge ist eine Entspannung der Muskulatur. Untersuchungen japanischer Autoren haben gezeigt, daß sich bei der Immersion auch die Rückenmuskulatur nachhaltig entspannt. Innerhalb von 60 Minuten kann die Körperlänge um 5-6% (2-4 cm) zunehmen. Die Spannungs- und Dehnungsrezeptoren des Bewegungsapparates wirken nicht nur auf das motorische System, sondern auch auf höhere spinale und corticale Zentren. Es ist daher vorstellbar, daß der Wegfall solcher Stimuli auch für den allgemein sedierenden Effekt eines Bades mit verantwortlich ist. In der älteren Psychiatrie wurden bei erregten, agitierten Patienten bis zu 10-stündige Bäder durchgeführt.

2. Thermische Wirkung

Die Wärmezufuhr in den Organismus erfolgt therapeutisch meist auf zwei Arten: Durch Leitung (konduktive Übertragung) oder durch Strahlung (Einstrahlung optischer Energie, hochfrequente elektromagnetische Felder). Der thermische Einfluß eines warmen Bades geschieht durch Leitung. Die besonderen wärmephysikalischen Eigenschaften von Wasser gegenüber Luft bestehen darin, daß die Wärmekapazität des Wassers 3000 x größer als die der Luft ist. Das Wärmeleitvermögen des Wassers ist 23 x größer als das der Luft. Der Organismus reagiert auf Temperaturänderungen im Wasser sehr viel empfindlicher als gegenüber solchen in der Luft. Die Reizstärke hydrotherapeutischer Maßnahmen hängt von einer Reihe von Faktoren ab. Generelle Reaktionen des Kreislaufes in Abhängigkeit von der Badetemperatur zeigt die Abb. 4.11: Der diastolische Blutdruck sinkt mit steigender Badetemperatur ab, die Hautdurchblutung, das Herzzeitvolumen und die Herzfrequenz steigen an. Thermische Reize, wie sie ein warmes Bad darstellen, beeinflussen auch nachhaltig das endokrine System. Diese Beeinflussung wird besonders deutlich am Beispiel des Plasmarenin-

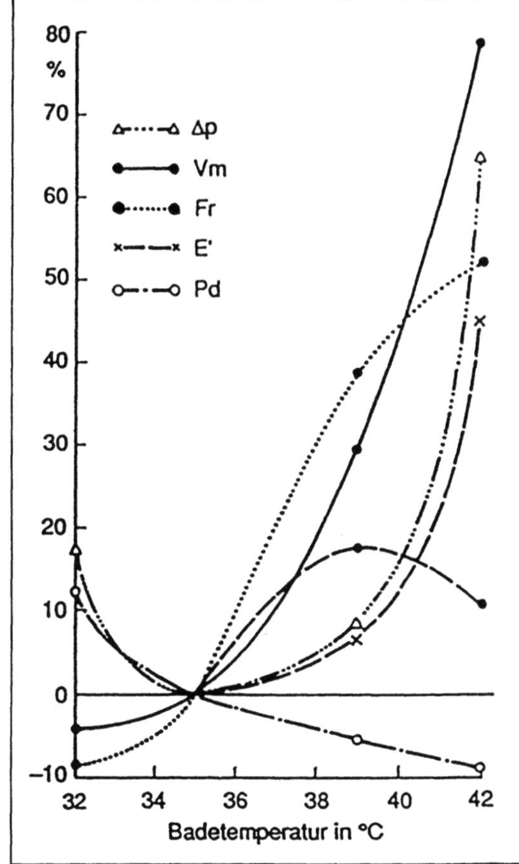

Abb. 4.11: Reaktionen des Kreislaufs in Abhängigkeit von der Badetemperatur

Δp = Blutdruckamplitude
Vm = Minutenvolumen
Fr = Pulsfrequenz
E' = Volumenelastizitätskoeffizient des arteriellen Windkessels
Pd = diastol. Blutdruck

(modifiziert nach M. Bühring, Physikalische Medizin, Bd. I (Thermo- und Hydrotherapie) Stuttgart, Hippokrates-Verlag 1990).

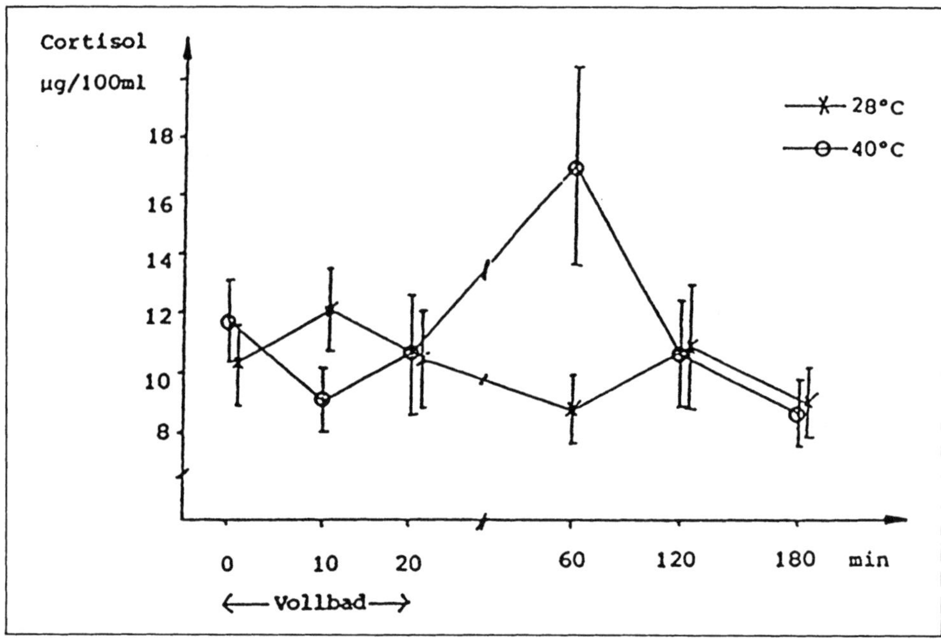

Abb. 4.12: Konzentration des Serum-Cortisols im Verlauf von Bädern mit 28° bzw. 40° C (nach Kröling P. und Mitarbeitern Z. Phys. Med. 9 (1980), 96).

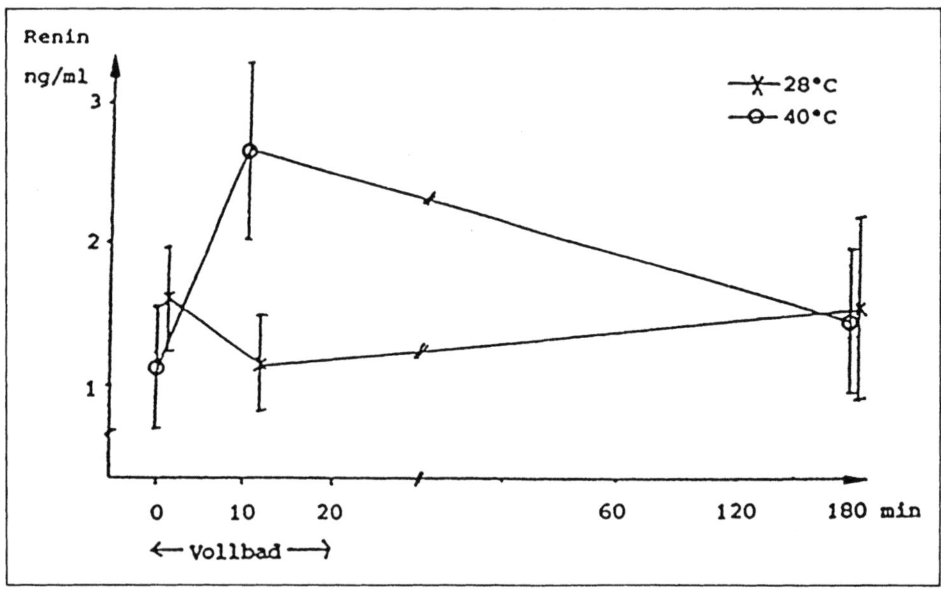

Abb. 4.13: Konzentration des Serum-Renins im Verlauf von Bädern mit 28° bzw. 40° C (nach Kröling, P.).

und Cortisolspiegels bei unterschiedlicher Badetemperatur. Nach einem warmen Vollbad steigt der Cortisolspiegel im Laufe einer Stunde um 40% an. Auch die Serum-Renin-Konzentration nimmt deutlich zu (vgl. Abb. 4.12 und 4.13). Für die Praxis der Balneotherapie ist es unerläßlich, die veränderte Reaktionslage älterer Menschen zu beachten. Hydrotherapeutische Reize stellen für sie eine erhebliche Belastung des Herzens und des Kreislaufs dar, vgl. hierzu Tabelle 4.4.

Tabelle 4.4: Altersbedingte Veränderungen, die bei der physikalischen Therapie älterer Menschen berücksichtigt werden müssen

Einschränkung der pulmonalen und kardiovaskulären Belastbarkeit
Nachlassende Elastizität des Gefäßsystems - Verletzbarkeit kleiner Blutgefäße bei unvorsichtiger Manipulation
Veränderter Hautturgor
Herabgesetzte Hautsensibilität bei verschiedenen Erkrankungen (Diabetes mellitus, Polyneuropathien etc.)
Reduktion der Muskulatur mit erhöhter Verletzungsgefahr

Weitere günstige Wirkungen eines warmen Bades auf den Organismus sind: Eine Schmerzlinderung, eine Verbesserung der Trophik durch eine Hyperämisierung, ein detonisierender Effekt auf die Muskulatur und eine Abnahme der Viskosität der Synovia. Die Gelenke werden beweglicher. Dies erklärt die angenehme Wirkung des warmen Bades beim Patienten mit degenerativen Gelenkveränderungen.

3. Die Wirkung des Gleichstromes

Im Stangerbad addieren sich zu den hydrostatischen und thermischen Effekten die Wirkungen des elektrischen Stromes. Es wird ein konstanter elektrischer Gleichstrom (galvanischer Strom) verwendet. Das Wasser wirkt als großflächige Elektrode, so daß hohe Stromstärken auftreten können. Allerdings fließt - abhängig von der Leitfähigkeit des Wassers - im Stangerbad nur ein geringer Teil, etwa 10-30%, des gesamten Stromes durch den Körper. Der Rest geht den Weg des geringsten Widerstandes durch das Wasser. Im Stangerbad befindet sich eine Elektrode am Kopf- und eine am Fußende, außerdem auf beiden Seiten je 3 Elektroden. In der Regel wird der Strom von cranial (+) nach caudal (-) gepolt. Durch entsprechende Schaltung der Elektroden kann im schmerzhaften Bereich eine möglichst hohe Stromdichte erreicht werden (vgl. Abb. 4.14).

Eine Anwendung dauert 20 Minuten. Entscheidend wichtig ist die Nachruhe nach dem Bad, die ebenfalls 20-30 Minuten betragen soll. Der Organismus braucht Zeit, um die vielfältigen geschilderten Einflüsse des warmen Bades verarbeiten zu können.

Der Strom hat verschiedene Wirkungen auf den Organismus:

a) Es kommt zu einer Dilatation von Hautgefäßen und damit zu einer Hyperämie. Dieser Effekt ist allerdings therapeutisch nicht nutzbar, da er ganz oberflächlich

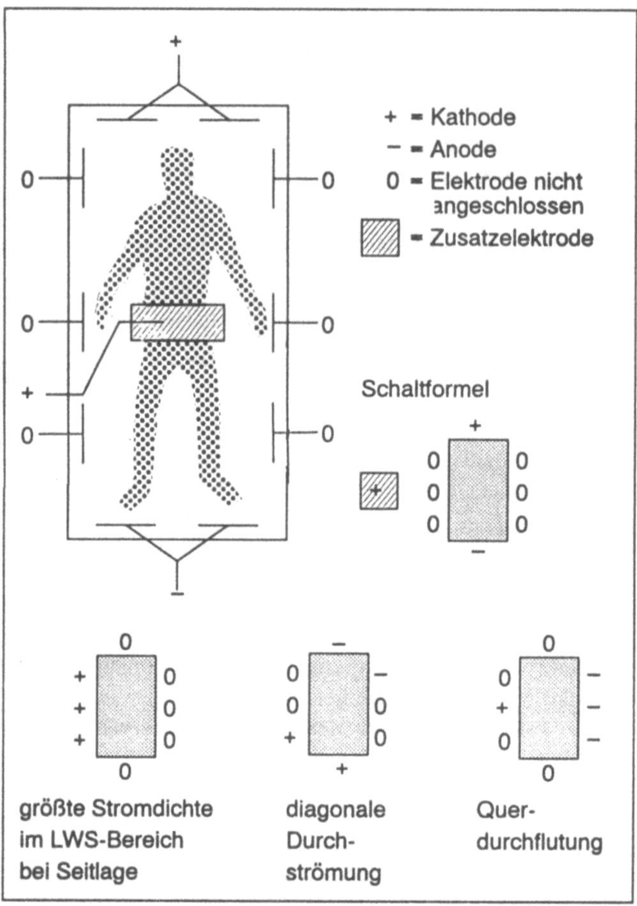

Abb. 4.14: Anordnung der Elektroden sowie Schaltmöglichkeiten beim Stangerbad (modifiziert nach Becker-Casademont, R., Physikalische Medizin; Elektro- und Lichttherapie, Hippokrates-Verlag Stuttgart, 1988).

auf die Haut beschränkt bleibt. Es gibt in der physikalischen Medizin wirksamere Methoden, die Durchblutung zu verbessern.

b) Die wichtigste Stromwirkung besteht in der Analgesie. Unter dem Einfluß des Gleichstromes wird das chemische Milieu ganzer Gewebe verändert. Auf solche Veränderungen des Ionenmilieus und des pH-Wertes reagieren die überall in großer Zahl vorhandenen Nocizeptoren. Es sind dies die Endigungen der nicht myelinisierten afferenten C-Nervenfasern. Es kommt anfangs zu dem typischen Stromgefühl wie Kribbeln und Prickeln in der Haut: Andererseits werden wahrscheinlich Kontrollzellen im Hirnstamm aktiviert, um den weiteren Zustrom solcher, letztlich schmerzhafter Erregungen zu begrenzen. Die analgetische Wirkung dieser gleichstrombedingten Milieuveränderungen basiert demnach auf einer lokal-peripheren und einer zentralen Wirkung.

c) Ein absteigendes Bad soll die Erregbarkeit bzw. die tonische Ruheentladung der Motoneurone dämpfen, ein ansteigendes erregen. Schließlich wird dem Gleichstrom auch eine anregende Wirkung auf die Trophik der Gewebe zugeschrieben.

Indikationen für das Stangerbad

Indikationen sind alle schmerzhaften Zustände im Bereich des Bewegungsapparates vor allem der Wirbelsäule: Lumbalgien, Dorsalgien, HWS-Syndrome, Schmerzzustände bei Osteoporose oder Spondylarthritis ankylopoetica (Morbus Bechterew). Auch bei Arthrosen vor allem bei Coxarthrose mit Muskelschmerzen und Tendopathien kann das Stangerbad günstig wirken. Manche Patienten mit Polyneuropathie oder solche mit diffusen Schmerz-Syndromen reagieren günstig auf das Stangerbad, so daß ein Therapieversuch durchaus sinnvoll ist.

Kontraindikationen für das Stangerbad sind - wie für jede balneologische Anwendung - die dekompensierte Herzinsuffizienz, insbesondere mit Rhythmusstörungen, die respiratorische Insuffizienz und die pulmonale Hypertonie. Eine Bäderbehandlung sollte bei einem Zustand nach Thrombose für mindestens vier Wochen unterbleiben. Endoprothesen stellen nach unserer Ansicht keine Kontraindikation für das Stangerbad dar. Die geringen Strommengen, die in den Körper eindringen, können keinen negativen Einfluß auf implantierte Metallteile entfalten. Wir setzen seit Jahren bedenkenlos bei Endoprothesenträgern das Stangerbad ein und haben noch nie irgendwelche Nachteile daraus erlebt. Bei Patienten mit Herzschrittmachern wäre unter dem Aspekt der Elektrophysiologie ein Stangerbad ohne weiteres möglich. Die heute verwendeten Schrittmacher sind so gut abgeschirmt, daß die geringen Strommengen ohne Einfluß bleiben. Mehr aus juristischen Gründen raten wir dennoch zur Vorsicht: Sollte es im zeitlichen Zusammenhang mit einer hydrogalvanischen Anwendung zu irgendwelchen Komplikationen von seiten des Herzschrittmachers kommen, wird dies meist der Therapie angelastet.

Zellenbad

Das Zellenbad (vgl. Abb. 4.15) hat ähnlich wie das Stangerbad Wasserelektroden. Es unterscheidet sich prinzipiell vom Stangerbad dadurch, daß der ganze abgegebene Strom den Körper durchfließt. Das Zellenbad ist für bewegungsbehinderte Patienten geeignet, die nicht in die Wanne einsteigen können oder bei den Patienten, bei denen Kontraindikationen gegen ein Vollbad bestehen. Die Hauptindikation für das Zellenbad ist nach unseren Erfahrungen die Polyneuropathie. Diese Krankheitszustände sind in 30% bis 40% der Fälle auf einen Diabetes mellitus, in 30% auf Alkoholmißbrauch zurückzuführen; 15% der Polyneuropathien haben eine multifaktorielle Genese und 15% bleiben ungeklärt. Die diabetische und die alkoholische Polyneuropathie sprechen außerordentlich gut auf die Behandlung im Zellenbad an. Voraussetzung ist natürlich, daß der Stoffwechsel optimal eingestellt wird bzw. der Patient den Alkoholmißbrauch einstellt.

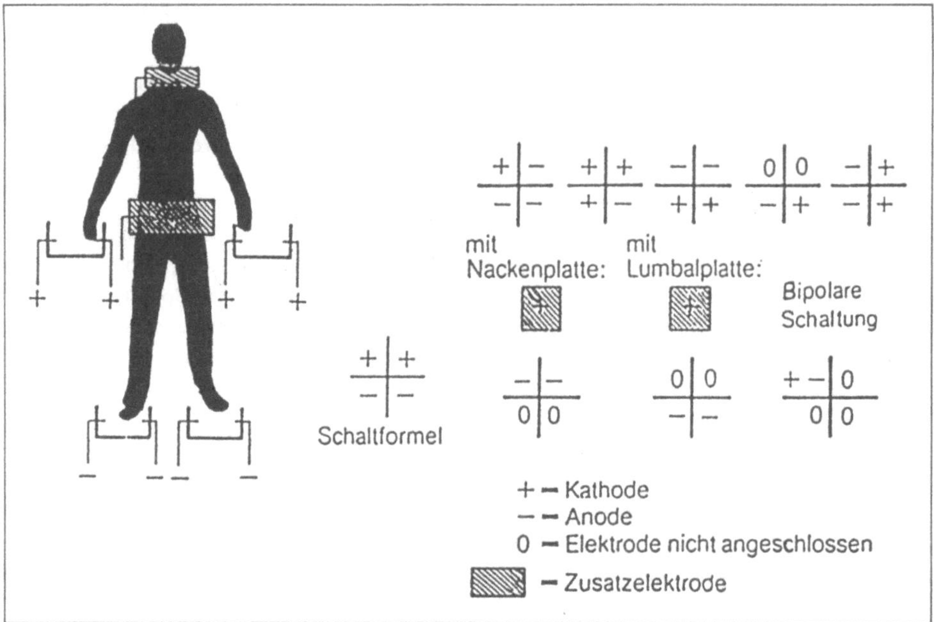

Abb. 4.15: Elektrodenanordnung und Möglichkeiten der Schaltung beim Zellenbad (nach Becker-Casademont, R.; Physikalische Medizin, Elektro- und Lichttherapie, Hippokrates-Verlag Stuttgart, 1988).

Die Sauna als Heilfaktor

Einer alten finnischen Volksmedizin folgend, hat sich auch in Mitteleuropa die Sauna als Behandlungsmöglichkeit durchgesetzt. Die dabei erreichten Schwitzprozeduren vermögen nicht nur umstimmend zu wirken, sondern haben einen immunologischen Effekt im Sinne einer Abhärtungsmaßnahme. Es kommt dabei zur Anregung der Hautdurchblutung und zu einer reflektorischen Organdurchblutung. So sind Rheumaleiden, Hautkrankheiten, Herz- und Gefäßleiden, aber auch Asthma und Bluthochdruck günstig zu beeinflussen. Gefährlich ist das anschließende Tauchbad, bei dem sich der pulmonale Druck akut erhöht, was zu Problemen führen kann. Die bessere Abhärtungsmethode ist der Kneipp-Schlauch. Wichtig ist es, genügend Flüssigkeit zuzuführen.

Pflanzliche Badezusätze

sind sehr zahlreich angewandt worden. Arnica montana - von der Essenz resp. Tinktur 1 Mundglas in das Badewasser - soll die Muskelverspannungen nach Überarbeitung lösen und einen erholsamen Schlaf nach Überanstrengung bringen. Auch Calendula-Extrakt ist ähnlich zu verwenden. Hyperämisierend wirken noch Rosmarin, Wacholder und Engelwurz, während Eucalyptus und Menthol die Kälterezeptoren der Haut anregen und erfrischend und abkühlend wirken. Beim Eukalyptusbad werden ähnlich wie beim Thymian die ätherischen Öle eingeatmet, so daß ein bronchosekretolytischer Effekt abzuleiten ist. Beruhigende Bäder sind Baldrian, Schachtelhalm, Melisse, Fichtennadel und Rosmarin. Die Hautresorption ist bei den Pinenen und Terpenen nachgewiesen.

4.4 Wickel/Kataplasmen

Einführung - Wickel

Ein Wickel ist eine zirkuläre, meist enganliegende Umhüllung eines Körperteils. Die Wickel spielen in der Kneippschen Wasserheilkunde eine große Rolle und kommen überall dort zur Anwendung, wo intensiv eine Auflösung und Ausscheidung krankhafter Stoffe aus dem Körper oder eine Ableitung erreicht werden soll.

Das dazu verwendete Wasser wirkt durch seine drei Eigenschaften:
- auflösend
- ausleitend
- kräftigend

Das Ziel ist, wie auch bei verschiedenen anderen Wasseranwendungen:
- Krankheitsstoffe auszuscheiden,
- Blut wieder in die richtige Zirkulation zu bringen, und
- den geschwächten Organismus zu kräftigen und abzuhärten.

Wickel können angelegt werden:
- Kalt: Wirken wärmeentziehend, wenn sie öfter erneuert werden.
  Wirken wärmeentwickelnd, wärmestauend, wenn sie belassen werden.
- Warm/heiß: Wirken wärmezuführend.

Die Wirkungstiefe des Wickels liegt bei ca. 1 cm.

Wirkung des Wickels

Kalt angelegt und belassen
- Zuerst Zusammenziehung der Blutgefäße der Haut,
- dann (durch die Wärmeentwicklung im Wickel) Gefäßerweiterung,
- Gefäßerweiterung der Haut wirkt stark ableitend aus der Tiefe,
- ebenfalls erfolgt eine nervöse Fernwirkung auf die inneren Organe,
- Stauungszustände und Überhitzung werden beseitigt,
- beruhigende Wirkung auf die Nerven,
- schmerzstillend, krampflösend,
- die feuchtwarme Dunstschicht erweitert die Poren und Drüsenöffnungen, dadurch bessere Ausscheidung.

Kalt angelegt und öfter erneuert
- Entzieht dem Körper Wärme,
- arbeitet einer Überhitzung im Fieber entgegen,

- stört die Wärmeregulation an der Quelle nicht,
- Reinigung des kranken Körpers von Krankheitsstoffen und Bakteriengiften.

Warm/heiß angelegt
- Wärmezuführend,
- Weitstellung der Blutgefäße,
- es entsteht eine Blutfülle (Hyperämie) in diesem Gebiet.
- Die bessere Durchblutung bewirkt einen rascheren Transport von Nähr- und Abwehrstoffen in das Gebiet.
- Gleichfalls erfolgt ein schnellerer Abtransport von Stoffwechselprodukten.

Tabelle 4.5:

Wickelarten	Anwendung bei	Dauer
Halswickel	Angina Kehlkopfkatarrh Drüsenschwellung	1 Std.
Brustwickel *Achselhöhle bis Taille	Bronchitis grippaler Infekt Pleuritis Pneumonie (evtl.)	1/2 Std. bei Fieber, sonst 1 Std.
Kreuzwickel	Lungenentzündung	w.o.
Rumpf- oder Leibwickel	Magen-, Darmschleim- hautentzündung Magen-, Zwölffinger- darmgeschwür (ohne Blutung) Nierenentzündung Leberschwellung	1 Std.
Armwickel	Sehnenscheidenentzündung	1 Std.
Beinwickel	Wadenkrämpfen	1 Std.
Wadenwickel *Unterschenkel	Venenentzündung, zur Fiebersenkung bes. bei Kindern	kühl und feucht halten, erneuern, sobald der Wickel warm ist

Temperatur des Wassers
Beim kalten Wickel: 5–10°C, evtl. 15°C. Soll ein rascheres Entstehen von Verdunstungskälte erwirkt werden, können dem Wasser entweder Alkohol (70% vergällt), Pfefferminzöl oder Eiswürfel zugesetzt werden.
Beim warmen Wickel: Ca. 50°C

Material für Wickel
- 1 Flanelltuch oder Wolltuch
- 1 leinenes Tuch zum Anfeuchten
- Evtl. zweites Leinentuch als Zwischentuch
- 1 Schüssel mit entsprechend temperiertem Wasser

- 2 Sicherheitsnadeln zum Fixieren des Flanelltuches
- 1 Handtuch zum Abtrocknen nach Abnahme des Wickels

Grundsätzlich ist beim Wickel zu beachten
- Es darf keine Zugluft auftreten, daher Fenster und Türen geschlossen halten.
- Zimmertemperatur sollte 22-24°C betragen.
- Flanelltuch muß ca. 1 1/2 cm breiter als das Zwischentuch sein, das Zwischentuch wiederum 1 1/2 cm breiter als das angefeuchtete Leinentuch.
- Wickel rasch anlegen, daher die Tücher entsprechend aufrollen und die trockenen Tücher bereits unter die zu umhüllende Körperstelle legen.
- Der Wickel muß eng anliegen, damit beim wärmezuführenden und wärmestauenden keine Verdunstungskälte entstehen kann.
- Wärmeprobe beim warmen und heißen Wickel nicht vergessen.
- Beobachtung des Patienten: Aussehen, Puls, Schweißausbruch.
- Wickel rasch abnehmen und Körperstellen abtrocknen.
- Eine kalte Waschung sollte erst ca. 1/2 Stunde nach der Abnahme des Wickels erfolgen, da sonst die Poren zu rasch geschlossen werden und der gewünschte Ausdunstungs- und Ausscheidungsprozeß vorzeitig beendet wird.
- Nach Abnahme des Wickels soll der Patient mindestens noch 1/2 Stunde ruhen.
- Kalte Wickel dürfen nur an warmen Körperstellen angelegt werden!

Wadenwickel

Material
- 1 Schüssel mit kaltem Wasser
- 2 Leinentücher
- 1 Leinentuch zum Abdecken des Patienten
- 1 Gummituch zum Unterlegen
- 1 Unterlage zum Abdecken des Gummis
- 1 Reifenbahre

Durchführung
- Gummi und Durchzug unter die Unterschenkel des Patienten legen.
- Leinentücher von einer Seite aufrollen, in das Wasser eintauchen, leicht auswringen und locker um die Unterschenkel des Patienten wickeln.
- Reifenbahre über die Unterschenkel des Patienten stellen.
- Patienten nur mit einem Leintuch abdecken, evtl. auch nur den Oberkörper bis zum Knie, damit viel Verdunstungskälte entstehen kann.
- Rektale Temperaturkontrolle nach 1/2 bis 1 Stunde.
- Ist die vom Arzt angegebene Körpertemperatur erreicht, werden die Wadenwickel abgenommen, die Beine getrocknet und der Patient leicht zugedeckt.

Fröstelt der Patient im kalten oder warmen Wickel nach dem Anlegen, so ist dieser unverzüglich abzunehmen. Man sollte kritisch entscheiden, ob der Wickel erneut angelegt wird.

Wickelzusätze

Heublumenabsud begünstigt die örtliche Gefäßreaktion, regt den Stoffwechsel an. Auf 4–5 Liter Wasser drei Handvoll Heublumen 1/2 Stunde lang kochen lassen, dann abseihen und das Tuch in die Brühe eintauchen.

Kamille wirkt entzündungshemmend. Zwei Handvoll überbrühen, nicht kochen.

Eichenrinde wirkt adstringierend, gerbend. Eine Handvoll 1/2 Stunde kochen lassen, durchseihen, Tuch eintauchen.

Senfmehl ist ein starkes Hautreizmittel. Drei bis sechs gehäufte Eßlöffel in 45°C heißem Wasser auflösen, einige Minuten ziehen lassen, Wickel eintauchen und ausdrücken, dann anlegen oder den Senfbrei auf ein Tuch streichen und auflegen.

Vorsicht: Nicht mit Senffingern ins Gesicht fassen, da stark hautreizend, Augen schützen!

Wickel nur 10–20 Minuten liegen lassen, *bei Kindern nur 5 Minuten.* Sollte Brenngefühl vor der angegeben Zeit auftreten, den Wickel abnehmen, Senfmehlreste vorsichtig entfernen (vorsichtig abtupfen oder abwaschen - es darf kein zusätzlicher Reiz gesetzt werden).

Zinnkraut wirkt ähnlich wie Eichenrinde. Drei Handvoll auf 4–5 Liter Wasser, kochen lassen und durchseihen, Wickel in die Brühe eintauchen, auswringen und anlegen.

Packungen

Man kann Brust- und Rumpfwickel durch Packungen ersetzen.

Warme Packung

Die warme Packung ist eine feuchtwarme Auflage.

Indikationen

Entzündungen des Magens, Entzündungen der Leber, Ulcus ventriculi et duodeni (wenn keine Blutung vorhanden), beim Heilfasten (Auflage auf die Lebergegend)

Kontraindikationen

Ulcusblutung, Ulcusperforation

Die warme Packung beim Heilfasten dient der vermehrten Durchblutung der Leber. Die Belastung zeigt sich in Müdigkeit, evtl. mit Herzklopfen

Durchführung

Warme Packung nach der Mittagsmahlzeit anlegen. Bereitstellen: 1 Schüssel mit ca. 50°C heißem Wasser, 1 leinenes Tuch, 1 Flanelltuch, 1 Wärmflasche mit Bezug

- Leinenes Tuch in entsprechender Größe zusammenfalten, in das heiße Wasser tauchen und gut auswringen.
- Nach Wärmeprobe auf die Leber- oder Magengegend auflegen.
- Das Flanelltuch zur Hälfte darüber legen, es muß die feuchte Auflage überall gut abdecken.
- Die Wärmflasche auflegen und den Rest des Tuches überdecken.

- Den Patienten zudecken.
- Die Packung 20 Minuten bis 1 Stunde belassen, da die Patienten oft einschlafen.
- Nach Abnahme der Packung fühlt sich der Patient meist müde, schwer und evtl. depressiv. Er soll deshalb noch etwas ruhen (ca. 15-20 Minuten) und nicht sofort aufstehen.

Heublumenpackung

Verwendet wird das erste Heu. Die wirksamsten Substanzen sind Ruchgras (Anthoxanthum odoratum), Frühjahrslabkraut (Galium verum). Sie haben eine cumarine Wirkung und fördern die Durchblutung. Heu hält die Wärme und heizt weiter (ist an Cumarine gebunden).

Tiefenwirkung der Heublumenpackung: Mindestens 5-10 cm

Indikationen

Arthrosen und Polyarthrosen, Myalgien, Wirbelsäulensyndrom, chronische Gelenksaffektionen (z.B. progressiv-chronische Polyarthritis, wenn kein akutes Stadium), Leberaffektionen, Spasmen im Magen-Darm-Bereich, in den ableitenden Harnwegen, chronische Unterleibserkrankungen, Menstruationsbeschwerden, Gastritis/Ulcus ventriculi (noch kein akuter Zustand), chronische Nierenerkrankungen, Muskelverspannungen aller Art, Darmkoliken.

Kontraindikationen

Stark kreislaufbelastete Patienten, z.B. bei hohem Fieber.

Material

- Heublumensack
- Dampftopf (wie Kartoffeldämpfer) sollte 5 Heublumensäcke fassen
- 1 leinenes Tuch
- 1 Flanelltuch

Durchführung

Der Heublumensamen wird in einen Nesselsack (oder Leinen) von der Größe 25-30 cm (oder anderes Maß) gefüllt, bis er eine Dicke von etwa 6-8 cm hat, dann zugenäht.

- Wasser in den Topf des Dämpfers geben, in den Einsatz die Heublumensäcke - es gibt auch fertige elektrische Dampfgeräte.
- Wasser zum Kochen bringen, die Heublumensäcke etwa 1 Stunde lang erhitzen, das verdampfende Wasser feuchtet sie an.
- Sind die Heublumensäcke ausreichend durchwärmt und angefeuchtet, werden sie herausgenommen.
- Zuerst in das leinene Tuch einwickeln, dann in das Flanelltuch einschlagen.
- Der Heusack soll eine Temperatur von ca. 45°C haben.
- Den Heusack nach Wärmeprobe auf die entsprechende Körperstelle auflegen.
- Ca. 20 Minuten belassen, dann abnehmen.
- Sollte der Patient stark geschwitzt haben, mit einem Tuch abtrocknen.
- Patienten noch etwas ruhen lassen.
- Heusäcke und Tücher müssen nach Gebrauch getrocknet werden.

Heusäcke können mindestens fünfmal verwendet werden.

Senfpackung

Wirksam werden Senföle: Benzylsenföle, Allylsenföle. Es sind beides Öle mit Schwefelwirkung. Die Gefäßnerven werden gelähmt, dadurch erfolgt eine toxische Weitstellung. Sie wirken außerdem durchblutungs- und sekretionsfördernd, bakterizid und fungizid und haben auch eine starke durchblutungsfördernde Reizwirkung auf Haut und Schleimhaut und Segmentbereiche.

Indikationen

Pleuritis, chronische Bronchitis, Nasennebenhöhlenentzündungen, chronische Leberaffektionen, chronische Nierenerkrankungen

Kontraindikationen

Patienten mit Venenerkrankungen, Patienten mit empfindlicher Haut

Material

- Grünes Senfmehl (gelbes hat geringere Reizwirkung)
- 1 Einmalnierenschale
- 1 Gefäß mit ca. 40°C heißem Wasser
- 1 Spatel
- 1 Einmalunterlage (oder Zemuko + Folie) in entsprechender Größe zurechtgeschnitten

Durchführung

- Grünes Senfmehl in die Nierenschale geben und mit dem ca. 40°C heißen Wasser zu einem dicken Brei rühren.
- Brei mit dem Spatel messerrückendick auf die zugeschnittene Unterlage auftragen.
- Eine Mullage darüber geben und auf die betreffende Körperstelle auflegen.
- Pünktlich nach der Einwirkungszeit, evtl. auch früher, abnehmen und Körperstelle von Senfmehlresten reinigen (vorsichtig ohne reiben, evtl. leicht abwaschen).
- Bei langer Senfanwendung ist eine Hautpflege der betreffenden Körperstelle notwendig (erst nach Abklingen der Hautrötung einfetten).

Die Senfpackung erfolgt einmal täglich. Mit 5 Minuten beginnen, dann täglich steigern, jedoch 8–10 Minuten nicht übersteigen. Sollte vorher schon ein starkes Brennen einsetzen, Auflage abnehmen. *Blasenbildung unbedingt vermeiden!*

Bei der Senfanwendung auf die Nasennebenhöhlen wird der Senfmehlbrei auf eine Mullkompresse gegeben (fünfmarkstückgroße Fläche).

Vor dem Auflegen müssen die Augen mit einer mit Borsalbe bestrichenen Kompresse *gut* abgedeckt werden, damit keine Senfteilchen Reizungen im Auge verursachen können!

Kyttaplasma

Kyttaplasma ist eine Umschlagpaste. Sie wird aus der frischen Symphytum-Wurzel (Beinwurz, Beinwell) hergestellt. Ihre Wirkung ist antiphlogistisch und schmerzlindernd. Durchblutung und Resorption steigen. Schwellungen gehen zurück.

Indikationen
Blutergüsse, Prellungen, Venenentzündungen, rheumatische Gelenkerkrankungen, Gicht.

Kontraindikationen
Evtl. Dermatosen - Allergiebereitschaft testen!

Material
- Kyttaplasma
- 1 Einmalunterlage in entsprechender Größe zugeschnitten
- 1 Mullage
- 1 Spatel
- 1 Binde oder Tuch zum Fixieren

Anwendung erfolgt einmal täglich, in der Regel kalt. Bei warmer Anwendung wird die Paste in heißes Wasser eingestellt. Dauer 8-10 Stunden

Durchführung
- Paste in der Tube gut durchkneten.
- Messerrückendick mit dem Spatel auf die Unterlage auftragen und Mullage darüber geben.
- Mit der Binde oder einem Tuch fixieren.
- Nach der Abnahme des Umschlags Pastenreste vorsichtig entfernen.

Kataplasmen

Einführung - Kataplasmen
Die Anwendung pflanzlicher Arzneimittel in Form kalter oder warmer Umschläge und Auflagen ist ein beliebtes und bewährtes Behandlungsverfahren der Volksmedizin wie auch der Naturheilkunde. Die Tatsache der jahrtausendelangen Tradition bis in unsere moderne Zeit belegt den hohen Stellenwert der Kataplasmen. Entsprechend ihrer Wirkungsweise unterscheiden wir „phlogistische“ und „antiphlogistische“ Mittel.

Phlogistica
Das Wirkprinzip der Phlogistica besteht in der Induktion einer lokalen Entzündungsreaktion mit nachfolgender regionaler Durchblutungsverstärkung. Zur Unterstützung der Hyperämie werden die phlogistischen Kataplasmen möglichst warm verabreicht. Heiße Wickel und Auflagen sollten allerdings deutlich unter der Schmerztoleranzgrenze der Haut von ca. 44°C bleiben und bei beginnender Schmerzempfindung abgenommen werden. Die thermische Wirkkomponente wird durch die phlogistischen Eigenschaften der entsprechenden Pflanzen unterstützt. Naturgemäß können desto tiefere Gewebeschichten beeinflußt werden, je höher die Wickeltemperaturen und je intensiver die phlogistische Potenz der Pflanze ist.

Wichtige Beispiele:

Heusack
Der bereits von Kneipp eingeführte und schon beschriebene Heusack weist ein hohes Wärmehaltungsvermögen durch die cumarinhaltigen Pflanzen auf. Hierdurch läßt sich ein guter, gefäßerweiternder Effekt erzielen, der bei einer Vielzahl degenerativer Wirbelsäulen- und Gelenkerkrankungen erfolgreich eingesetzt werden kann. Der auf 42°C erhitzte Heusack kann ca. 40 Minuten aufgelegt bleiben (s. dort).

Senfauflagen
Das mit heißem Wasser verrührte Senfmehl wird, wie erwähnt, in Form einer Breiauflage auf die vorher gut eingefettete Haut gegeben. Wegen der sehr intensiven Hautrötung genügt meist eine relativ kurze Anwendungsdauer; die Auflage sollte entfernt werden, sobald der Patient ein Brennen angibt. Senfauflagen sind bewährt bei Sinusitis, Pleurits, Pneumonie und Asthma bronchiale.

Capsaicinoide
Diese Vanillylaminderivate kommen z.B. in der Paprika vor und bewirken über eine Reizung der Thermorezeptoren der Haut eine Gefäßerweiterung und Durchblutungsverstärkung. Sie werden in Form des altbewährten ABC-Pflasters bei rheumatischen und degenerativen Erkrankungen der Wirbelsäule und des Bewegungsapparates eingesetzt.

Antiphlogistika
Zahlreiche Heilpflanzen werden äußerlich zur entzündungshemmenden Behandlung verwendet. Dabei wird ihre antiphlogistische Wirkung durch den kühlenden und schmerzlindernden Effekt der feucht-kalten Auflage unterstützt. Die entzündungswidrigen Kaltwasser- oder Lehmanwendungen nach Kneipp und Prießnitz erfahren so gesehen durch die Hinzufügung pflanzlicher Extrakte eine synergistische Unterstützung.

Wichtige Beispiele:

Bockshornklee
Der pulverisierte Samen wird - mit kaltem Wasser verrührt - als kühle Auflage angewendet. Neben der seit Jahrhunderten bekannten Verwendung bei Hauteiterungen und Lymphknotenaffektionen sowie Ulcus cruris hat er sich besonders bei Rheuma und Gelenkentzündungen verschiedener Genese bewährt.

Beinwell
Die aus der Volksmedizin bekannte schmerzlindernde Wirkung des Beinwells bei Verstauchungen und Verrenkungen ist auf den Gehalt an Allantoin und Schleimstoffen zurückzuführen. Auflagen aus Beinwellwurzeln eignen sich daher für alle Knochen- und Gelenksaffektionen rheumatischer Genese. Keine innerliche Verabreichung mehr! (Siehe Kyttaplasma)

Leinsamen
Auch der Leinsamen zeichnet sich durch einen hohen Gehalt an Schleimstoffen aus, die antiphlogistisch wirken. Leinsamenauflagen eignen sich besonders für die Behandlung von Magen-Darm-Erkrankungen und Adnexitiden.

Literatur

Fröhlich, H.H.; Müller-Limmroth, W.: Physikalische Untersuchungen zur thermotherapeutischen Wirkung des Kneippschen Heusacks. Mchn.Med.Wochenschr. 117 (1975) 443

Schimmel, K. Ch.: Lehrbuch der Naturheilverfahren, Hippokrates Bad 1986.

Zimmermann, W.: Bewährte Hilfe durch Wickel und Auflagen. Fortschritte der Medizin. 105. Jhrg. Heft 26 und 23.

4.5 Kältetherapie

Von B. Zimmermann

Einleitung
Die Einbeziehung der *Kälte* in das therapeutische Spektrum der Naturheilverfahren verdanken wir Pfarrer Kneipp (1821-1897), der die vielfältigen Wirkungen kalter Wasseranwendungen erkannt hatte. Immer wieder faszinierend ist der große Gewinn, den man aus der Kombination einfacher physikalischer Reize wie Kälte, Bewegung und mechanische Einwirkung schöpfen kann.

In neuerer Zeit kamen zu diesen empirisch begründeten Behandlungsmaßnahmen mittels kaltem Wasser andere hinzu, die gezielt physiologische Wirkungen der Kälte für spezielle Indikationen nutzen. Auch sie lassen sich zwanglos in das Konzept der Naturheilkunde integrieren.

Gleichbedeutend mit Kältetherapie kann man auch von *Kryotherapie* sprechen.

Wirkungsmechanismen
Man nimmt heute im wesentlichen drei Effekte an, die in der Kältetherapie genutzt werden können und auch getrennt voneinander auftreten.

Lokale, entzündungshemmende Wirkung
Die naheliegendste und wohl meistgenutzte Wirkung der Kälte ist der lokal vasokonstringierende Effekt auf entzündlich mehrdurchblutetes Gewebe, die Drosselung des Entzündungsstoffwechsels und somit die Reduzierung der Entzündungs- und Schmerzmediatoren.

Die lokal begrenzte Abkühlung durch Kälteapplikation auf die Haut ist nur im Bereich der *Körperschale* möglich, d.h. in dem Gewebsbereich, der den Körperkern von der Umgebung abschirmt. Innere Organe können somit nicht abgekühlt werden. Die Temperatur in der Haut kann innerhalb weniger Sekunden gesenkt werden, die

Subkutis wird binnen mehrerer Minuten auf minimal 5°C gekühlt. Die *Muskulatur* kann nur langsam um ca. 5°C/20 min. (bei körperlicher Ruhe) abkühlen. *Gelenke,* einschließlich der Synovia, sind nur an den Extremitäten distal ab Knie- bzw. Ellenbogengelenk für Kälte zugänglich. Hüft- und Schultergelenk sind jedoch von einem gut durchbluteten Muskelmantel umgeben, der eine Temperatursenkung im Gelenk verhindert.

Muskuläre Arbeit und Bewegung vergrößert das Körperkerngebiet und sollte wegen der Durchblutungsförderung bei der Kühlung tiefer gelegener Gewebe vermieden werden, stellt allerdings bei Kneippschem Wassertreten, Güssen und Schwimmen im kühlen Wasser eine wesentliche Wirkkomponente dar.

Antispastische Wirkung
Bei der Milderung spastisch bedingter Bewegungshemmungen macht man sich folgende Kältewirkung zunutze: Wahrscheinlich über Afferenzen der Kälterezeptoren in der Haut werden *Alpha-Motoneurone* im Rückenmark *aktiviert* bzw. ihre Erregbarkeit gesteigert; diese vermitteln bekanntlich die Impulse für die Willkürmotorik. Somit können schwache Willküranstrengungen verstärkt werden.

Zugleich tritt (wohl über die Reizung von polymodalen C-Fasern in der Haut, die u.a. auch für die protopathische Schmerzempfindung zuständig sind) auf Rückenmarksebene eine deutliche *Hemmung der Gamma-Motoneurone* auf. Diese Efferenzen beeinflussen die Empfindlichkeit der Muskelspindeln und vermitteln eine tonische Aktivität. Durch Hemmung des Gamma-Systems wird die Vorspannung in der Muskelspindel gedrosselt und reflektorisch der Tonus bzw. Hypertonus in der Muskulatur gesenkt. Auf der Haut applizierte Kälte fördert damit die Willkürbewegungen der Agonisten und unterdrückt gleichzeitig den hemmenden Hypertonus in den Antagonisten.

Analgetische Wirkung
In der Schmerzphysiologie werden zwei Schmerzsysteme unterschieden: Der epikritische Schmerz, der sofort, aber zeitlich begrenzt, als hell und gut lokalisierbar empfunden wird und über schnell-leitende, myelinisierte *A-Delta-Fasern* übermittelt wird. Davon abzugrenzen ist der erst mit Verzögerung, aber langwirkend auftretende protopathische Schmerz. Er wird über langsamleitende, nicht myelinisierende *C-Fasern* übertragen, die Schmerzqualität ist eher dumpf, diffus, bedrohlich und stellt das Hauptproblem chronischer Schmerzsyndrome dar. Das aktivierte A-Delta-System wirkt hemmend auf das C-Faser-System (mit akutem, hellen Schmerz kann chronischer, dumpfer Schmerz „überdeckt“ werden, ein Phänomen, das beispielsweise auch im Rahmen der Ausleitenden Verfahren zur Anwendung kommt).

Die in der Haut in großer Zahl vorhandenen *Kälterezeptoren* werden nun ebenfalls von A-Delta-Fasern innerviert, so daß durch eine *großflächige* Kältereizung der Haut eine zentrale Hemmung des C-Faser-Systems erreicht werden kann (sog. *„Gate control“*-Theorie).

Zusätzliche Kältewirkungen, die therapeutisch genutzt werden können, sind:
- Hemmung der Aktivität von Enzymen (z.B. bei Arthritiden, Synovitiden),

- Senkung der Katecholaminabgabe aus den Endigungen vegetativer Nerven durch lokale Temperatursenkung,
- Verlängerung der Refraktärzeit der dünnen, nicht-myelinisierten Fasern,
- lokale Vasokonstriktion, die über eine reflektorische Mehrdurchblutung der darunterliegenden Muskulatur den schnelleren Abtransport algetisch wirkender Mediatoren und Stoffwechselprodukte bewirkt,
- die schmerzhafte Verkürzung von Muskelgruppen kann über Kaltreizung der korrespondierenden, auf der Haut liegenden sog. „Triggerpunkte" reflektorisch relaxiert werden,
- reflektorische Anregung der Atmung.

Anwendungsgebiete

Entzündung

Die lokale entzündungswidrige und als sehr angenehm empfundene Abkühlung eignet sich für infektiös, rheumatisch und traumatisch bedingte Gewebsentzündungen; Kryotherapie an peripheren Gelenken, wie dem Handgelenk, beeinflußt günstig eine Synovitis und die Ergußbildung. Kalte Umschläge fördern die prä- und postoperative Abschwellung. Auch prophylaktisch gegen Erguß- und Ödembildung bei Prellungen, Zerrungen, Verstauchungen sowie allergischen Reaktionen bei Insektenstichverletzungen, zählt die Kälteapplikation zu den Sofortmaßnahmen. Aktivierte Arthrosen, Ansatztendinosen (z.B. Epicondylopathia humeri), schmerzhafte Schulter, Bursitiden und Lymphstauungen lassen sich unterstützend mit kalten Kompressen behandeln.

Der breitflächig aufgelegte Wadenwickel vermag fieberhafte Temperaturen bekanntlich zuverlässig zu senken.

Spastik

Die spezifische Kryotherapie zur Unterdrückung der Spastik antagonistisch wirkender Muskeln und zugleich Aktivierung der Agonisten findet zunehmend in der Krankengymnastik und Ergotherapie Anwendung. Sie eignet sich zur unterstützenden Maßnahme bei Patienten mit spastischen Paresen, wenn die (noch) schwache Willkürinnervation durch die Spastik behindert wird.

Der Patient taucht die betroffene Extremität mehrmals für wenige Sekunden in ein Eis-Wasser-Gemisch, zusätzlich kann über mechanische Hautreize die Aktivität der Agonisten noch verstärkt werden.

Schmerz

Zur Behandlung radikulär ausstrahlender, akuter Schmerzen bei Lumboischialgie eignen sich manchmal kalte Güsse oder der sog. Stöckli-Wickel (in kaltes Wasser getauchte ausgewundene Tücher werden möglichst großflächig um die gesamte betroffene Extremität, unter Aussparung der Blasenregion, gewickelt und solange belassen, bis Erwärmung auftritt). Bei Arthritiden, Prellungen und Verstauchungen wirkt Kälte nicht nur antiphlogistisch, sondern auch schmerzlindernd.

Zur Behandlung multipler Gelenksbeteiligungen bei chronischer Polyarthritis kommen neben lokaler Kältetherapie auch Ganzkörperbehandlungen in der Kältekammer in Frage.

Kreislauf und Atmung
Kühle Tauchbäder führen durch periphere Gefäßkonstriktion und hydrostatische Drucksteigerung zur momentanen Erhöhung der kardialen Vorlast und Steigerung der Lungendurchblutung, was einen starken Reiz auf die Herz- und Atemfrequenz darstellt. Zudem wird das Atemzentrum reflektorisch über Kälterezeptoren aktiviert. Entsprechend eignet sich diese Reiztherapie zur Atmungstherapie, zur allgemeinen Umstimmungsbehandlung und bei vegetativ bedingter Kreislaufschwäche oder -labilität.

Formen der Anwendung

Kühle oder kalte Applikation
Kaltes, frisches Wasser, in das man die Extremität kurzfristig taucht, Kneippsche Güsse oder kurzzeitiges Umwickeln mit feucht-kalten Tüchern stellt die mildeste Form der Kältetherapie dar. Sie wirkt in erster Linie analgetisch, zudem anregend auf Kreislauf, Atmung und Motorik und wird subjektiv als sehr belebend empfunden. Der Kältereiz beschränkt sich auf die Kälterezeptoren in der Haut und hat wenig direkte Tiefenwirkung, die globalen Reaktionen auf den gesamten Organismus sind überwiegend reflektorischer Art, wie Atmungsanregung oder die Aktivierung der Alpha-Motoneurone über das Rückenmark.

Eiskalte Anwendung
Eine weitere Form der Kälteapplikation mit tieferen Temperaturen ist die beißende Eises-Kälte. Sie findet Anwendung in Form von Eistauchbädern, Auflagen mit tiefgefrorenen Thermokompressen auf entzündlichem Gewebe, direktem Reiben von Eiswürfeln auf schmerzhaften Tendinosen und nicht zuletzt der Genuß von Eiscreme bei Tonsillitis und Pharyngitis. Im Gegensatz zur milderen kühleren Kälteform kommt hier zusätzlich die Tiefenwirkung auf Gelenke und Subkutis hinzu, bei längerer Anwendung tritt eine vorübergehende Lähmung der Hautnervendigungen auf bis hin zur Anaesthesie.

Eis eignet sich vor allem zur *Entzündungstherapie.*

„Superkälte“
In den letzten Jahren machten sog. „Kältekammern“ von sich reden, die mittels flüssigem Stickstoff Lufttemperaturen zwischen -50 und -160°C erreichen. Der Patient hält sich unter ärztlicher Kontrolle für 30 Sekunden bis 3 Minuten in dieser Atmosphäre auf. Erwünschte Wirkungen sind eine ausgeprägte Unterkühlung der Haut, sofortige *Schmerzhemmung* und *Stoffwechselverlangsamung.* Indikationen sind chronische Polyarthritis, Polyarthrose, Psoriasisarthritis, M. Bechterew, *Reiter*-Syndrom, Lupus erythematodes und Gichtarthritis.

Ähnliche Indikationen gelten auch für die lokale Kaltluftapplikation mit Temperaturen von -100 bis -180 °C mittels Kaltluftgeräten (z.B. Kryostar): Über eine Düse können entzündliche Gelenke oder Regionen gezielt behandelt werden. Mit abkühlenden Sprays (Fluori-Methan) können bestimmte sehr schmerzhafte Hautpunkte behandelt werden, womit eine Entkrampfung und Lockerung der darunterliegenden Muskulatur erreicht werden kann. Diese sog. „tender points“ entstehen, wenn die ihnen zugeordneten definierten Muskelgruppen durch Überlastung, Überdehnung oder Immobilisation schmerzhaft verkürzt sind.

Kontraindikationen für Eis- und Kaltluftanwendung
- Akutes Vollbild einer sympathischen Algodystrophie (M. Sudeck)
- M. Raynaud
- lokale Erfrierungen
- arterielle Durchblutungsstörungen
- Kryoglobulinämie
- schwere Sensibilitätsstörungen

Literatur

Cooper, K.E.; Martin, S.; Riben, P.: Respiratory and other responses in subjects immersed on cold water, J. appl. Physiol. 40 (1976), 903-10

Drexel, H.; Hildebrandt, G.; Schlegel, K.F. et al.: Physikalische Therapie, Band 2: Krankengymnastik und Bewegungstherapie, Hippokrates, Stuttgart 1989

Dvorak, J.; Dvorak, V.: Manuelle Medizin, Thieme, Stuttgart, New York 1988

Senn, E.: Kältetherapie, Therapiewoche Schweiz 2 (1986), 154-161

Ders.: Welche differenzierten Effekte lassen sich durch Kryotherapie erzielen? Rheuma, Schmerz + Entzündung 1 (1987), 1-3

Trnavsky, G.: Kryotherapie, R. Pflaum, München 1979.

4.6 Anwendung von Mooren

Der Badetorf wird seit altersher in der Rheuma- und gynäkologischen Therapie angewandt. Je nach Lage unterscheidet man *Hochmoor-* und *Niedermoortorf*, der nach entsprechender Aufarbeitung meist in Form einer 1:1-Mischung mit Deponiemoor zur Anwendung kommt.

Gebrauchsformen
- Moorbäder mit Überwärmung als *Vollbad*
  - Moorschwebstoff- oder
  - Schwarzwasserbäder
- Als *Packung*
  - Teilpackung
  - Knetbreipackung und
  - Vaginaltampons
- Als *Trinkkur* mit Heilmooren
- Als *offene Anwendung*
  - Schlickspaziergänge
  - Watt-Gehen etc.

Zusammensetzung der Moore
Huminstoffe (eine chemische Charakterisierung ist aufgrund des ständigen Wandels nicht möglich; man nimmt aber an, daß sie den Ionenaustauschern ähneln);

Bitumenfraktionen (phenolähnliche Verbindungen wie Östrogene, Phenolkarbonsäure, Steroide), Torfwachse - aromatische Aminosäuren und Polysaccharide;

Lignine - Zellulosen und Hemizellulosen, Mineralstoffe

Thermophysikalischer Wirkungsgrad
Kutiviszerale Reflexe aus dem Wärmehaltungsvermögen der Torfe sind die Effekte der Moorbreiauflagen. Der Japaner *Okada* hat 1958 nachweisen können, daß nach einer Moorpackung eine höhere Uterustemperatur bestand als nach Kurzwellenbestrahlung. Diese und ähnliche Wirkungen sind auf reflektorischem Wege entstanden. Es versteht sich, daß durch ein Moorbreivollbad ein besserer Wärmeeffekt auftritt als durch die Anwendung der Moorpackung. Dabei werden cerebrale und hormonelle Impulse gesetzt.

Moorbäder mit Überwärmung bewähren sich bei der weiblichen Sterilität. Die Überwärmung des Körperbaus beeinflußt gestörte endokrine Reglermechanismen.

Biochemischer Wirkstoff
Der Nachweis von Steroiden liegt nahe, nachdem Pollen in großen Mengen im Laufe der Jahrhunderte in die Moore eingelagert wurden. So sind wahrscheinlich die Heilerfolge bei gynäkologischen Erkrankungen zu verstehen. Eine Vielzahl organischer Grundstoffe, die in den Torfen bei einem ständigen Umbauprozeß einen kontinuierlichen Wandel von Zellulosen, Ligninen, Huminstoffen, Mineralverbindungen, Bitumenfraktionen und phenolähnlichen Verbindungen durch Oxydierungs-, Chlorierungs- und Stickstoffbindungstendenz schaffen, sind weiter anzunehmen.

Indikationen der Moorpeloide
- Rheumatische Erkrankungen im Wärmeeffekt. Daneben dürften biologische Mechanismen über Humin- und Karbonsäuren mitwirken (möglicherweise ähnlich dem Prostaglandin-Synthesehemmer).
- Gynäkologische Erkrankungen, wie Ovarialinsuffizienz, klimakterische Beschwerden, Sterilität, Infertilität, entzündliche Erkrankungen des Genitalbereiches, Adhäsionen, Genitalhypoplasie, Altersatrophie, Sexualstörungen, postoperative Behandlungen.
- Rehabilitation von Unfallgeschädigten
- Moortrinkkuren bei Gicht, Magen-Darm-Entzündungen, Colitis, Stoffwechselerkrankungen und Dysbiose.
- Lokal bei Hauterkrankungen verschiedener allergischer, infektiöser und degenerativer Ätiologie.

Kontraindikationen
- Kälteüberempfindlichkeit
- Schwere Sensibilitätsstörungen

- Karzinomverdacht oder durchgemachte Erkrankungen
- Nieren-Blasenaffektionen
- Arterielle Durchblutungsstörungen und M. Raynaud
- Angiospasmen
- Schwere Herz-Kreislauf-Erkrankungen

Behandlungsdauer
Eine Behandlungsdauer von unter 4 Wochen ist zwecklos, sie sollte besser 4 bis 6 Wochen betragen.

Vorbereitung zur Kur
- Herdsanierung
- Auswahl des Kurortes
- Ausschluß akuter Erkrankungen

Eine Moorkur ist kreislaufbelastend, so versteht sich eine sorgfältige Vorbereitung und Überwachung.

Kurorte

Bad Alexandersbad
Bad Aibling
Bayersoien
Bentheim
Bienhorst
Bad Bocklet
Bad Branstedt
Bad Buchau
Bad Endorf
Bad Feilnbach
Füssen-Bad Faulenbach
Bad Gögging
Bad Grund
Bad Heilbrunn
Bad Hermannsborn
Holzhausen
Hopfenberg
Bad Kohlgrub
Lüneburg
Murnau
Bad Neustadt/Saale
Bad Peterstal-Griesbach
Bad Pyrmont
Bad Rippoldsau-Schapbach
Rothenuffeln
Bad Salzdetfurth
Bad Salzschlirf
Bad Sassendorf
Schlangenbad
Bad Schussenried
Bad Schwalbach
Bad Schwartau
Seebruck
Senkelteich
Bad Steben
Bad Waldsee
Wulferdingsen
Bad Wurzach
Bad Zwischenahn

Fango
Bad Boll
Bad Neuenahr

Lehm
Diez
Sobernheim

Schlamm
Bad Nenndorf

Schlick
Borkum
Büsum
Cuxhaven
Norddorf
Norderney
St. Peter-Ording

Schlick
Wenningstedt
Westerland
Wilhelmshaven
Wittdün
Wyk

Tonschlamm
Bad Homburg
Bad Kreuznach
Krumbad

4.7 Bindegewebsmassage

Von W. Zimmermann

Die Bindegewebsmassage stellt eine spezielle Form der Massage dar, bei der die Haut gegen das subkutane Bindegewebe verschoben wird. Hierbei werden die ulnaren Seiten der Fingerkuppen des 3. und 4. Fingers in einem Winkel von etwa 60 Grad aufgesetzt. Durch eine entsprechende Abduktionsbewegung der Hand erfolgt dann eine Verschiebung der Unterhaut bis zur Verschiebungsgrenze. Die Fortführung dieser Bewegung ergibt den therapeutischen Zug, bei dem der Patient das typische „Schneidegefühl“ verspürt. Der einzelne Bindegewebszug muß immer der Gewebespannung angepaßt werden: Je stärker die Spannung im Gewebe ist, desto langsamer muß der entsprechende Arbeitsgang erfolgen, um die Behandlung für den Patienten erträglich zu gestalten. Jeder Bindegewebszug wird zwei- bis fünfmal ausgeführt. Bei entsprechender Gewebespannung kann die Anzahl verdoppelt werden. Der Zeitaufwand liegt bei 20–30 Minuten pro Sitzung.

Die Bindegewebsmassage beginnt im Lumbosakralbereich. Hier wird zunächst ein Grundaufbau durchgeführt, der sowohl beim auf dem Hocker sitzenden als auch beim in Seitenlage auf der Bank liegenden Patienten erfolgen kann. Das Lenden-Becken-Gebiet wird mit einer Reihe regelmäßig wiederkehrender Griffe bearbeitet; Arbeitsgänge im Kreuzbein-Beckenbereich werden außer zur Vorbereitung weitere Aufbaufolgen durchgeführt bei

- Erkrankungen des Uro-Genital-Systems
- Menstruationsbeschwerden und -störungen
- arteriellen Durchblutungsstörungen der unteren Extremitäten
- Venen-Lymph-Störungen in den Beinen
- Ulcus cruris varicosum
- Lumbago, Ischialgie und ähnlichen Syndromen

Wirkungsweise

Die Hauptwirkung der Bindegewebsmassage liegt in einer reflektorischen Beeinflussung des Sympathikus und Parasympathikus. Dementsprechend hat sie sich besonders in der Therapie neurovegetativer Regulationsstörungen bewährt. Sie führt zu einer Spasmolyse an inneren Organen. Hieraus leitet sich eine breite Palette von Indikationen ab.

Indikationen

Neben den oben genannten Erkrankungen stellen folgende Störungen eine Indikation dar:

- funktionelle Magen-Darm-Störungen, besonders chronische Obstipation
- Dysmenorrhoe
- Schlafstörungen
- neurovegetative Labilität und Erschöpfungszustände

Relative Kontraindikationen
- chronische Entzündungen
- Asthma bronchiale

Literatur

Földi, M.: Das Lymphödem, G. Fischer, Stuttgart, 1983
Hentschel, H.-D.: Die Medizinische Welt 45/81, F.K. Schattauer, Stuttgart-New York, 1981
Kohlrausch, G.: Der Verlauf reflektorischer Zonen in Haut, Unterhaut und Muskulatur, Thieme Verlag, Leipzig, 1953
Teirich-Leube, H.: Grundriß der Bindegewebsmassage, G. Fischer-Verlag, Stuttgart, 1978

4.8 Passive Maßnahmen in der Physikalischen Therapie - Klassische Massage, Reflexzonenmassage, manuelle Lymphdrainage

Von G. Werner

In der physikalischen Therapie werden von den aktiven Maßnahmen, zu denen in erster Linie die Bewegungstherapie gehört, die passiven Maßnahmen abgegrenzt. Hier geschieht etwas am Körper des Patienten, ohne daß dieser eine Anstrengung leistet. Auch die passiven Maßnahmen lösen jedoch im Organismus die verschiedensten Reaktionen aus. Hierzu zählen die Bäderbehandlung, die Wärme- und Kältetherapie, die Elektrotherapie, die verschiedenen Massageformen und andere.

Die aus der antiken Tradition entstandene *klassische Massage* besteht aus fünf Griffarten: Streichungen, Knetungen oder Walkungen, Reibungen, Klopfungen und Vibrationen. Verschiedene Handgriffe der klassischen Massage haben mechanische Wirkungen: Sie beeinflussen die Zirkulation von Flüssigkeit und lösen fibröse Gewebsstränge, Verklebungen und Adhärenzen. Humorale Wirkungen der Massage entstehen dadurch, daß Gewebsflüssigkeit verschoben wird und sich das Ionenmilieu verändert. Dabei werden gefäßaktive Stoffe, sogenannte Gewebshormone, freigesetzt. Eine ganze Reihe von Massageeffekten kommt auf nervalem Wege zustande. Bei Knetungen und Walkungen werden die Muskelfasern und damit Rezeptoren in der Muskulatur und in den Sehnen (Muskelspindeln, Golgi-Rezeptoren) angespannt oder entspannt. Damit läßt sich der Tonus reflektorisch senken. Intensive Knetgriffe dagegen wirken tonisierend auf die Rezeptoren und damit auf eine erschlaffte Muskulatur. Reibungen vermögen die Wachaktivität zu steigern, während großflächige, langsam rhythmisch durchgeführte Streichungen entspannend und schlaffördernd wirken.

Rückenbeschwerden sind eine Domäne der klassischen Massage. Sie kann die reflektorischen, schmerzhaften Muskelverspannungen sowie Verklebungen des Bindegewebes lösen. Auch wenn die Beschwerden nur auf einen eng umschriebenen Bezirk lokalisiert sind, wird immer die ganze Rückenmuskulatur durchmassiert; sämtliche Muskelketten sind miteinander verknüpft. Im Anschluß an die Massage bewähren sich bei manchen Krankheitsbildern Handgriffe der *manuellen Medizin*. So wird beim Zervikalsyndrom die schmerzhaft verspannte Muskulatur durch die Massage gelockert. Es schließt sich eine vorsichtige manuelle Extension an. Auch die Bewegungstherapie kann durch die Massage mit vorbereitet und ergänzt werden. Häufig wird die klassische Massage mit der Wärmetherapie kombiniert. Dabei empfiehlt es sich, die Wärme nachher zu applizieren. Damit können Stoffwechselprodukte rascher abtransportiert werden.

Die *Bindegewebsmassage* hat mit der klassischen Massage nur den Namen gemeinsam. Hier wird versucht, auf reflektorischem Wege die segmental zugehörigen inneren Organe therapeutisch zu erreichen (s. oben).

Die *manuelle Lymphdrainage* ist eine andere Sonderform der Massage. Sie unterscheidet sich von der klassischen Massage dadurch, daß nur großflächige, weiche, streichende Griffe eingesetzt werden, bei denen das Gewebe nie über seine Elastizität hinaus verformt wird. Erste Hinweise auf die manuelle Lymphdrainage finden sich bei dem Chirurgen *Winiwarter* Ende des 19. Jahrhunderts. Die Handgriffe der manuellen Lymphdrainage wurden von dem dänischen Arzt *Vodder* entwickelt. Heute wird die manuelle Lymphdrainage in keinem Fall als alleinige, isolierte Behandlungsmethode eingesetzt. Sie erfolgt in Verbindung mit anderen entstauenden Maßnahmen, die nach *Földi* als *komplexe physikalische Entstauungstherapie* bezeichnet werden. Der nachfolgende Artikel befaßt sich mit den Grundlagen der Lymphologie, den wichtigsten Indikationen für die manuelle Lymphdrainage und gibt Hinweise zur Durchführung.

Manuelle Lymphdrainage und entstauende physikalische Maßnahmen

Anatomische und physiologische Grundlagen

Der Stoffaustausch zwischen Kapillaren und interstitiellem Gewebe erfolgt durch Diffusion (rascher Ein- und Austritt kleiner Moleküle) und Filtration. Kräfte, die die Filtration beeinflussen, sind der Blutkapillardruck, der onkotische Sog der Bluteiweißkörper und des Gewebes sowie der interstitielle Druck. Nach einer (stark vereinfachten) Modell-Vorstellung wird Wasser überwiegend auf der arteriellen Seite filtriert und zum größten Teil auf der venösen Seite wieder rückresorbiert. Etwa 10% des ultrafiltrierten Wassers wird von den Lymphgefäßen aufgenommen („lymphpflichtige Wasserlast"). Es treten jedoch auch Eiweißkörper durch die Kapillarwand hindurch. Der Eiweißtransport erfordert jedoch einen hohen Energieaufwand; er wird als Zytopempsis bezeichnet. Bluteiweißkörper, die die Kapillarwand verlassen haben, können unter physiologischen Bedingungen nur von den Lymphgefäßen wieder aufgenommen werden. Es ist die wichtigste Aufgabe des Lymphgefäßsystems, diese Bluteiweißkörper wieder in die Blutbahn zurückzutransportieren („lymphpflichtige Eiweißlast"). Außerdem nehmen die Lymphgefäße aus dem interstitiellen Gewebe Zellen, Zellbestandteile und Fremdkörper aller Art auf („lymphpflichtige Zellast").

Die Lymphgefäße des Intestinaltraktes haben eine weitere Aufgabe: Sie befördern die von der Darmschleimhaut resorbierten Fette in Form von Chylomikronen („lymphpflichtige Fettlast").

Das lymphatische System dient also zum einen als Transportsystem; es hat natürlich auch wichtige immunologische Aufgaben. Diese spielen für die manuelle Lymphdrainage keine Rolle und sollen hier nicht weiter diskutiert werden.

Die initialen Lymphgefäße liegen in unmittelbarer Nähe der Blutkapillaren. Es handelt sich um fingerartige Gebilde, die zahlreiche, großlumige Klappenöffnungen tragen (vgl. Abb. 4.16). Die interstitielle Flüssigkeit gelangt über sogenannte prälymphatische Kanäle zu diesen Lymphkapillaren. Aus ihnen tritt die Lymphe in die sogenannten Präkollektoren und in die Lymphkollektoren über. Die oberflächlichen oder subkutanen Kollektoren folgen dem Verlauf der größeren Hauptvenen. Sie passieren die regionären Lymphknoten und münden in die Lymphstämme. Die Lymphstämme der unteren Körperhälfte sowie der linken Körperseite vereinigen sich zum Ductus thoracicus, der in den linken Venenwinkel zwischen Vena subclavia und Vena jugularis einmündet. Die Lymphe der rechten oberen Körperhälfte gelangt über den Truncus lymphaticus dexter in den rechten Venenwinkel.

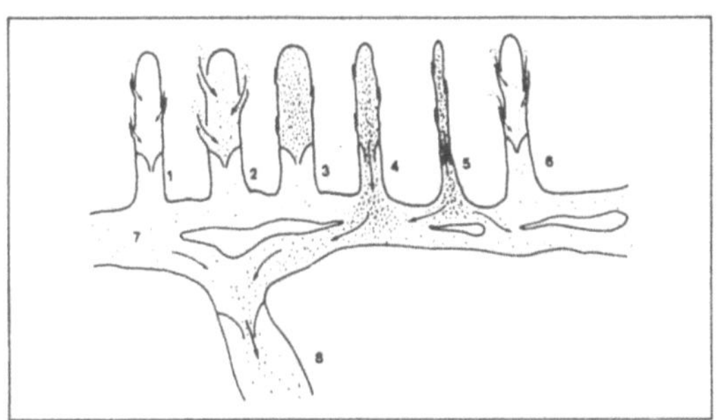

Abb. 4.16: Schematische Darstellung der initialen Lymphstrombahn. Dies verdeutlicht den Mechanismus der Füllung und Entleerung (modifiziert nach A. Castenholz, Lymphologie 9, [1985], 14-20).

Im Gegensatz zum Blutgefäßsystem, das mit dem Herzen einen geschlossenen Kreislauf bildet, ist das Lymphgefäßsystem kein Kreislaufsystem. Die Lymphe wird durch die aktive Tätigkeit weiterbefördert. In der Wand der Lymphgefäße finden sich glatte Muskelzellen, Nerven sowie Klappen, die den Lymphfluß nur zentralwärts erlauben. Ein durch zwei Klappen begrenztes Segment eines Lymphgefäßes heißt Lymphangion (Mislin). Füllt sich ein Lymphangion, bewirkt der Dehnungsreiz eine Kontraktion, die periphere Klappe schließt sich, die zentrale öffnet sich und die Lymphe wird weitergepumpt (vgl. Abb. 4.17). Unter Ruhebedingungen kontrahieren sich die Lymphangione ein- bis zehnmal pro Minute. Fällt vermehrt lymphpflichtige Last an, arbeiten sie rascher. Die Frequenz der Lymphangiomotorik kann bis zu 20-25 Schläge pro Minute gesteigert werden. Wärme und Kälte lähmen die Lymphangione; auch das vegetative Nervensystem hat natürlich Einflüsse. Wichtig für die Fortbewegung der Lymphe sind die Muskeltätigkeit sowie das Gelenkspiel (vgl. Abb. 4.18).

Zwischen den Lymphabflußgebieten der rechten und linken Rumpfseite gibt es zahlreiche Verbindungen. Wird der Lymphabfluß auf einer Seite behindert, leitet der Körper die Lymphe über diese sogenannte lymphatischen Wasserscheiden hinweg auf

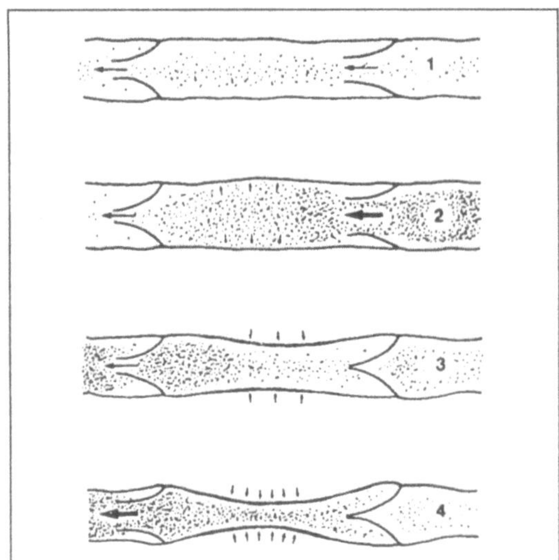

Abb. 4.17: Aktionsphasen eines Lymphangions, schematisch dargestellt. Durch die zufließende Lymphe wird die Wand des Lymphangions ausgedehnt. Dies bewirkt einen Kontraktionsreiz auf die glatte Muskulatur der Gefäßwand. Hier wird die Lymphe nach zentralwärts weiterbefördert (modifiziert nach A. Castenholz).

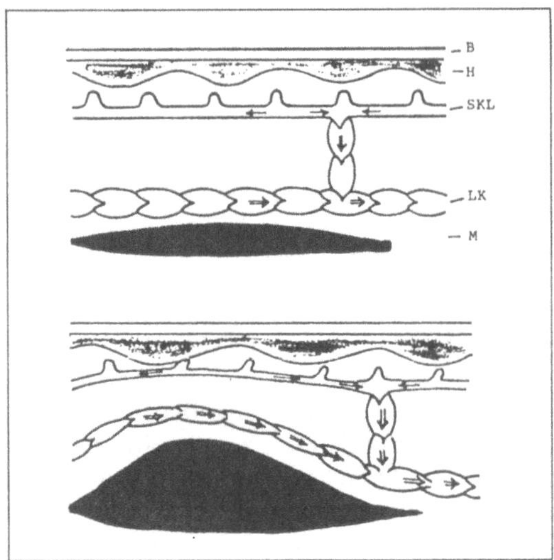

Abb. 4.18: Der Einfluß der Muskeltätigkeit auf den Lymphtransport. Die Kontraktion des Muskels komprimiert das Lymphgefäß. Die Klappen schließen sich nach distal, öffnen sich nach proximal und befördern so die Lymphe weiter.

die andere Seite. Eines der Prinzipien der manuellen Lymphdrainage besteht darin, die Lymphe aus einem gestauten Gebiet über diese Verbindungen in andere, nicht gestaute Territorien abzuleiten. Die manuelle Lymphdrainage ist nur für die Therapie von Lymphödemen indiziert. Sie ist bei Ödemen anderer Genese fehl am Platz, z.B. bei kardialen Ödemen oder bei Eiweißmangelödemen. Ein Lymphödem entsteht, wenn die lymphpflichtige Eiweißlast vom Lymphgefäßsystem nicht mehr bewältigt werden kann, wenn also dessen Transportkapazität überschritten wird (Földi). Die Lymphabflußstörung kann nicht durch eine erhöhte venöse Blutströmung kompensiert werden.

Im Gegensatz dazu können die Lymphgefäße die Folgen einer venösen Abflußbehinderung teilweise kompensieren.

Formen des Lymphödems; Indikationen für die manuelle Lymphdrainage

Klassische Indikationen für die manuelle Lymphdrainage und die komplexe physikalische Entstauungstherapie nach Földi sind primäre und sekundäre Lymphödeme.

Primäre Lymphödeme beruhen auf einer Entwicklungsstörung der Lymphgefäße: Diese sind entweder zu spärlich an der Zahl, hypoplastisch oder hyperplastisch mit insuffizienten Klappen. Primäre Lymphödeme treten oft familiär gehäuft, überwiegend bei Frauen auf und sind manchmal mit anderen Fehlbildungen vergesellschaftet. Es kann sowohl der Arm als auch das Bein befallen sein, sie können ein- oder doppelseitig auftreten. In typischen Fällen manifestieren sich primäre Lymphödeme um die Pubertät oder zwischen dem 20. bis 30. Lebensjahr als langsam zunehmende, schmerzlose Schwellung. Nach längerem Stehen oder bei Hitze nimmt die Schwellungsneigung zu. Häufig berichten die Patienten, daß die Erscheinungen nach einer Verletzung (Fraktur, Distorsion, Prellung) oder einer Hautinfektion entstanden sind. Das ist verständlich: Bei entzündlichen Vorgängen oder beim Trauma werden Blutgefäße verletzt und es treten vermehrt Eiweißkörper und Zellen ins Interstitium. Wenn bis dahin die hypoplastischen Lymphgefäße ihre Transportfunktion gerade noch bewältigen können, reicht ihre Kapazität unter den neuen Umständen nicht mehr aus und es kommt zum Ödem. Primäre Lymphödeme müssen natürlich lebenslang behandelt werden; die manuelle Lymphdrainage und die entstauenden physikalischen Maßnahmen können die zugrundeliegende Ursache nicht beseitigen. Sie gewährleisten jedoch einen ausreichenden Abfluß der Lymphe, vermeiden Verschlechterungen und Komplikationen. Bei schwer ausgeprägten Fällen können sie den Zustand erträglich halten.

Sekundäre Lymphödeme entstehen, wenn nach operativen Eingriffen oder nach Bestrahlungen Lymphgefäße unterbrochen werden und der Körper keinen ausreichenden Umgehungskreislauf entwickeln kann. In den Industrieländern sind sekundäre Lymphödeme am häufigsten nach Tumor-Operationen mit oder ohne Nachbestrahlung. Nach Brust-Operationen mit anschließender Telekobaltbestrahlung sind in 30–40% der Fälle mehr oder weniger stark ausgeprägte Lymphabflußstörungen des Armes zu erwarten. Auch nach Brust-erhaltenden Operationen müssen in jedem Fall die Achsellymphknoten exploriert werden. Auch dann ist in einem bestimmten Prozentsatz mit Lymphödemen zu rechnen. Sekundäre Beinlymphödeme nach Prostatektomie, Ovarektomie und anderen Eingriffen im kleinen Becken oder nach Strahlentherapie gynäkologischer Malignome werden zunehmend häufiger.

Lokalisierte sekundäre Ödeme gibt es in der Chirurgie/Traumatologie nach Distorsionen, Prellungen, Frakturen, Luxationen unter Hämatomen. Hier nimmt reflektorisch und unter dem Einfluß von Mediatoren die Permeabilität der Kapillaren zu. Es wandern außerdem Makrophagen und Mastzellen in das traumatisierte Gebiet ein. Viele dieser phagozytierenden Zellen zerfallen. Auch hierdurch vergrößert sich die lymphpflichtige Last.

Weitere Lymphabflußstörungen sind möglich bei chronisch venöser Insuffizienz

(„phlebolymphostatisches Ödem"). Der Erfahrene setzt die manuelle Lymphdrainage auch versuchsweise bei der sympathischen Reflexdystrophie (Morbus Sudeck) und anderen trophischen Störungen (z.B. nach Lähmungen) sowie bei Erkrankungen des rheumatischen Formenkreises (Sklerodermie) ein.

Eiweißarme Ödeme, wie sie bei der Herzinsuffizienz oder beim Eiweißmangel auftreten, sind keine Indikation für eine manuelle Lymphdrainage. Bei einer dekompensierten Herzinsuffizenz oder bei anderen Zuständen, bei denen der Druck im venösen Schenkel des Kreislaufs ansteigt, versuchen die Lymphgefäße, das vermehrt anfallende Wasser abzutransportieren. Wird ihre Transportkapazität überschritten, kommt es zu einer sogenannten dynamischen Insuffizienz, deren Folge dann das manifeste Ödem ist.

Therapie des Lymphödems

Ein Lymphödem kann nur dann effektiv behandelt werden, wenn ein Arzt, der Kenntnisse und Erfahrung in der Lymphologie hat, ein speziell ausgebildeter Masseur/Med. Bademeister, eine Krankengymnastin sowie ein Bandagist zusammenarbeiten. Der Arzt muß die physikalischen Entstauungsmaßnahmen aus eigener Anschauung kennen. Eine Information nur aus Büchern oder Publikationen ist nicht ausreichend. Die Masseure und medizinischen Bademeister erwerben ihre Kenntnisse durch spezielle Kurse in vier Wochen, in denen Anatomie, Physiologie und Pathophysiologie des Lymphgefäßsystems, die entsprechenden Handgriffe und das Bandagieren vermittelt werden. Wie für den Arzt sind auch für den Physiotherapeuten regelmäßige Fortbildungen und Wiederholungskurse unerläßlich. Die Bewegungstherapie erfolgt durch eine Krankengymnastin oder speziell ausgebildete Masseure. Auch die Anfertigung von Kompressionsstrümpfen erfordert Fachkenntnis und eine enge Zusammenarbeit zwischen dem Bandagisten und dem Therapeuten (vgl. Anlage 1).

Die Therapie eines Lymphödems besteht aus zwei Phasen (Földi): Phase eins ist die Entstauung; Phase zwei die Optimierung und Konservierung der Therapie (vgl. Tabelle 4.6). Vor jeder Therapie ist eine optimale Hautpflege unerläßlich. Patienten mit Lymphödemen aller Art neigen zu bakteriellen oder mykotischen Infekten der Haut. Das gestaute, eiweißreiche Gewebe stellt einen idealen Nährboden für pathogene Keime dar. Jede noch so kleine Hautverletzung muß ernst genommen werden und sofort intensiv behandelt werden. Ein Erysipel, eine bakterielle Infektion der Haut durch Beta-hämolysierende Streptokokken, erfordert sofort eine gezielte antibiotische Behandlung mit Penicillin. Auch Pilzinfektionen müssen gezielt behandelt werden.

Bei der manuellen Lymphdrainage werden großflächige Griffe eingesetzt, bei denen das Gewebe nie über die Elastizität hinaus verformt wird. Allen Griffen gemeinsam ist eine Schubphase und eine Entspannungsphase. Die Schubphase beginnt langsam anschwellend und fällt dann verzögert in die Entspannungsphase zurück, bei der nur noch der Hautkontakt gehalten wird. Die Schubphase zielt immer in Richtung des lymphatischen Abflusses. Da sich die Behandlung an der Frequenz der Lymphangiomotorik und der trägen Verschieblichkeit der interstitiellen Flüssigkeit orientiert, wird für jeden einzelnen Griff mindestens eine Sekunde benötigt.

Tabelle 4.5: Die komplexe physikalische Entstauungstherapie nach Földi

	Zeitraum	*Behandlungsschwerpunkte*
Phase I Entstauung	4-8 Wochen (je nach Umfang des Lymphödems)	Hautpflege manuelle Lymphdrainage Kompression mit Binden Bewegungstherapie
Phase II Optimierung und Konservierung des Behandlungserfolges	meist lebenslang notwendig	Verhaltensregeln (s. Merkblatt) Kompression mit Strumpf und/oder Binde Bewegungstherapie manuelle Lymphdrainagen

Folgende Griffe werden eingesetzt:

1. „Stehende Kreise": Die Finger werden flach aufgelegt und kreisförmig verschoben. Diese Griffe werden hauptsächlich am Hals und im Bereich von Lymphknoten eingesetzt.
2. „Pumpgriffe". Hier zeigt die Handfläche nach unten; Daumen und Finger bewegen sich in der selben Richtung, sie verschieben die Haut in ovalen Kreisen.
3. „Schöpfgriff". Dieser Griff wird nur an den Extremitäten durchgeführt, dabei wird das Handgelenk rotiert und es entsteht eine korkenzieherartige Bewegung der Handgelenk-Hand-Einheit.
4. „Drehgriff". Dieser Griff wird an großflächigen Körpergebieten angewandt und setzt sich aus verschiedenen Bewegungsabläufen zusammen.

Die vier Grundbegriffe der manuellen Lymphdrainage, die auf deren Altmeister *Vodder* zurückgehen, werden je nach Beschaffenheit des Gewebes und des Krankheitsbildes individuell variiert.

Am Beispiel eines gestauten Armes, z.B. bei einem Zustand nach Mastektomie mit Nachbestrahlung, sei die Griffolge skizziert: Zuerst werden die regionären Lymphknotengebiete am Hals, die Lymphknoten der gegenüberliegenden Achsel und die beiden Leisten vorbehandelt. Hierdurch werden diese Gebiete angeregt und sollen „aufnahmebereit" gemacht werden. Dann folgen lange Streichungen am Arm und die axillären Lymphknoten werden mit stehenden Kreisen behandelt. Es schließen sich stehende Kreise über dem Sulcus bicipitalis medialis und dem M. deltoideus an. Dann macht der Masseur den Pumpgriff über dem M. deltoideus und einen Schöpfgriff wechselweise am Oberarm. Die Behandlung am Ellbogen beginnt mit Daumenkreisen um die Epikondyli und mit stehenden Kreisen mit dem Daumen und den Fingern in der Ellenbeuge. Es folgen Schöpfgriffe am Unterarm auf der Beuge- und Streckseite sowie Daumenkreise über dem Handgelenk und dem Handrücken. Zum Schluß werden die Finger und die Daumen erreicht. Je nach Befund muß nachgearbeitet werden; lange Streichungen beschließen die Therapie am Arm.

Eine manuelle Lymphdrainage ohne anschließende Kompressionsbandage ist ungenügend und bleibt wirkungslos. Der Verband erhöht den Gewebedruck in allen Gewebebereichen. Die Kompression verringert die Permeabilität der Blutkapillaren gegenüber Plasmaproteinen und die lymphpflichtige Eiweißlast verringert sich. Der Lymphtransport wird durch die Kompressionsverbände verbessert. Nach entsprechender Hautbehandlung wird ein dünner Baumwollstrumpf übergezogen. Eine Wattepolsterung der ganzen Extremität ist unerläßlich; vor allem exponierte Knochenvorsprünge müssen gut gepolstert werden. Zur Kompression werden Kurzzug-, Mittelzug- und Langzugbinden eingesetzt. Beim Anlegen der Bandage muß ein möglichst gleichmäßiger Druck der Binde erreicht werden. Die Kompressionsbandage wird nur in Verbindung mit einer Bewegung voll wirksam. Freie Flüssigkeit im Gewebe bewegt sich zum Ort des geringsten Widerstandes, wenn man sie unter Druck setzt. Die subkutanen Venen und Lymphgefäße werden dabei ausgedrückt und freie interstitielle Flüssigkeit wird in andere Regionen verschoben. Der Verband wird so angelegt, daß der Druckverlauf von distal nach proximal abnimmt. Die Kunst des Bandagierens besteht darin, daß die Bandage das Gelenk komprimiert, die Beweglichkeit aber auf keinen Fall einschränkt. Das Bandagieren wird in den Spezialkursen für manuelle Lymphdrainage gesondert gelehrt (vgl. Anlage 2). Wesentlicher Bestandteil der Therapie sind regelmäßige Bewegungsübungen.

Hat sich der Umfang der ödematösen Extremität deutlich reduziert und ist ein „Steady state" erreicht, wird ein Kompressionsstrumpf angepaßt. Diesen soll der Patient dann regelmäßig tragen. Ebenso unerläßlich sind Bewegungsübungen mit dem Kompressionsstrumpf. In der zweiten Phase der entstauenden Therapie erfolgen von Zeit zu Zeit manuelle Lymphdrainagen. Die Indikation hierfür muß individuell gestellt werden. Manche Patienten, bei denen der Lymphabfluß schwer gestört ist, brauchen auch in der Phase der Konservierung ständig zwei- bis dreimal pro Woche manuelle Lymphdrainagen. Bei anderen Patienten genügt es, zwei- bis dreimal im Jahr einen Behandlungszyklus von 10-15 Sitzungen durchzuführen, vgl. das Merkblatt (Anlage 3).

Spezielle Indikationen, etwa starke Fibrosierungen der Gewebe oder radiogene Veränderungen der Haut erfordern besondere Griffe und Behandlungstechniken. Dies gilt auch für weitere Indikationen der manuellen Lymphdrainage, zum Beispiel bei der Behandlung der chronischen venösen Insuffizienz, beim Ulcus cruris, beim Lipödem oder bei Erkrankungen des rheumatischen Formenkreises.

Ausgeprägte Lymphödeme oder Problemfälle sollten anfangs in einer Klinik für Lymphologie oder auf einer physikalischen Abteilung, die Erfahrung in der Lymphtherapie hat, eingeleitet werden. Die weitere Behandlung und Betreuung muß dann in jedem Fall durch niedergelassene Ärzte und Therapeuten erfolgen.

Weiterführende Literatur beim Verfasser: Priv. Doz. Dr. Günther T. Werner, Städtisches Krankenhaus München-Bogenhausen, Englschalkinger Straße 77, 81925 München.

Anlage 1

Lymphdrainage-Schulen in Deutschland (Auswahl)

Lehrinstitut für Lymphologie an der Feldbergklinik
Haslachstraße 37, 79868 Feldberg/Falkau, Tel. 07655/8009255

Lehrinstitut für Physikalische Therapie und Sportmedizin
24351 Damp, Tel. 04352/808114

Földi-Schule Freiburg (mit „Außenstellen" in Berlin, Frankfurt und München)
Abrichstraße 4, 79108 Freiburg i.Br., Tel. 0761/16004

Elisabeth-Dicke-Schule
Lortzingstraße 4, 55127 Mainz, Tel. 06131/73092

Informationen über Ausbildungen zur Lymphdrainage, Fortbildungen etc. sind erhältlich über den

Verband für Physikalische Therapie
Vereinigung für physiotherapeutische Berufe
Hofweg 15, 22085 Hamburg, Tel. 040/2201235
Referat für ML/KPE (Vorsitzender Oliver Gültig/Freiburg), Tel. 0761/131455

Regelmäßige Weiterbildungsveranstaltungen in Lymphologie finden statt an der

Abteilung für Physikalische Medizin und Medizinische Rehabilitation
Städtisches Krankenhaus Bogenhausen
Englschalkinger Str. 77, 81925 München, Tel. 089/9270-2401

Anlage 2

Materialkunde

Baumwollschlauchverband
Wirkt schweißaufsaugend, schützt die Haut vor den Polstermaterialien. In allen Größen (z.B. für die Finger, den Leib, die Arme, die Beine etc.) erhältlich. Wird von mehreren Firmen unter verschiedenen Bezeichnungen angeboten (z.B. Tricofix; Stülpa).

Polstermaterialien

a) Hochgebauschte Vliespolsterbinden: Werden wie eine Binde zirkulär angelegt und helfen Einschnürungen und Falten in der Haut zu vermeiden. In mehreren Breiten erhältlich (z.B. 6cm, 10cm, 15cm und 20cm) und wird unter verschiedenen Bezeichnungen (z.B. Artiflex) von mehreren Firmen angeboten.
b) Schaumstoff: Die Alternative zu den Vliespolsterbinden. Erhältlich in Kaufhäusern oder speziellen Schaumstoffläden. Wird nach einem Schnittmuster zurechtgeschnitten, zirkulär um die Extremität gelegt und mit Elastomullbinden fixiert. Empfehlenswert ist Schaumstoff mit einer Dicke von etwa 1,5cm und hoher Raumdichte. *Tip!:* Schaumstoffläden führen oft preisgünstige Reste, und manche Apotheken

geben Schaumstoff, der beim Versand der Medikamente verwendet wurde, kostenlos ab.

c) Komprex: Latexschaum von hoher Dichte, wird verwendet zur lokalen Druckerhöhung (z.B. bei einer lymphostatischen Fibrose) oder zum Ausgleichen von Körperunebenheiten (z.B. die Malleolengruben, Handteller etc.).
   - als Komprexplatte (50x100cm) oder Rolle für individuelles Zuschneiden
   - als vorgefertigtes „Nierchen" (Komprexnierchen 0, 00, 1) in verschiedenen Größen.

d) Artifoam: In kleinen Platten erhältlich - wird wie Komprex verwendet, ist aber dünner (dafür auch billiger).

Binden

a) Elastomullbinden: Werden zum Bandagieren der Finger (4cm) und der Zehen (6cm) - halbiert), der Genitalien beim Mann (4cm, 6cm) oder zum Fixieren von Polstermaterialien (8cm, 10cm) verwendet.

b) Elastomull - Haft: Wird manchmal bei Finger- oder Genitalbandagen benötigt.

c) Kurz- oder Mittelzugbinden: Diese Art von Binden ist ideal für die bei der Behandlung von Lymphödemen notwendige Dauerkompression. Sie haben einen niedrigen, vom Therapeuten exakt dosierbaren Ruhedruck und einen hohen Arbeitsdruck. Besonders bewährt, auch hinsichtlich der Haltbarkeit, haben sich die Marken Comprilan und Rosidur (erhältlich in 6cm, 8cm, 10cm, 12cm Breite). Da diese Binden sehr teuer sind, ist ein sorgfältiger Umgang damit sehr wichtig: nur Feinwaschmittel verwenden, nur bei 30° Celsius und im Waschsack waschen, nicht in den Trockner stecken, nicht zum Trocknen aufhängen - sondern auslegen, immer mit einem doppelten Bindensatz arbeiten und etwa alle 5-6 Tage waschen.

d) Idealbinden: Mit ihnen erreicht man keine so starke Kompression wie z.B. mit Comprilan-Binden. Aus diesem Grunde verwendet man sie gelegentlich bei Patienten/innen mit gelähmten Gliedmaßen oder gestörter Sensibilität. In 4cm Breite kann man sie bei sehr starker Ödematisierung auch als Fingerbinden verwenden. Bei Beinlymphödemen werden sie in 20cm oder 15cm Breite für die Leibtouren verwendet.

Fixationsmaterial

Verboten sind, wegen der Verletzungsgefahr, die mitgelieferten Haftklammern („Schwiegermütter"). Die beste und billigste Lösung ist Leukoplast.

Hautpflege

Geeignete Hautpflegemittel werden vom Arzt verordnet. Bewährt haben sich PH-neutrale Mittel (z.B. PH 5 - Eucerin). Für die Hautreinigung sollte man keine Seife, sondern sauer gepufferte Reinigungsmittel verwenden (PH 5-6).

Medikamente

Bewährt hat sich die Salbe Unguentum Lymphaticum der Firma PGM (siehe Anschriftenliste).

Die Materialien für die Kompressionsbandage werden vom Arzt verordnet. Da die Binden ja auch gewaschen werden müssen, wird stets ein doppelter Bindensatz verordnet. Im Schnitt benötigt man für die Bandage von einem

Arm:
- 1 Klinikpackung Tricofix E 6
- 1 Komprexnierchen „--"
- 2 Artiflex in 10cm Breite
- 1 Klinikpackung Elastomull (4cm)
- 1 Comprilanbinde 6cm
- 1 Comprilanbinde 8cm
- 2-3 Comprilanbinden 10cm
  (die Binden jeweils doppelt)

Bein:
- 1 Klinikpackung Tricofix F 7
- 2 Komprexnierchen „--"
- Artiflex (2x10cm und 2x15cm)
- 1 Klinikpackung Elastomull (6cm)
- 1 Comprilanbinde 6cm
- 1 Comprilanbinde 8cm
- 3 Comprilanbinden 10cm
- 4 Comprilanbinden 12cm
- 2 Idealbinden 20 oder 15cm
  (die Binden jeweils doppelt).

Die Bestrumpfung wird ebenfalls vom Arzt verordnet. Das Rezept muß folgende Angaben enthalten:
- Diagnose (z.B. Sekundäres Armlymphödem nach Mastektomie)
- Art der Bestrumpfung (z.B. Arm und Handstrumpf, Strumpfhose)
- Zusatz: Nach Maß
- Kompressionsklasse (Arm meist Klasse 2-3, Bein meist Klasse 2-4)

(Wenn möglich sollte auch die Qualität, z.B. Elvarex oder Neodurelna etc. angegeben werden).

Anschriften (Auswahl):
- Firma Beiersdorf AG, Unnastr. 48, 20253 Hamburg
  Kostenloser Filmverleih: Abteilung 7488. Information medical
  (Das Lymphödem - LY 101, Die 2-Phasentherapie - LY 102.
  Die Therapie der Lymphostatischen Elephantiasis - LY 103; Videosystem angeben)
- Firma PGM (Pharmazeutische Gesellschaft München), Fürstenstr.6, 80333 München (Unguentum lymphaticum)
- Firma Varitex, Postfach 1724, 46446 Emmerich
- Firma Hartmann, Postfach, 89520 Heidenheim
- Firma Lohmann (stellt auch die Komprexteile her), 56566 Neuwied
- Sanitätshaus Samberger, Zweibrückenstr. 2 (Rückgebäude), 80331 München, Tel. 089/29 88 33 (nur Kompressionsstrümpfe, Prothesen etc.)
- Firma Tremmel & Schaum (Großhandel), Postfach 1170, 16516 Wittenberg

Sehr geehrte(r) Frau/Herr Dr. med ....

vielen Dank für die Verordnung *Kompressionsbandage* bei Frau/Herrn .... vom .... Wie vereinbart übersende ich Ihnen eine „Checkliste" für das benötigte Bandagematerial. Vielen Dank im voraus - mit freundlichen Grüßen

....

Tricofix Schlauchverband:	Größe	Stückzahl ....
Artiflex - Polsterwatte:	Größe	Stückzahl ....
	Größe	Stückzahl ....
Elastomull - Binden:	Größe	Stückzahl ....
Comprilan - Binden:	Größe	Stückzahl ....
	Größe	Stückzahl ....
	Größe	Stückzahl ....
	Größe	Stückzahl ....
Ideal - Binden:	Größe	Stückzahl ....

Sonstiges: ....
....

(Stempel)

Anlage 3

Empfehlungen für Patienten nach Operationen an der Brust

Nach operativen Eingriffen an der Brust müssen oft die Lymphknoten aus der Achselhöhle entfernt werden. In manchen Fällen muß eine Nachbestrahlung erfolgen. Es kann nach Operationen bzw. Bestrahlung zu Störungen des Lymphabflusses kommen und der Arm schwillt an. Dieser Zustand wird als „sekundäres Lymphödem" bezeichnet. Auch wenn die Lymphknoten und die Lymphgefäße bei der Operation geschont werden können, verlangsamt sich der Lymphfluß im Arm. Durch Vorbeugemaßnahmen sowie eine konsequente Behandlung lassen sich die Beschwerden eines sekundären Lymphödems gering halten.

1. Allgemeine Ratschläge:
Vermeiden Sie große Hitze und extreme Kälte; beides wirkt bei Lymphstauungen schädlich. Der betroffene Arm sollte nicht überlastet werden. Gefährlich sind alle größeren und kleineren Verletzungen des betroffenen Armes; dadurch können Infektionen entstehen, die den Lymphabfluß beeinträchtigen. Vorsicht mit Messern, beim Nähen, beim Abwaschen (Wasser nicht zu heiß), beim Hantieren mit heißen Gegenständen usw. Bei zahlreichen Arbeiten im Haus sowie bei der Gartentätigkeit empfehlen sich Schutzhandschuhe.

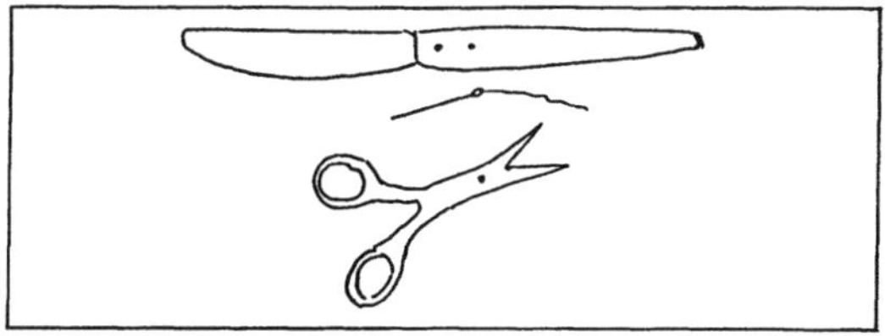

Abb. A1: Seien Sie vorsichtig beim Arbeiten in der Küche, Haus und Garten. Verwenden Sie für notwendige Arbeiten Handschuhe. Auch kleinste Verletzungen ernst nehmen und gut versorgen. Peinlichste Sauberkeit und gründliche Hautpflege kommen Ihnen sicher zugute.

2. *Körperpflege, Kleidung:*

Peinlichste Sauberkeit, gründliche Hautpflege. Bei der Nagelpflege den Nagelfalz nicht schneiden, Vorsicht beim Feilen. Keine reizenden und allergisierenden Kosmetika verwenden. Die Träger des Büstenhalters und anderer Kleidungsstücke dürfen nicht einschneiden, weder an der Schulter noch am Brustkorb. Tragen Sie eine leichte Prothese.

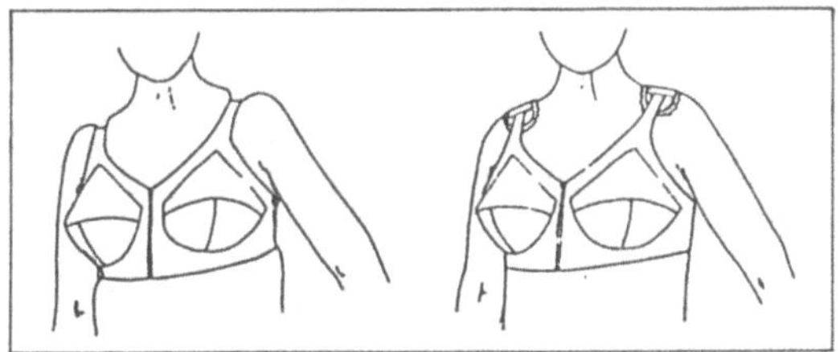

Abb. A2: Die Träger des Büstenhalters, von Hemden u.ä. dürfen nicht einschneiden, weder an der Schulter noch am Brustkorb. Tragen Sie eine federleichte Prothese.

3. *Ernährung, Sport*

Halten Sie nach Möglichkeit Ihr Gewicht; wenn Sie Übergewicht haben, versuchen Sie, es zu reduzieren; vermeiden Sie jedoch einseitige Kostformen. Am bekömmlichsten für den menschlichen Organismus ist eine wohl ausgewogene Vollwertkost mit reichlich frischem Obst und Gemüse. Es ist ratsam, die Kochsalzzufuhr einzuschränken, da unsere Nahrung in der Regel reichlich Kochsalz enthält. Eine leichte körperliche und sportliche Betätigung ist wünschenswert, z.B. Wandern, Schwimmen, Skilanglauf, Gymnastik. Spezielle gymnastische Übungen sollen mit dem Armstrumpf durchgeführt werden.

4. *Verhalten beim Arzt:*

Auf der operierten/geschwollenen Seite sollte der Blutdruck nicht gemessen werden. Nach Möglichkeit sollen keine Injektionen oder Blutentnahmen aus der geschwollenen Seite erfolgen (dies läßt sich im Notfall manchmal nicht vermeiden). Wenn am operierten/ödematösen Arm eine Hautinfektion oder eine Verletzung auftritt, sofort den Arzt aufsuchen und intensiv behandeln lassen. Fieber, Rötung und Schüttelfrost sind Alarmzeichen!

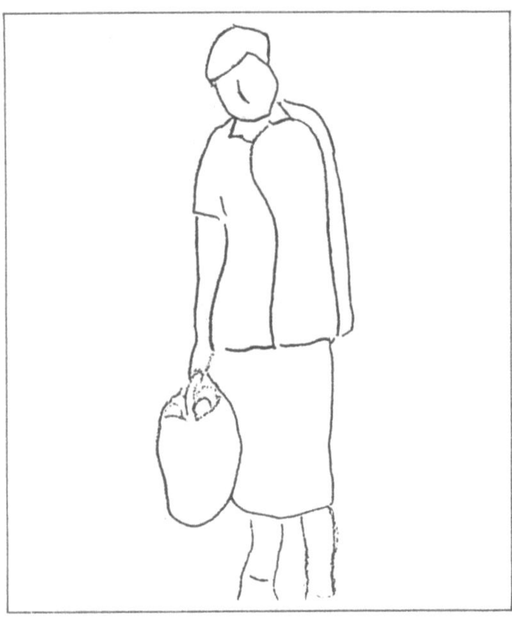

Abb. A3: Vermeiden Sie Überlastungen des Armes auf der operierten Seite. Tragen Sie an diesem Arm keine Armbanduhr; nach Möglichkeit auf dieser Seite keine Blutdruckmessungen oder Injektionen.

4.9 Elektrotherapie

Von B. Zimmermann

Einleitung

Elektrischer Strom kann in vielfältiger Weise Einfluß auf den Organismus ausüben. Man unterscheidet die *direkten Methoden*, die über Elektroden Strom durch den Körper leiten, von den *indirekten Methoden*, die über elektromagnetische Felder oder Hochfrequenzwellen Wärme im Körper zu erzeugen vermögen. Entscheidend für die Wirksamkeit der verschiedenen Applikationsformen ist weniger die *Energiemenge* des zugeführten Stromes als vielmehr die *Stromform*. Diese kann bezüglich der *Frequenz der Impulse* wie auch der *Geometrie der Impulse* variiert werden.

Die Elektrotherapie sollte nicht als alleiniges therapeutisches Prinzip, sondern vielmehr als unterstützende und begleitende Behandlung betrachtet werden.

Gleichstromtherapie/Galvanisation

Hierunter versteht man Stromformen, die in gleichbleibender Polung in einer Richtung den Körper durchströmen, sei es, daß z.B. eine Extremität über zwei großflächige Elektroden *„querdurchströmt"* wird, in absteigender Richtung vom Rumpf in die Extremität über zwei Elektroden oder über ein Wasserbad Strom fließt oder sich der ganze Körper in einem stromdurchflossenen Bad befindet. Der Strom tritt über die positive Anode in den Körper ein und verläßt ihn über die negative Kathode. An der Eintrittselektrode entsteht eine *Hyperpolarisation* der durchfluteten Nerven, an der Austrittsstelle eine *Depolarisation* mit zunächst kribbelnd-schmerzhaften Mißempfindungen, jedoch einer *analgetischen Nachphase*. Während des Gleichstromflusses kann es über die Reizung der Motoneurone bis zum Galvanotetanus kommen, der nach Unterbrechung des Stromflusses in *Anelektrotonus* bis zur *Galvanonarkose* einmündet. Entsprechend wird die Gleichstrombehandlung überwiegend zur *Schmerzbehandlung* eingesetzt, außerdem bei spinal bedingten *Muskeltonuserhöhungen*.

Wichtigste Beispiele sind das *Stangerbad* mit Stromdurchflutung des gesamten Körpers bei *neuro-* und *radikulopathischen Schmerzen*, z.B. bei akutem Bandscheibenprolaps, und *Ein-* bis *Vierzellenbäder*, bei denen der galvanische Strom in „absteigender" Stromrichtung über eine positive Lumbal- bzw. Zervikalelektrode in eine oder mehrere Extremitäten fließt, die sich in einem (gut leitenden) Wasserbad befinden (siehe auch spezielle Darstellung). Zellenbäder finden Anwendung bei *isolierten Neuropathien*, z.B. Nervenengpaßsyndromen, bei *periarthropathischen* und *übertragenen Schmerzen*. Die *Quergalvanisation* mittels zwei gegenüberliegenden Elektrodenplatten, die eine homogenere Stromdichte liefern und einfacher anzulegen sind, kann ebenfalls bei *neurogenen* sowie *projizierten Schmerzen* angewandt werden, wenn die *lokale Schmerzpunktbehandlung* im Vordergrund steht.

Beim Anlegen der Gleichstromelektroden muß beachtet werden, daß ein feuchter Schwamm zwischen Metall und Hautoberfläche angebracht wird, da sich unter der Anode Wasserstoff-, unter der Kathode Hydroxid-Ionen ansammeln, die zur Kolliquationsnekrose unter der Kathode und zur Koagulationsnekrose unter der Anode führen können.

Eine spezifische Indikation für die Gleichstrombehandlung stellt nach neueren Untersuchungen auch die *planto-palmare Hyperhidrosis* dar (sog. „Wasseriontophorese").

Galvanische Stromanwendungen erfolgen 2-3 mal wöchentlich, je nach Ausprägung der Schmerzen, jeweils für 20-30 Minuten; die Stromstärke richtet sich nach der individuellen Verträglichkeit.

Eine Spezialform der Gleichstrombehandlung ist die *Iontophorese*, bei der über eine der beiden Elektroden polarisierte bzw. ionisierte kleinmolekulare Substanzen, die normalerweise die Haut nur sehr langsam penetrieren, beschleunigt eingeschleust werden. So lassen sich beispielsweise Novocain, Histamin, Acetylsalizylsäure und Hirudin über den positiven Pol, Heparin über den negativen Pol in das Unterhautgewebe bis an die peripheren Gefäße und die nervalen Rezeptoren heranbringen.

Niederfrequente Ströme/Reizströme

Hierbei handelt es sich definitionsgemäß um elektrische Impulse mit einer Frequenz bis 1.000 Hertz. Da diese Stromformen ab einer bestimmten Schwellenintensität im motorischen System Muskelkontraktionen und an den sensiblen Nerven prickelnde und brennende Dysästhesien („Stromgefühl") provozieren können, werden sie auch als Reizströme bezeichnet. In der Praxis werden vor allem nur niederfrequente Ströme bis 250 Hz eingesetzt.

Der sog. *„Diadynamische Strom"* leitet sich vom sinusförmigen Wechselstrom aus dem Stromnetz der Ausgangsfrequenz 50 Hertz ab, wobei entweder nur die eine Sinushalbwelle genutzt wird (50 Hz), beide Sinushalbwellen gleichgerichtet werden (100 Hz) oder diese beiden Grundformen im kontinuierlichen Wechsel geschaltet werden. Aufgrund der großen Strommengen, die hierbei in den Organismus geleitet werden, treten während der mäßig schmerzhaft empfundenen Anwendung Muskelzuckungen bis zur Tetanisierung auf, die nach Beendigung des Stromflusses jedoch in eine langanhaltende Analgesie und muskuläre Entspannung überleiten.

Bei den sog. *„Faradischen"* oder *„Neofaradischen"* Reizströmen von 1 ms Dauer handelt es sich um Kondensatorentladungen mit sägezahnähnlicher Impulscharakteristik.

Trabertsche Reizströme sind Rechteckimpulse von 2 ms Dauer mit anschließender Pause von 5 ms, was einer Frequenz von 140 Hz entspricht.

Exponentialströme sind Folgen dreiecksförmiger Impulse von 500-1.000 ms Dauer mit ausgeprägter Muskelwirkung: In denervierten Muskeln läßt sich ein deutlicher Muskelwulst erzeugen.

Mittels neuartiger tragbarer *TENS-Geräte* (*T*ranskutane *e*lektrische *N*ervenstimulation) mit sehr kurzdauernden Impulsen über flexible Klebeelektroden lassen sich periartikuläre Schmerzen, schmerzhafte Triggerpunkte und insbesondere chronische, therapieresistente Neuralgien, Kausalgien, Phantom- und Stumpfschmerzen in 30-80% der Fälle günstig beeinflussen.

Niederfrequenzstrom entfaltet zwei Hauptwirkungen:

Die *tetanisierende Muskelwirkung* zur Reintegrierung zugehöriger Motoneurone in die Willkürverfügbarkeit, d.h. zur Unterstützung eines Muskeltrainings.

Die *analgetische Wirkung* tritt v.a. durch langsame Ermüdung der Schmerzfasern während des Stromflusses erst nach der Stromapplikation auf und hält für mehrere Stunden an.Als weitere Reizstromwirkungen werden hyperämisierende, detonisierende, trophikverbessernde und resorbierende Effekte diskutiert.

Indikationen für Reizstrombehandlung sind:

- Schmerzen im Weichteilmantel
- funktionell oder trophisch bedingte Muskelstörungen
- insbesondere die Kombination aus Muskelstörung und Schmerz:
  Epicondylopathia humeri,
  Periarthropathien,
  Gelenksergüsse,
  adjuvante Anwendung bei peripheren Durchblutungsstörungen,
  spastisch gelähmte Muskeln und
  in Reinnervation begriffene Paresen.

Mittelfrequente Ströme

Darunter versteht man Wechselströme mit Frequenzen zwischen 1 und 100 KHz. Aufgrund der null-liniensymmetrischen Impulsfolgen können sich keine Ladungsträger (Ionen) an den relativ groß gewählten Elektroden ansammeln, so daß die Gefahr der Hautverätzung nicht besteht und die Metallplatten direkt auf die Haut gelegt werden können. Die Wirkung beschränkt sich überwiegend auf die *Muskulatur*. Werden niederfrequente Impulse mit einem niederfrequenten Rhythmus (1-100 Hz) amplitudenmoduliert, d.h. die Stromamplitude ändert sich rhythmisch, kann die Muskulatur zu- und abnehmende Kontraktionen erfahren, was zum Training denervierter Muskeln sowie zur Muskeltonisierung genutzt werden kann.

Die beiden häufigsten Mittelfrequenzverfahren sind der *langsam geschwellte Mittelfrequenzstrom („Wymoton")*, der im Bereich von wenigen Sekunden zu- und abnimmt und sich zu Willkürinnervation, Reinnervationstraining, Muskelschwäche, z.B. peripheren Neuropathien, spastischen und schlaffen Lähmungszuständen, und reflektorischen Muskelverspannungen gut eignet.

Der sog. *Interferenzstrom* bringt Mittelfrequenzströme zweier getrennter Stromkreise im Körperinneren zur Überkreuzung, die resultierenden Niederfrequenzimpulse (Schwebungsfrequenz) eignen sich besonders zur Behandlung von
- reflektorischen Muskelverspannungen,
- Periarthropathien,
- Muskelzuständen nach Verletzungen und Operationen und
- ausstrahlenden Schmerzen bei Lumbago.

Therapeutisch nutzbare Nebeneffekte der Mittelfrequenzströme sind eine Analgesierung sowie fraglich hyperämisierende Effekte.

Kontraindikationen für Mittelfrequenz sind:
- Multiple Sklerose,
- Myasthenia gravis pseudoparalytica,
- Parkinson-Syndrom,
- Herzschrittmacher.

Hochfrequenztherapie

Die Hochfrequenztherapie wird auch *Hochfrequenzwärmetherapie* genannt, da die Erwärmung der Gewebe die Hauptwirkung ist. Die notwendige Energie wird dem Körper in Form hochfrequenter *elektrischer* oder *magnetischer Felder* oder *elektromagnetischer Wellen* zugeführt. Je nach Anordnung der Kondensator-, Spulen- oder Strahlenfeldelektrode wird die Tiefe und Lokalisation des erwärmten Gewebeareals vorherbestimmt.

Das hochfrequente elektrische Feld zwischen zwei Kondensatorplatten erwärmt das durchströmte Gewebe relativ homogen, das magnetische Feld, das sich um eine Spulenfeldelektrode aufbaut, führt mit zunehmendem Abstand von der Elektrode zu einer abnehmenden Wärmeentwicklung. Strahlenfeldelektroden senden eine gebündelte elektromagnetische Welle aus, die in einer Tiefe von ungefähr 2-5 cm ihr Maximum aufweist.

Indikationen für die Hochfrequenzbehandlung sind:
- aufgrund Immobilisation ausgekühlte Gewebe,
- chronisch entzündliche bzw. dystrophische Prozesse,
- chronische mesenchymale Entzündungszustände,
- Periarthropathien,
- chronisch dystroph veränderte Skelettmuskulatur und
- Arthrosen.

Weitere Indikationen sind chronisch entzündliche, dystrophische Tendopathien, Tendoperiostosen, Myotendinosen, Bursopathien (besonders Epicondylopathia humeri, chronische Achillodynie), Zustände nach Kontusionen, Distorsionen, M. Sudeck.

Weiterhin kann Hochfrequenzwärme auch bei chronischer Adnexitis und Parametritis mit schmerzhaften Adhäsionen indiziert sein, zur Förderung der Einschmelzung von Furunkeln, Karbunkeln und Schweißdrüsenabszessen; zur Behandlung von chronischer Bronchitis und chronischer pneumonischer Restinfiltrate werden Bestrahlungen beider Lungenfelder, bei chronischen Entzündungen innerer Organe (Hepatitis, Cholezystopathien, Prostatitis) die Region des jeweiligen Organes bestrahlt.

Kontraindikationen für die Hochfrequenztherapie sind:
- Schrittmacherträger,
- alle Arten von Metalleinschlüssen,
- akute Entzündungszustände,
- akuter M. Sudeck,
- Gravidität,
- Menstruation,
- Neoplasien,
- Blutungsneigung,
- akute Thrombophlebitis.

Ultraschalltherapie

Auch die Ultraschalltherapie ist eine *Wärmetherapie*, die Wellen von 800-1.000 KHz in der Materie fortleitet. Wärme entsteht durch Absorption der energiereichen Schwingung im beschallten Medium. Mittels Ultraschall kann Wärme lokal begrenzt und tiefenwirksam appliziert werden. Zur besseren Wärmeleitung, z.B. im Bereich der Finger und der Hand, erfolgt die Beschallung im *Wasserbad.*

Die Ultraschalltherapie bewirkt *Schmerzdämpfung*, nach wenigen Anwendungen häufig Beschwerdefreiheit v.a. bei Arthrosen, weichteilrheumatischen Erkrankungen und posttraumatischen Funktionsstörungen. Die Periarthropathia humeroscapularis, Epicondylopathia, Tendinopathien, Tendinosen, Narbenkeloide und Sklerodermie sowie Dupuytrensche Kontraktur sind typische *Indikations*beispiele.

Kontraindikationen sind:
Thrombophlebitis und Thrombosen, hämorrhagische Diathese und schwere arterielle Verschlußkrankheit.

Die Kombination diadynamischer Ströme mit Ultraschall *(Sonodynator)* eignet sich zur Behandlung sog. *trigger points.* Dies sind Punkte maximaler Empfindlichkeit auf der Haut, die im Zusammenhang mit bestimmten Krankheitsbildern auftreten, u.a. bei Wirbelsäulensyndromen, Epicondylopathia humeri, Periarthropathia humeroscapularis.

Literatur

Drexel, H.; Hildebrandt, G.; Schlegel, K.F. et al.: Physikalische Medizin, Bd. 4: Elektro- und Lichttherapie, Hippokrates, Stuttgart 1988
Gillmann, H.: Physikalische Therapie, Thieme, Stuttgart 1972
Knauth, H.; Reiners, B.; Huhn, R.: Physiotherapeutisches Rezeptierbuch, Steinkopff, Darmstadt 1979.

4.10 Medizinische Klimatologie - Klimakuren

Einführung

Nach *Loewy* ist die Klimatologie die „Summe aller für einen Ort typischen atmosphärischen und terrestrischen Zustände, durch die unser Befinden unmittelbar beeinflußt wird“. Der Begriff des natürlichen Klimas beinhaltet den „mittleren Zustand und den gewöhnlichen Verlauf der Witterung an einem gegebenen Ort“ *(Köppen)*. Die Einflüsse des Klimas auf den Menschen sind nach folgenden Gesichtspunkten aufgeteilt:
- Thermische Wirkungskomplexe: Temperatur, Feuchte, Wind
- Luftchemischer Wirkungskomplex: Sauerstoffpartialdruck, Aerosole und Luftverunreinigung
- Aktinischer Wirkungskomplex: Licht, Ultraviolettstrahlung, Infrarotstrahlung
- Elektromagnetische Einflüsse: Luftelektrizität, Erdstrahlung und Erdmagnetismus.

Es versteht sich, daß die Einflüsse ineinander übergreifen, manchmal in den Auswirkungen nicht zu trennen und zum Teil noch ungenügend erforscht sind. Dazu kommt, daß ein hoher Grad von biologischer Anpassung eines Menschen an seinen Lebensraum besteht, während ein Fremder im gleichen Lebensraum die Umgebung als Reizklima empfindet.

Nach *Pfleiderer* und *Büttner* gibt es entrinnbare und unentrinnbare Klimafaktoren. Zu den ersteren zählen u.a. Temperatur, Wind, Strahlung, zu den letzteren der Luftdruck, Sauerstoffpartialdruck, atmosphärische Impulsstrahlung. Mittels Klimakammern kann ein Klima simuliert und die Anpassung des Menschen an ein bestimmtes Klima geschult werden.

Die wichtigsten Klimazonen und ihre Einflüsse auf den Menschen

Hochgebirgsklima

Von einem Hochgebirgsklima spricht man, wenn die Meeresspiegelhöhe mindestens 800 m beträgt. Dabei kommt nicht nur die Höhe selbst, sondern auch die sog. „Reliefenergie“ durch steile und schroffe Gebirgsformen zur Auswirkung. Neben den Alpen gelten auch der Kaukasus, die Pyrenäen und Teile des norwegischen Gebirges als Hochgebirge.

Charakteristisch ist die Abnahme des Sauerstoffpartialdruckes (in 2.000 m nur noch 80%) und des Dampfdruckes (bei 2.000 m nur noch 50%). Mit der Höhe nehmen Lufttemperatur (etwa 6°C pro 1.000 m) und die Allergene der Luft (Davos!) ab; Sonnen- und Ultraviolettstrahlung nehmen zu (ca. 25% pro 1.000 m). Während der Wind in Höhen stärker weht, herrscht im Tal fast Windstille, wenn man vom auf- und absteigenden (Fall-)Wind am Morgen und Abend absieht, der zur Reinigung der Luft beiträgt.

Die sonnenreichsten Monate sind in den Alpen der März, September und Oktober, der Schnee reflektiert 80% des Ultraviolettlichtes.

Folgende Reaktionen sind bei 2.000-3.000 m Höhe zu erwarten:

- Sauerstoffmangelzustände
- Vermehrung der Pulsfrequenz (voraus geht auch oft eine Bradykardie)
- Steigerung der Erythropoese mit vermehrtem Eisenbedarf (schon bei über 800 m festzustellen)
- Vertiefte Atmung, Abnahme des Kohlensäuredruckes in den Alveolen
- Abnahme des Blutdruckes, Neigung zu Herzrhythmusstörungen
- Steigerung der Nebennierenaktivität
- Veränderungen im intermediären Stoffwechsel (Myoglobin, Zytochrom, Redoxsysteme usw.)

Die Folge ist eine Herabsetzung der Leistungsfähigkeit beim Gesunden in den ersten beiden Tagen der Anpassung, nach 3-4 Wochen sind alle Anpassungsprozesse verschwunden. Nach Monaten sind noch eine Neigung zu Hypotonie, Bradykardie in Ruhe, verbesserte Sauerstoffausschöpfung des Blutes, vergrößerte Vitalkapazität und eine verbesserte Glukosetoleranz nachzuweisen. Diese Funktionsveränderungen entsprechen einem Ausdauertraining, ohne daß eine Übungstherapie stattgefunden hat. Die sog. Bergkrankheit besteht nicht unter 3.000 m Höhe, gelegentlich Kollapsneigung bei labilen Jugendlichen. Die sog. Mongesche Krankheit (chronische Bergkrankheit) ähnlich der Polycythaemia vera ist erst über einer Höhe von 4.000 m bedeutsam.

Mittelgebirgsklima

Das Klima im Mittelgebirge ist als abgeschwächtes Hochgebirgsklima zu bezeichnen. Die Bedeutung für die Gesundheit liegt aber nach *Amelung* im besonderen Waldreichtum und der dadurch bedingten Reinheit der Luft. Die grüne Landschaft soll sehr beruhigend auch auf die Augen einwirken, im Gegensatz zu den oft bedrückenden Gebirgslandschaften und erregenden Meeresküsten *(Hellpach)*.

Mittelgebirgsklima eignet sich für ältere Menschen, die sich an die Wanderwege mit den leichten Steigungen gut anpassen können. Für chronische Erkrankungen, besonders der Atemwege, zu empfehlen.

Klima der Ebenen

Hier sind ausschlaggebend die ausreichende Luftreinheit und die nutzbaren Wanderwege. Terrainkuren verbunden mit Hydrotherapie sind die Domäne.

Meeres- und Küstenklima (s. auch Meeresheilkunde)

Charakteristisch sind der starke Wind und der Salzgehalt der Luft. Besonders die

Nordsee erfüllt diese Bedingung das ganze Jahr hindurch. Nahezu pollen- und allergenfreie Luft mit einem relativ hohen Jodgehalt ist bei den Lymphatikern als Umstimmungsreiz zu verwerten. So ist auch eine Aktivierung der Nebennierenrindentätigkeit nachgewiesen.

Das maritime Aerosol wirkt sich vor allem auf die Atemwege und allergische sowie konstitutionelle Krankheiten aus. Bei Asthma und chronischer Bronchitis wird eine Zunahme der Sekundenkapazität von 20% diskutiert, dies gilt sowohl für Kinder als auch für Erwachsene.

Durchführung einer Klimakur

Nachdem eine reaktive Periodik *(Hildebrandt)* mit frühreaktiven (1. Woche) und spätreaktiven (3. Woche) Formen in bezug auf die notwendige Adaptation bekannt wurde, sollten die Klimakuren mindestens vier Wochen dauern, um einen anhaltenden Effekt zu bewirken. Bei Asthma und schweren allergischen Erkrankungen (Neurodermitis) sind sogar Kuren von 2–3 Monaten erforderlich, um nicht die Rezidive schon bei der Heimfahrt zu provozieren. Sonnen *(Cave:* Melanomgefährdung bei übertriebener Sonnenexposition!), Freiluftbäder, Schwimmen, Terrainwanderungen, Abhärtungsmaßnahmen und Kneipp-Anwendungen vervollständigen den Kurplan. Eine Erweiterung um diätetische, balneologische und phytotherapeutische Maßnahmen kann gerade an heilklimatischen Kurorten segensreich eingesetzt werden. Der Landschaftscharakter unterstreicht meist den harmonischen Aufenthalt.

Indikationen zur Klimatherapie

Chronische Krankheiten mit Bindegewebsreaktionen sind zu bevorzugen. Der Patient soll reise- und belastungsfähig sein.

Im Hochgebirge überwiegen die Therapien von Krankheiten der Atemwege und Tuberkulose (zwischen 600 und 1600 m). Leichte Herzkrankheiten funktioneller Ätiologie können günstig beeinflußt werden (bis 1.000 m), schwere Herzkrankheiten müssen nach *Hallhuber* eine Ergometerleistung von 3 Minuten bis 75 Watt erbringen. Essentielle Hypertonie Stadium I und II sind bis 2.000 m geeignet. Hautkrankheiten in Verbindung mit Heliotherapie, wie Psoriasis und Neurodermitis können positiv beeinflußt werden. Hypotonie und Rhythmusstörungen des Herzens sind nicht geeignet bzw. die Therapie hat keinen Nutzen.

Mittelgebirgsklima ist auch für schwere Herzkrankheiten geeignet, besonders aber für chronische Atemwegserkrankungen, hyperkinetisches Herzsyndrom, essentielle Hypertonie, funktionelle Herz-Kreislaufkrankheiten und Hautkrankheiten wie oben. Im Mittelgebirge sind auch rheumatische Krankheiten, Hyperthyreose und Stoffwechselkrankheiten indiziert, entsprechend den Kureinrichtungen in den einzelnen Kurorten.

Auf Seeklima sprechen besonders die Hautkrankheiten an, sowie die lymphatischen Diathesen der Kinder mit Neigung zu Erkältung, Schnupfen und Asthma. Ovarielle Insuffizienz, rheumatische und orthopädische Erkrankungen, wie Rachitis und Arthrosen, sind erweiterte Indikationen.

Heilanzeigen der heilklimatischen Kurorte

- Chronische Erkrankungen der Atemwege (Katarrhe der oberen Luftwege, Asthma bronchiale, Emphysem, chronische und spastische Bronchitis, Tuberkulose)
- Herz- und Kreislaufkrankheiten (funktionelle Kreislaufstörungen, Managerkrankheit, nicht dekompensierte essentielle Hypertonien, Arteriosklerose, Zustand nach Herzinfarkt und Frührehabilitation, Zustand nach Herz-Kreislaufoperationen)
- Hautkrankheiten (Neurodermitis, endogenes Ekzem, Akne juvenilis, Psoriasis, Mycosis fungoides Stadium I und II, Prurigo, Keratosen)
- Allgemeine Schwächezustände (Rekonvaleszenz, vegetative Fehlregulation, hyperkinetisches Herzsyndrom, leichte Hyperthyreose, Hormonstörungen)

Literatur

Amelung, W.: Einfluß des Mittelgebirgsklimas. In: Handbuch der Bäder- und Klimaheilkunde. Schattauer, Stuttgart 1962

Faust, V.: Biometeorologie. Hippokrates, Stuttgart 1965

Hellpach, W.: Geopsyche, Enke, Stuttgart 1965

Inama, K.; Hallhuber, M.J.: Der Herz-Kreislaufkranke im Hochgebirgsklima. Schriftenreihe der deutschen Zentrale für Volksgesundheit 25 (1977)

Jungmann, H.: Einfluß des Hochgebirgsklimas. In: Handbuch der Bäder- und Klimaheilkunde. Schattauer, Stuttgart 1962

Jungmann, H.: Medizinische Klimatologie im Kurort. Deutscher Bäderverband e.V. Bonn (Hrsg.). Flöttmann, München 1982

Menger, W.; Jungmann, H.: Indikationen für die Meeresheilkunde. Schriftenreihe der Forschungsgemeinschaft für Meeresheilkunde, 3. Aufl. Eigenverlag, Norderney 1976

Schultze, E.G.: Meeresheilkunde. Urban & Schwarzenberg, München 1973.

4.11 Meeresheilkunde – Unter besonderer Berücksichtigung der Nord- und Ostseeverhältnisse

Von B. Zimmermann

Einführung

Die Meeresheilkunde oder Thalassotherapie entstammt der antiken Hydrotherapie, ist also ein Zweig der Naturheilkunde. Bereits im „Corpus Hippocraticum“ aus der Schule des *Hippocrates* (460-377 v.Chr.) finden sich detaillierte Anweisungen für die Durchführung dieser Behandlungsform. *Euripides* (484-406 v.Chr.) schrieb in der „Iphigenie bei den Tauriern“: „Das Meer wäscht alle Übel ab.“

Tatsächlich ist das Baden im Meerwasser das wesentlichste Kurmittel der Thalassotherapie *(Schultze)*. Sie ist jedoch eine kombinierte physikalische Therapie. Das spezifische Klima gemäßigter Küstengebiete (in Deutschland die Nord- und Ostsee) wird in Verbindung mit dem therapeutischen Wert des Meerwassers genutzt und durch spezielle Anwendungen in Kurhäusern ergänzt, wie Trinkkuren, Sauna, Schlickpakkungen, Wannenbäder.

Faktoren des Meeresküstenklimas

Die wirksamen Faktoren des Meeresküstenklimas sind der thermisch-hygrische Wirkungskomplex, der aktinische Wirkungskomplex und der luftchemische Wirkungskomplex-Aerosol.

Auf das Zusammenwirken dieser Faktoren, die individuell für jeden Patienten dosiert werden können, zeigt der Organismus - je nach Jahreszeit, Art der Erkrankung, Alter und Konstitution des Patienten - im Verlauf von zwei bis vier Wochen eine Umstimmungsreaktion und Abhärtung. Der Körper kann sich adäquater mit der Krankheit auseinandersetzen.

Thermisch-hygrischer Wirkungskomplex

Der thermisch-hygrische Wirkungskomplex umfaßt die Wassertemperatur, Lufttemperatur, Luftfeuchtigkeit und Wärmestrahlung von Sonne und Himmel. Die Wassertemperatur der Nord- und Ostsee ist im Vergleich zu anderen Meeren niedrig, sie erreicht auch im Hochsommer nur 19, höchstens 20°C. Die Dauer kalter Seebäder sollte innerhalb der ersten Kurwoche vorsichtig gesteigert werden, um dem Körper ausreichend Zeit für eine Adaptation zu geben. Vor dem Bad müssen der ganze Körper und die Haut warm sein.

Man unterscheidet drei Phasen der Kältereaktion. Der Kälteschock dauert 1-2 Minuten und wird zunächst als unangenehm empfunden. Es folgt die Phase der Behaglichkeit, die bei einer Wassertemperatur von 17-19°C etwa 5-30 Minuten anhält. Die unterschiedliche Länge ist abhängig von der Konstitution - abschätzbar an der Hautfaltendicke -, von der Gewöhnung und von der Wassertemperatur, wobei zwischen 17 und 19°C kaum Unterschiede bestehen. Es folgt als dritte Phase das sog. „Zweite Frieren", das möglichst vermieden werden soll. Die Lippen verfärben sich blau, die Finger werden weiß, die Gelenke steif, es kommt zum Kältezittern und Zähneklappern.

Beim Untrainierten, Verweichlichten, reagiert der Organismus zu langsam mit einer Vasokonstriktion der Haut und der Steigerung der Stoffwechselvorgänge, so daß die Körpertemperatur abfällt. Das Ergebnis systematischer Abhärtung ist die zeitliche Hinauszögerung des „Zweiten Frierens" durch eine rasche und ausgiebige Senkung der Hauttemperatur auf Kältereize. Nach Beendigung des Kältereizes tritt eine schnelle Wiedererwärmung und eine Stoffwechselsteigerung ein, erkennbar an einem bis zu 5fach erhöhten Sauerstoffverbrauch. Langfristig neigt der Körper weniger zum Schwitzen, da ohne Kältestreß weniger Wärme produziert wird.

Ein wesentlicher Faktor ist der Wind, der bei den vorherrschenden Westwetterlagen an der Nordsee ein reiner Seewind und, bedingt durch die Temperatur des Meeres, relativ kühl ist. Das Temperaturprofil an der Küste ist gegenüber dem Binnenland mit geringen Schwankungen zwischen Tag und Nacht und zwischen Sommer und Winter ausgeglichen. Oft weist der Unterschied zwischen höchster und niedrigster Temperatur, verglichen mit dem Landesinneren, nur den halben Betrag auf. Diese geringen Schwankungen wirken schonend auf die Funktionen der Haut und der

Schleimhäute der Atemwege sowie für die Regulation des Wärmehaushaltes. Bei Wind ergibt sich neben einer Massage der Haut eine hohe Abkühlungsgröße, an die sich der Körper mit einer verbesserten Regulation der Hautdurchblutung adaptiert, um den Wärmeverlust einzuschränken. Ferner kommt es zu einer Stoffwechselsteigerung und vermehrter Produktion von Wärme, was sich im gesteigerten Appetit bemerkbar macht. Der Sinn der Freiluftexposition liegt in der Erzielung niederer Hauttemperaturen. Untersuchungen belegen, daß bei richtiger Dosierung allmählich eine Kreislaufberuhigung mit Rückgang der Pulsfrequenz, des Herzzeitvolumens und Einschränkung der Perspiratio insensibilis eintritt, somit eine Regulierung des neurovegetativen Nervensystems. Vor allem für schwüleempfindliche Patienten (Kreislaufkranke) können die kühlen, ausgeglichenen Temperatur- und Windverhältnisse der deutschen Meeresküste als besonders schonend gelten. Für den an Binnenlandklima Gewöhnten stellt der häufige Durchgang von Wetterfronten an der Küste zunächst ein ausgesprochenes „Reizklima" dar. Erst findet man eine vagotone Vorphase im Organismus mit einer anschließenden Steigerung des Sympathikotonus im Sinne einer vegetativen Gesamtumschaltung *(Selye).*

Der Sinn einer langsamen Akklimatisation an das spezifische Klima der Küste liegt in der Erzielung einer Abhärtung, die charakterisiert ist durch:
- ein Adaptionssyndrom im Sinne Selyes,
- eine Verminderung der neurovegetativen Erregbarkeit,
- eine Verminderung der Allgemeinreaktion bei niederer Hauttemperatur,
- günstige Wirkungen auf den Respirationstrakt, insbesondere bei chronisch entzündlichen Affektionen, durch eine gleichsinnige Reaktion des Gefäßsystems der Haut und der Schleimhäute.

Bei erhöhter Infektanfälligkeit geht man von einer falschen Reaktionsweise der Haut und der Schleimhäute auf Wetterwechsel und Temperaturwechsel aus, die nur durch systematische Gewöhnung an Kälte vermindert werden kann. In das Geschehen der Infektabwehr greift auch die Nebennierenrinde ein, die nachweislich bei intensiver Klimatherapie in der zweiten bis dritten Woche mit erhöhter Hormonproduktion und -ausscheidung reagiert, anschließend die Hormonproduktion verringert, aber ihre Reservekraft in den folgenden Wochen noch steigert. Dies ist vor allem von Bedeutung bei der Klimabehandlung der allergischen Krankheiten, wie Asthma bronchiale, Heuschnupfen, endogenes Ekzem. Zu beachten ist, daß alle Abhärtungsmaßnahmen nur im entzündungsfreien Zustand begonnen werden dürfen.

Für empfindliche Patienten, ältere Menschen etwa ab 60 Jahre und Kinder bis zu 6 Jahren, gibt *Menger* z.B. folgendes Schema an:

1. Tag: Spaziergang in küstenfernem Gelände
2. Tag: Spaziergang am Strand
3. Tag: Luftbad am Strand
4. Tag: bis zu den Knien ins Wasser
5. Tag: im Wasser Körper naß machen
6. Tag: einmal untertauchen
7. Tag: kurzes Seebad

Folgende Tage: Verlängerung der Badedauer um je eine Minute

Aktinischer Wirkungskomplex

Der aktinische Wirkungskomplex umfaßt die Reaktionen des Körpers, die durch Sonnenbestrahlung provoziert werden. Bei richtiger Dosierung und stufenweiser Verlängerung der Expositionszeit läßt sich die Haut in einen Zustand erhöhter Funktionstüchtigkeit bringen. Zugleich wird durch das UVA (400-315 mm) die Direktpigmentierung ohne Erythem gefördert und die Hautdurchblutung gesteigert. UVB-Strahlen erhöhen die Festigkeit der Knochen und beugen durch Umwandlung von 7-Dehydro-Cholesterin in der Haut in Vitamin D3 der Rachitis vor. Am besten in Verbindung mit Wanderungen an Stränden, Watten und Deichen soll die Bestrahlungsdauer von anfänglich etwa 30 Minuten um täglich 30% gesteigert werden, um übermäßige Sonneneinstrahlungen und Schädigung der Haut zu vermeiden. Die UV-Strahlung ist zur Zeit des Sonnenhöchststandes am intensivsten. Unter Einwirkung des Windes wird eine sanfte Massage der Haut und Ableitung übermäßiger Wärme erreicht. Seebäder ergänzen die Sonnenbehandlung. Nach dem Baden läßt man die Haut an der Luft trocknen. Meersalz ist hautfreundlich, es entschuppt und strafft die Haut.

Ein dreiwöchiger Behandlungsplan beinhaltet etwa 50 Stunden Sonnenbestrahlung. In dieser Zeit kann sich der Körper mit erwärmender Strahlung und kühlendem Wind regulativ auseinandersetzen, was meist einen hohen Grad an Abhärtung bewirkt. Die Kälteempfindlichkeit geht zurück, die Erkältungsneigung läßt nach. Eine gut gebräunte Haut ist gestrafft, Hautstörungen wie Ekzem und Akne sind abgeklungen. Pigmentierte Haut ist um 2°C wärmer als eine blasse Haut, dadurch entsteht eine bessere Anpassungsfähigkeit und Verträglichkeit von Kältereizen, einer erneuten Alteration kann eher vorgebeugt werden.

Luftchemischer Wirkungskomplex-Aerosol

Bei überwiegendem Seewind, besonders an der Nordsee, kommt reine Meeresluft an die Küste, frei von schädlichen Begleitstoffen wie Staub, Ruß und anderen Produkten von Verkehr, Industrie und Hausbrand, z.B. Schwefeldioxid und Kohlenmonoxid. Die Luft enthält lediglich das maritime Aerosol, die Salzkerne des Meeres, die bis in die Bronchiolen inhaliert werden können und auf der Atemschleimhaut zur Wirkung gelangen. Die höchsten Konzentrationen an Salz (unter 1 mg/m^3 Luft) werden in der Brandungszone erreicht und fallen zum Land hin relativ schnell ab. Nahe der Brandung kommen Kältereize hinzu, die reflektorisch eine vertiefte Atmung auslösen. Meersalze wirken in allen Abschnitten der Luftwege schleimlösend, sekretionsbeschränkend und durchblutungsfördernd; sie haben einen beruhigenden Einfluß auf die bei Entzündungen beschleunigte Schlagfolge des Flimmerepithels. Calciumionen entfalten eine lokale entquellende Wirkung mit Erhöhung des intrazellulären Turgors und Hemmung der Wasserabsorption sowie eine Spasmolyse der Bronchialmuskulatur mit Erweiterung der Bronchien.

Unter den zahlreichen Spurenstoffen sei das Jod erwähnt. *Siemens* hebt die umstimmende Wirkung des Jods im Aerosol auf die Schilddrüse hervor, besonders bei Schilddrüsenunterfunktion. Genaue Messungen des Halsumfangs ergaben beim endemischen Kropf einen durchschnittlichen Rückgang von 1,5-3 cm schon bei einem Seeaufenthalt von 4-6 Wochen Dauer. Die Behandlungserfolge können sicher nicht nur im Sinne einer Substitution des Jodmangels beurteilt werden, sondern sind auch das Ergebnis allgemeiner Roborierung und Umstimmung. Hyperthyreosen sind jedoch absolute *Kontraindikationen* für eine Seekur.

Atemwegserkrankungen sind seit jeher wesentliche Indikationen der Meeresheilkunde, neben der Aerosolwirkung besonders begründet auch in der Allergenarmut der Seeluft und den Umstimmungseffekten des Klimas. Parallel zu den klassischen Kurmitteln Seebad, Sonnenbad und Bewegungstherapie kommen zur Steigerung der erstrebten Wirkungen im Rahmen eines Kuraufenthaltes an der See weitere Kurmittel zur Anwendung, die von einem erfahrenen Kurarzt auf die Erkrankung des Patienten speziell abgestimmt und in Kurmittelhäusern durchgeführt werden.

Meerwasserinhalationen
Sie verstärken bei Erkrankungen des Respirationstraktes den therapeutischen Effekt der Luftbäder.

Meerwassertrinkkuren
Neben den oben erwähnten Spurenelementen werden eine Fülle anderer Mineralstoffe, Plankton und hormonale Absonderungen der Meeresfauna in größerer Menge zugeführt. Kalium, Calcium, Magnesium, Jod, Fluor, Mangan und Kupfer, um einige zu nennen, liegen in einem ausgewogenen Mengenverhältnis vor. Meerwassertrinkkuren waren traditionell als adjuvante Heilmaßnahme beliebt bei Affektionen der Haut und Schleimhäute und bei Stoffwechselstörungen wie endogener Fettsucht, Diabetes und Jodmangelkropf. Heutzutage sind Trinkkuren - nicht zuletzt wegen der Wasserverschmutzung - obsolet.

Meeresschlickanwendungen
Chronisch rheumatische Erkrankungen, Frauenleiden und Verletzungsfolgen sprechen auf überwärmte Packungen oder Bäder mit Meeresschlick gut an, kalte Packungen bei Varizen.

Kombinationen mit anderen Heilmethoden
- Kneippsche Anwendungen
- Muskel- und Bindegewebsmassage (Reflexzonenmassage)
- Bewegungstherapie
- Autogenes Training
- Krankengymnastik
- Sauna

Warme Meerwasserwannenbäder
Ein roborierender Wirkungsmechanismus ist noch umstritten. Günstiger Einfluß auf Dermatosen wie Ichthyosis vulgaris, Hyperkeratosen und Psoriasis vulgaris, ferner anwendbar bei Akne juvenilis, Furunkulose und bestimmten Ekzemformen.

Baden im Wellenschwimmbad
Entspricht in der kalten Jahreszeit dem Seebad

Kontraindikationen

Das Meeresküstenklima und das kalte Meerwasser üben starke Reizwirkungen aus, so daß der Organismus bei einigen Krankheiten überfordert wäre und mit einer Verschlechterung des Zustandes gerechnet werden muß.

Kontraindiziert für eine Kur sind akute Krankheiten und akute Schübe chronischer Krankheiten mit Neigung zu Dekompensation, zehrende Prozesse wie Tumore, Perniciosa und Leukämie, Erkrankungen der ableitenden Harnwege anatomischer, degenerativer und entzündlicher Art, Harnsteine, fortgeschrittene Arteriosklerose, dekompensierte Herz- und Kreislauferkrankungen, Zerebralsklerose, schwere Neuropathie und Psychopathie, stärkere Hormonentgleisungen wie Thyreotoxikose und Myxödem, Diabetes insipidus, M. Addison, progressive Muskeldystrophie, schwere Stoffwechselstörungen, schlecht einstellbare zerebrale Krampfanfälle, schwere Störungen des vegetativen Nervensystems.

Seeheilbäder (HB) und Seebäder (B) an Nord- und Ostsee

Nordsee

Baltrum HB	Wilhelmshaven B	Wenningstedt/Sylt B
Borkum HB	Helgoland HB	Westerland/Sylt B
Juist HB	Hörnum/Sylt B	Wittdün/Amrum B
Langeoog HB	Kampen/Sylt B	Büsum HB
Norderney HB	List/Sylt B	St. Peter-Ording HB
Spiekeroog HB	Nebel/Amrum B	Utersum/Föhr B
Wangerooge HB	Norddorf/Amrum B	Wyk/Föhr HB
Cuxhaven HB	Rantum/Sylt B	

Ostsee

Burg aufFehmarn HB	Niendorf HB	Hohwacht B
Dahme HB	Scharbeutz HB	Laboe B
Damp 2000 HB	Timmendorfer Strand HB	Neustadt-Pelzerhaken-Rettin B
Glücksburg HB	Travemünde HB	Schönberg B
Grömitz HB	Eckernförde B	Schönhagen B
Heiligenhafen HB	Großenbrode B	Sierksdorf B
Kellenhusen HB	Heikendorf B	Weißenhäuser Strand B

Literatur

Amelung, W.; Evers, A.: Handbuch der Bäder- und Klimaheilkunde. Schattauer, Stuttgart 1962

Glaser, E.M.: Die physiologischen Grundlagen der Gewöhnung. Thieme, Stuttgart 1968

Jungmann, H.: Das Klima in der Behandlung innerer Krankheiten. Barth, München 1962

Schultze, E.G.: Meeresheilkunde. Urban & Schwarzenberg, München 1973.

5 Naturheilkundliche Arzneien

Von W. Zimmermann

5.1 Einführung in die Phytotherapie

Im Jahre 1543 hat der Arzneidoktor Leonhard *Fuchs* in seinem Kapitel 344 und 345 des wohl berühmtesten Kräuterbuches zwei Pflanzen seine Aufmerksamkeit gewidmet: Einmal der *Küchenschelle* oder Pulsatilla - „der Saft der Wurzel, in die Nase getan, reinigt das Haupt, in die Augen getropft, macht es ein klar Gesicht. Das Kraut mehrte die Milch, das Kraut grün, zerstoßen und auf die Brust gelegt, reinigt die wehe Brust, in Wolle getunkt und in die weibliche Scham getan, hilft es gegen Frauenkrankheit"; eine Indikation, die wir heute nicht besser beschreiben können und die bis ins Detail nachvollzogen werden kann!

Im folgenden Kapitel heißt es vom *Fingerhutkraut:* „In Summa hab ichs nicht übergehen können, weil es so lustig anzusehen ist - unangesehen, daß es noch in keinem Gebrauch als Arznei ist, soviel ihm bekannt ..."

Die *Phytotherapie* geht aus der Traditionsmedizin, der Volksmedizin und der Klostermedizin hervor. Geniale Beobachter sammelten Erfahrungen durch Anwendung pflanzlicher Arzneien an Tier und Mensch. Diese Erfahrungen wurden später wissenschaftlich aufgearbeitet.

Die Pharmakologie unterscheidet zwischen Phytotherapeutika (z.B. Pflanzenauszüge) und den Monosubstanzen (Phytopharmaka); „mite"-Präparate sind Phytopharmaka mit schwächerer Wirkung und großer therapeutischer Breite, die sich gut für eine Langzeittherapie eignen; „forte"-Präparate (z.B. Fingerhut, Rauwolfia, Secale) besitzen geringe therapeutische Breite.

Pflanzen bieten eine Fülle von Forschungsmöglichkeiten und dienen als Quelle der Pharmaka, wobei auch Prototypen für bestimmte Funktionen zum Vergleich erstellt werden (Cortison - Kamille).

In der ursprünglichen Form war die Pflanzenheilkunde eine Auseinandersetzung zwischen Nahrung und Arznei. Heute hat sich diese Relation nur noch in Wildgemüse und Gewürzen gehalten - sie beweist aber, daß die Pflanze im Umfeld des Menschen eine spezifische Rolle eingenommen hat. In der Erfahrung von Nutzen und Wirkung - vielleicht auch in der *Beobachtung der Tiere* - hat der Mensch den Wert der Pflanze entdeckt und gepflegt. Diese *Heils-Ehrfurcht* vor der Pflanze findet sich noch bei Paracelsus, der die ganze Welt „ein Apotheken" nannte. Volksmedizin und Heilstradition sind mit der Pflanze verquickt, und die Suche nach dem Arcanum, „dem Stoff, dem eine Wirkung zu verdanken ist", war ein Anliegen der wissenschaftlichen Epoche der Medizin.

So unterscheiden wir die vorwissenschaftliche Epoche mit dem Erfahrungsgut von Jahrtausenden von dem erst in den letzten 180 Jahren eingreifenden wissenschaftlichen Aspekt.

Das neunzehnte Jahrhundert brachte mit der chemisch-industriellen Entwicklung den Durchbruch. Es ist wohl kein Zufall, daß *Sertürner* zur gleichen Zeit aus dem Mohnsaft das Morphium entdeckte, als *Hufeland* seine Makrobiotik und *Hahnemann* sein Organon schrieb - jenes Bemühen, aus der Verstrickung der Medizin des 18. Jahrhunderts herauszukommen.

Mit Sertürner aber begann der Auftakt der Pharmakologie, der Entwicklung zum Pharmakon, und nur noch wenige trauerten dem vergessenen Lebewesen Pflanze nach ... Hahnemann und die Außenseiter wie Kneipp, Bircher und viele andere taten das, nicht zuletzt jener Gustav Fechner in seinem berühmten Werk *„Nana oder das Seelenleben der Pflanze"* (1848). Fechner veröffentlichte seine „Nana", weil er der Auffassung war, daß der Glaube oder Nichtglaube an das Seelenleben einer Pflanze über die Einstellung des Menschen zur Natur bestimme. Das Buch war mehr als ein Traktat nach Goethescher Philosophie - es war ein Menetekel in einer seelenlosen, mechanischen Welt.

Wie jedes Zeitalter, so erzeugt auch das unsrige „technische" ein Bedürfnis nach Gegenkräften, nach neuen und andersartigen Dimensionen und Werten. Die Phytotherapie gehört mit ihrem tradierten Anteil - dem folkloristischen ebenso wie seinem modernen Anspruch - in eine solche andersartige Dimension unserer Zeit. Es verwundert uns deshalb nicht, wenn wir im Jahre 1973 das Buch „Das geheime Leben der Pflanze" von Peter Tompkins und Christopher Bird finden - eine moderne Auflage des „Nana".

Das Wechselspiel zwischen Pflanze und Mensch findet noch viele Ansatzpunkte. Es hat die magischen Bezüge zu verantworten, die wir im vor- und nachparacelsischen Begriff der *Signatur* finden. In der äußeren Gestalt zeigt die Pflanze ihr verborgenes Wesen. Form, Farbe, Blütenmuster, Blatt und Wurzel weisen auf die medizinische Verwertbarkeit hin.

Signatur beruht auf dem Grundprinzip der Anteilnahme - der sogenannten Sympathie, und kein Kulturkreis konnte sich diesem Volksglauben entziehen.

„Also die Distel - stechen die Blätter nicht wie Nadeln?" sagt Paracelsus. „Dieses Zeichen ist durch Magie gefunden worden, daß kein besseres Kraut ist gegen inwendiges Stechen". - Selbst Carl v. Linné hat im aufgeklärten 18. Jahrhundert an die *Signatur* geglaubt, wenn er meint, daß rotblühende Pflanzen Styptica seien, gelbblühende auf die Galle wirken und schwarzblühende Blutflüsse stillen.

Signaturenlehre versteht sich aus dem kosmologischen Glauben der Menschheit einerseits und dem Unvermögen, beobachtete Wirkungen der Pflanze schlichtweg erklären zu können. Auch die Bach-Blütentherapie hat hierzu Ansätze.

Phytotherapie - Phytopharmakologie

Aus der Phytotherapie entwickelte sich die moderne Phytopharmakologie. Sie versucht, durch chemische Analysen die Wirksamkeit der Pflanze auf eine einzelne Substanz bzw. Monosubstanz zurückzuführen, z.B. wurde aus Opiumsaft Morphin isoliert.

Monosubstanzen können heute auch hemisynthetisch gewonnen werden.

Die Pharmakologie ist auch bestrebt, empirische Anwendungen pflanzlicher Arzneien in bestimmten Indikationen wissenschaftlich und physiologisch zu erklären und zu verstehen (z.B. zentralnervöse Wirkung von Belladonna Urtinktur in auf- und absteigenden Dosen bei M. Parkinson als sog. *Bulgarische Kur*).

Phytopharmaka sind in der Regel wegen ihrer Nebenwirkungsarmut und ihres Langzeiteffekts gut für eine Dauertherapie geeignet.

Aus der Erfahrung lernte man jedoch auch stark wirkende („forte"-Substanzen) und schwächer wirkende („mite") voneinander abzugrenzen.

Phytopharmaka werden chromatographisch aufgearbeitet, wobei die Leitsubstanz von den Nebensubstanzen separiert wird. Dies ermöglicht eine Standardisierung der Inhaltsstoffe.

Beim BGA liegen derzeit bereits 133 Monographien über die Wirkung derartig standardisierter Substanzen und deren Wirkung bzw. Wirksamkeit vor.

Die alte Pflanzenheilkunde birgt einige Fehlerquellen, so daß man nicht blind den alten Literaturangaben vertrauen darf. Die Pflanzen werden dort zum Teil unterschiedlich benannt, wobei besonders im Volkssprachschatz häufig mehrere Namen für die gleiche Pflanze bzw. - oft regional bedingt - gleiche Namen für verschiedene Pflanzen existieren.

Die historische Aufarbeitung der Pflanzenheilkunde genügt also nicht für eine neue Bewertbarkeit. Einbrüche der pathologischen Kriterien einer Krankheit und der botanischen Einordnung der Pflanzen sind neu zu überdenken.

Heilpflanzen

Es gibt 380.000 Pflanzenarten, von denen nur 5% auf ihren Inhalt untersucht sind! Nach *Dragendorff* sind in allen Kulturkreisen ca. 13.000 Heilpflanzen bestimmt. Die Nachfrage wird immer größer - einmal von seiten des Volkes mit seiner Verbindung zur Natur, zum anderen sucht die Medizin nach neuen Quellen zur Forschung. Heute werden ca. 300-400 Pflanzen zu Heilzwecken gebraucht, die gleiche Zahl wird von der Volksmedizin etwa zugelegt. Ein Zehntel wird als Pharmakon in die Wissenschaft überführt, der andere Teil bleibt in der empirischen Therapie. Davon werden ca. 200 in der Homöopathie gebraucht.

Phytotherapie / Homöopathie

Im HAB ist die Standardvorschrift für die Herstellung einer Urtinktur (Aloe, Gentiana etc.) festgelegt. Das homöopathische Arzneibild ist die Quelle für die Wirkungsdynamik, was für eine phytotherapeutische Prüfung abgeleitet werden kann.

Was veranlaßt nun die Menschen, sich mehr mit pflanzlichen Mitteln zu befassen?

1. Der Trend zur Naturmedizin (hohe Nebenwirkung schulmedizinischer Mittel im Beipackzettel, technisierte Welt und spezielle Medizin, usw.).
2. Die Nebenwirkungen sind nach der Erfahrung des Volkes erheblich gemindert - man kennt pflanzliche Gifte und meidet sie.
3. Bagatellerkrankungen verlangen keinen starken Einsatz. Der Drang zum alten Hausmittel läßt die Volksmedizin aufleben.
4. Die Selbstheilungsbestrebung veranlaßt beim aufgeklärten Patienten den Hang zur

Selbstmedikation. Die Pharmazie unterstützt dies durch ein breitgefächertes Angebot.

Phytotherapie

	Droge 0,1-10mg		Homöopathie (80%)	
Monosubstanzen	roh Tee	Auszug Tinktur, Extrakte	Nieder 0,1-0,4	Hoch 0,4 u. höher

Warum Pflanzensaft anstelle Reinsubstanz?

1. Die Monosubstanz bietet keinen therapeutischen Vorteil gegenüber dem Extrakt.
2. Die Monosubstanz wird im allgemeinen schlechter vertragen (oft „Rebound"-Regulationen).
3. Extrakte besitzen mehr natürliche Wirksamkeit (potenzierter Effekt).
4. Die Reindarstellung ist teuer und unökonomisch.
5. Die eigentlichen Wirkprinzipien sind nicht oder nur ungenügend bekannt.

Folgende Faktoren sind für die Aufarbeitung des Pflanzenextraktes von Bedeutung:

1. Botanik (Anbau oder Wildaufkommen)
2. Chemie
3. Analytik (Hochdruck-Flüssig-Chromatographie = HPCL), chemisch und biologisch *(Digitalis!)*
4. Galenik (Optimierung des Extraktes)
5. Wirksamkeitsnachweis: Wirkung oder Wirksamkeit.

Gesetzgebung:
Seit 1983 ist ein neues Arzneimittelgesetz in Kraft: Es betrifft alle Präparate und Neuzulassungen sowie die Nachzulassung pflanzlicher Medikamente bis 1990. Die Kriterien der Standardisierung und der Qualitätskontrolle sind genau vorgegeben. Außerdem muß ein Unschädlichkeits- und Wirksamkeitsnachweis erbracht werden. Ausgenommen sind hiervon die Homöopathica (die den Herstellungsverfahren gerecht werden, aber keinen Wirksamkeitsnachweis führen müssen).

Geschichte der Heilpflanzen
Der Glaube an die Heilkraft der Pflanze hat seinen Ursprung im Glauben an die Natur. Das Schrifttum über Phytopharmaka läßt sich über Jahrtausende hinweg verfolgen:

Pen-tsao-king 5000 chin.
Ebers 1500 Papyrus
Hippokrates 500 v.Chr. 268 Heilpflanzen
Aristoteles 2 botanische Werke (384-322) - verloren
Theophrastus 270-285 - erste Arzneimittelkunde, 450 Heilpflanzen

Dioscorides 1. Jhd.n.Chr. - Materia medica mit 600 Pflanzen, bis ins 19. Jhd. alleinige Autorität. 30 griech./latein. Übersetzungen und Auflagen. Wiener Codex aus 512 n.Chr.
Plinius d. Ältere (23-79 n.Chr.)
Plinius d. Jüngere (62-114 n.Chr.)
Avicenna (980-1037 n.Chr.)
Walafrid Strabo (842 n.Chr.) - „Das Gärtchen", Beginn der Klostermedizin
Karl d. Große (747-814 n.Chr.) - Anbauempfehlungen für Gärten und Pflanzen
Albertus Magnus (1193-1280) - botanisches Compendium
Hildegard von Bingen (1098-1179) - Hlg. Hildegard, warme und kalte Mittel - Ausklang der Antike, Beginn des Mittelalters
Agricola Rudolf (1476/77) Ferrara - erster Lehrstuhl in Italien
Paracelsus (1493-1543) - „Es ist nicht wichtig, zu wissen, daß Rhabarber purgiert; es ist besser, zu wissen, was da sei, was so purgiert!"

Heilpflanzenbücher im druckfreudigen 16. Jahrhundert:
1539 *Bock* - 800 Pflanzen in 8 Auflagen. Er war übrigens Professor der Medizin in Ingolstadt. Der protestantische Pfarrer, Botaniker und Mediziner Hieronymus *Bock* (1489-1554) berichtet in seinem berühmten Kräuterbuch von der Kamille, es sei „bei allen Menschen kein bräuchlicher Kraut als eben Chamillenblumen, denn sie werden beinahe zu allen bresten gebraucht".

Fuchs, Brunfels und *Gessner* (1500 verschollen) - deutsche Literaten,
Matthioli, Venedig (zwischen 1530 und 1610, italienisch) beschrieben 6.000 Pflanzen (Matthioli Lehrstuhl in Padua),
Dodoens, L'Ecluse und *L'Obel* in den Niederlanden,
die Brüder *Bauhins* in der Schweiz (Zürich),
Stahl-Esenbeck in Deutschland, 18. Jahrhundert.

Im 17. Jahrhundert entwickelte sich der Kupferstich, die Kräuterbücher wurden illustriert, und schließlich formiert sich im 17.-18. Jhd. die wissenschaftliche Botanik mit dem schwedischen Botaniker Carl v. *Linné* (1741-1783), der in seinem „supplementum plantarium systematis vegetabilum" 1781 das Pflanzensystem erstellt hat. Bis dahin wurde keine wissenschaftliche Phytotherapie betrieben. Die Kräuterbücher dienten dem gelehrten Volk und wurden dann volkstümlich gestaltet. Schuld daran war z.T. der therapeutische Tiefstand des 18. Jahrhunderts mit „Drecksapotheken", Aderlaß und magischen Ansätzen. Im 19. Jahrhundert, dem Zeitalter des Chemismus, zweigte sich die Kräuterheilkunde ab und wurde mit der Erfahrung von Schäfern, Lehrern und Pfarrern volkstümlich ausgestattet, wovon die Kräuterempfehlungen der Pfarrer *Künzli* und *Kneipp* heute noch zeugen.

Indikationen der Phytotherapie
Medizin = Prävention.

Entzündungstherapie: Im Gegensatz zur schulischen Medizin, welche bei Entzündungen eher suppressiv therapiert (Anti-Phlogistica, Anti-Pyretica, Immun-Suppressiva), bietet die Phytotherapie eine modulierende Behandlung im Sinne einer Verbesserung der Immunitätslage.

Auch pflanzliche Medikamente sind in der Lage, Entzündungsmediatoren zu hemmen (Kamille, Echinacea, Aconit); in der Rheumatherapie kommen Weidenrindenextrakt (Salicylsäure), Populus, Viola etc. zum Einsatz.

In der Herz-Kreislauftherapie nutzt man die Förderung der Mikrozirkulation über Flavone (z.B. Crataegus) und die tonisierende Wirkung von Glycosiden und Saponinen (Digitalis).

Cholerese und *Cholokinese* sind die Domäne der Phytotherapie: 90% aller Mittel der Roten Liste sind Pflanzen!

Gastroenterologie: Hier können Nahrung und Gewürze als Phytotherapeutika eingesetzt werden, z.B. als Laxantien, Ballaststoffe, Carminativa. In der Behandlung der Hepatitis hat die Mariendistel einen festen Platz erobert.

Urologie: Für die Behandlung von Nierenerkrankungen bieten sich vor allem Tees an: Bärentraube, Mucolytica, Flavone.

Die *Bronchologie* bietet viele Ansatzpunkte: Schleimlösung und Vaguswirkung durch oberflächen- und zentralwirksame Saponine, antibiotische Effekte durch Drosera und Senföle.

Externa: Bäderzusatz, Wundheilung etc.

Kritik zur Phytotherapie

Die überlieferte Pflanzenheilkunde birgt einige Fehlerquellen. Aus Unwissenheit wurde z.B. früher die Gicht dem Rheuma gleichgesetzt und mit der „Gichtbeere" behandelt. Hier gilt es, den wissenschaftlichen Fortschritt in die Überlegungen des Behandlers zu integrieren. Darüberhinaus sind folgende weitere Faktoren zu bedenken:

1. Komplexheit der Wirkstoffe: Inkonstante Menge mit den Schwierigkeiten der Standardisierung
2. das zu weite Indikationsspektrum
3. subjektive Erfolgsbeurteilung
4. Aufwand für Ausgangsmaterial und Raumbedarf:
   5 t Frischpflanzen des wollblütigen Fingerhutes würden benötigt, um 1 kg Digitoxin und Digoxin zu erhalten. Diese Menge bedeutet Anbau auf der Fläche eines Fußballplatzes.
5. Längere Zeit bis Wirkungseintritt
6. Wirkung - Wirksamkeitsnachweis erschwert (Placebo)

Bioverfügbarkeit der Heilpflanzen

Heilpflanzen können je nach Angriffspunkt in unterschiedlicher Darreichungsform eingesetzt werden (z.B. Tee, Tinktur, Ampulle).

Die Galenik wird vom Nüchternheitsfaktor und subjektiven Resorptionsschwierigkeiten beeinflußt (Untersäuerung des Magens).

Sensorische Rezeptoren können als Angriffspunkt von Bedeutung sein (Capsicum!) Immunologische Wirkungen sind noch ungenügend erforscht.

Bedeutung der Phytotherapie in der modernen Medizin
Die Phytotherapie hat in der modernen Medizin breite Einsatzmöglichkeiten:

Als Selbstmedikation, zur Prophylaxe im Vorfeld von Krankheiten, zur Immunstimulation, bei chronischen Krankheiten, bei digestiven Erkrankungen, als Choleretica und Ballaststoff - und nicht zuletzt dient sie als ergiebige Quelle zu weiteren Forschungen.

Definition
Phytotherapie ist die Behandlung mit Pflanzen, deren Auszügen oder natürlichen Produkten. Dabei befindet sich die Auswahl der Pflanzen in einer kontinuierlichen Sichtung von volksmedizinischem Erfahrungsgut bis zur wissenschaftlich bearbeiteten Inhalts- und Wirkstoffanalyse. Die Erkenntnis von einfachen (untoxischen) Bestandteilen (Phytotherapeutikum) bis zur Giftpflanze (Phytopharmakon) unterscheidet Wirkung und Einsatz.

Zubereitungsformen
Die einfachste Form einer Pflanzenheilkunde ist bereits der Rohverzehr von Pflanzen oder deren Säften. Wichtig sind dabei die frische Darreichung, das geschmackliche Problem und die Haltbarmachung (z.B. milchsaure Gärung). Gemüse (Kohl), Salate (Löwenzahn, Kresse, Rettich etc.), Gewürze (Senf, Pfeffer, Paprika, Ingwer etc.) und Küchenkräuter (Kümmel, Dill, Fenchel, Liebstöckel etc.) sind bereits wirksame Formen einer Zufuhr arzneilicher Substanzen, wie etwa ätherischer Öle, Senföle, Saponine, Flavone, Cumarine, Anthrachinone (Rhabarber) und Aromastoffe.

Zur Haltbarmachung werden jedoch meistens Kräuter in Teeform, als alkoholischer Extrakt und Tinkturen (sog. Galenika), aber auch wäßrige und ölige Extraktformen im Handel angeboten.

Teegemisch
Es besteht aus grobgeschnittenen, gequetschten oder pulverisierten Drogenanteilen. Als Getränk, Spülung, Umschlag, Badezusatz oder Packung kommt es zur Anwendung. Blüten (Flores), Blätter (Folia) oder das ganze Kraut (Herba) und die Stengel (Stipites) erfordern kurzes Aufkochen mit sofortigem Verbrauch des Tees. Wurzelanteile (Radix) oder Rinden (Cortex) oder verholzte Anteile (Lignum) werden kalt angesetzt und kurz aufgekocht.

Für die Anwendung gelten als Voraussetzung die gute Resorptions- und Nierenfähigkeit und ein kompensiertes Herz, um die z.T. sehr große Flüssigkeitsmenge zu verarbeiten.

Extrakt
Extrakte sind konzentrierte, auf einen bestimmten Wirkstoffgehalt eingestellte Zubereitungen von Drogen (DAB 8). Man unterscheidet:

- Trockenextrakte (Extracta sicca)

- Fluidextrakte (Extracta fluida)
- Zähflüssige Extrakte, sog. Dickextrakte (Extracta spissa)

Herstellung von Fluidextrakten: Aus 1 Teil Droge werden höchstens 2 Teile Fluidextrakt gewonnen.

Tinktur

Auszüge aus pflanzlichen und tierischen Stoffen mittels Weingeist oder eines Gemisches von Äther/Azeton oder Weingeist/Wasser, gefärbt oder ungefärbt. Das Verhältnis zur Auszugsflüssigkeit ist 1:0 oder bei schwach wirksamen Drogen 1:5. Stark wirksame Tinkturen werden auf einen bestimmten Drogengehalt eingestellt (z.B. enthält Opiumtinktur mindestens 0,95 und höchstens 1,05% Morphin). Diese Gehalte entsprechen meist Vorschriften des DAB und HAB.

Mazerat und Digestion

Wasser- und Weingeistauszug bei Zimmertemperatur, Mazeration bei 40°C. Der Rückstand wird durch Kolieren abgetrennt.

Infus ist ein 10%iger und frisch bereiteter wäßriger Auszug

Dekokt ist eine kalt übergossene Droge, die anschließend 30 Minuten auf siedendem Wasserbad erhitzt wird.

Die **Dosierung** beträgt bei Tinkturen etwa 3 x 20–40 Tropfen, bei Fortesubstanzen wird die Dosierung entsprechend der standardisierten Wirkstoffe vorgenommen.

Begleitstoffe, die zusätzlich zu den Phytopharmaka in der galenischen Zubereitung enthalten sind, werden für Löslichkeit, Resorption und die Pharmakodynamik der Wirkstoffe bedeutsam. Lediglich die praktische oder klinische Anwendung entscheidet über die Art der Kombination oder die Anwendung einer Reinsubstanz.

Die Pflanze als Nahrungsmittel

Die Kartoffel dient zur Entwässerung, als Magenmittel, als Kataplasma und als optimale Sättigung in Hungerszeiten.

Was entwässert noch? Spargel, Kürbis, Sellerie, Lauch, Melone, Hagebutten, Birne und Erdbeere.

Broccoli	erwies sich als immunstimulierendes Geschenk der Natur,
Kohlsorten	als Schilddrüsenbremse.
Senfölpflanzen	finden Anwendung als hautreizende Auflagen, als Appetitanreger, Würzen und Verdauungsmittel (Zwiebel, Porree, Senf, Rettich) und nicht zuletzt als Blutverdünnungsmittel (Knoblauch und Rauke). Senf-Fleischbrühe kann bei Asthma eingesetzt werden.
Kopfsalat	dient als Nervenberuhiger.
Löwenzahn,	Artischocke, Gurken, Chinakohl und Spinat wirken als Gallen- und Lebermittel.

Der Gewürzgarten

Jedes Land hat seine spezifischen Würzen - sie sind der Nahrung und den Eßgewohnheiten angepaßt und kulturabhängig. So erklärt sich auch die verschiedenartige Klimaabhängigkeit. Hauptbestandteile sind die ätherischen Öle, die so stark sein können, daß sie den Eigengeschmack einer Nahrung überdecken.

Die Gewürzeinfuhr betrug 1950 3.500 t und 1983 über 50.000 t. An erster Stelle des Gebrauchs in der BRD steht der Pfeffer mit 65%, er erwärmt. Hufeland sagte: „Magenkranke sollen den Pfeffer nicht meiden, denn er stärkt den Magen und erzeugt Säfte".

Der Paprika - sein Umsatz 34% - reinigt. Curry erhitzt (15%), Muskat verteilt (14%), Zimt ist lieblich (mit 12% besonders in Coca-Cola), es folgt Majoran mit 10%, Nelken 7%, Kümmel 7%, Lorbeer 5%, Knoblauch 5%, Dill 4%, dann alle anderen einheimischen Gewürze.

Safran (Sa-fran = gelb sein) ist die teuerste Würze; 1 kg erfordert 80.000 bis 100.000 Blüten (Bouillabaisse - krampflösend - röm. Kaiserbad).

Bei Völlegefühl empfehlen sich Fenchel, Koriander und Anis.

Rosmarin war bei Kneipp ein beliebtes Herzmittel mit kampferähnlicher Wirkung.

Minze wird durch den Mentholgehalt als „kalt" empfunden und bei Rheuma, Nasenaffektionen und Gallenbeschwerden eingesetzt. Sie wirkt desinfizierend auf den Darm.

Curry: Wer noch keine indische Reistafel mitgemacht hat, weiß nicht, wie man beim Essen schwitzen kann!

Ingwer stärkt den Magen und entspannt den Darm. Neu ist der Einsatz bei Reisekrankheiten und Dumping-Phänomenen.

Wildgemüse steht zwischen Nahrung und Arznei. Der Zusatz von Wildgemüse wertet die konventionelle Nahrung auf.

Ackersalat oder Rapunzel ist ein Baldriangewächs mit gleichen Eigenschaften.

Bärlauch ist ein Liliengewächs mit Eigenschaften des Knoblauchs und gilt als Wurmmittel.

Bibernelle wirkt als Salat und Würze magenstärkend.

Brunnenkresse dient als Brotauflage und Beigabe zu Kräuterquark. Der Samen wird als Pfefferersatz verwendet und reinigt die Mundschleimhaut.

Brennessel wird als Spinatbeigabe, als Tee, roh und als Samen eingesetzt. - Auch die Wurzel kann genutzt werden.

Gundelrebe ist scharf-würzig, zu Suppenbeilagen und Kartoffelgerichten, Kräuterquark und Maibowle geeignet. Äußerlich verwendet man sie als Wundheilmittel, bei Lungenschwäche und Husten.

Gänseblümchen: Junge Blätter werden wie Gemüse und Salate angerichtet. Die Köpfchen werden für Marinaden und Gesichtswasser bei Akne angesetzt. Sie wirken wundheilend und schleimlösend.

Frauenmantel: Junge Blätter zu Salat und Gemüse. Frauentee.

Löwenzahn wird vor der Blüte als Salatbeigabe verwendet (nicht zuviel!). Er wirkt gut bei Verstopfung, als Diureticum und galleanregend.

Kohldistel wertet durch ihre Knospen Kohlsorten auf.

Kerbel: Wiesenkerbel oder Nadelkerbel finden sich in der Gründonnerstagssuppe wieder; er wird vegetarischen Speisen zugegeben. Er ist hautwirksam.

Vogelmiere: Als Unkraut verachtet, bringt sie im Frühjahr einen herrlichen Geschmack in Quark, Suppen und Gemüse.

Schafgarbe ist wie die Kamille aromatisch und wird zur Kräuterbutter, zu Suppen und als Gemüsebeilage verwendet, wirkt magenstärkend und blutstillend. Soldatenkraut!

Arzneipflanzen

Die Volkserfahrung, die mit dem Schöpfungsglauben verquickt ist, besonders aber die tierische und menschliche Erfahrung macht eine *Pflanze zur Arzneipflanze*. So sind Schäfer, Hirten, Schmiede für die Übertragung der Volkserfahrung geeignet und verantwortlich, ebenso auch Berufe, die mit Menschen zu tun haben wie Hebamme, Bader, Lehrer und Pfarrer, schließlich die Ärzte und Heilkundigen.

Homer sprach vom *Pharmakon-Gift*, aber auch der Zaubertrank *Venenum* ist der lateinische Name für Gift; er wird abgeleitet von Venus, der Liebesgöttin, und bezieht sich auf Liebestrank.

Paracelsus sagt, die Dosis mache die Arznei zum Gift oder zum Heilmittel. So hat sich die Trennung zwischen *Heilpflanze* und Pharmakon, dem *Heilmittel*, ergeben.

Die Heilkräuter unserer Landschaften

Bäume und Sträucher:

Weißdorn - Herzmittel;

Faulbaum - Rinde als Abführmittel;

Holunder - Fiebertee, Beeren für Saft und Marmelade, Blätter für Kompressen bei Rheuma;

Schlehe - im Frühjahr Blüte und Blatt, im Herbst Früchte und Rinde - Darmmittel, Blasenmittel, Augenwasser - mildes Laxans (Blüten - Kinder);

Wacholder - Beeren und Saft. Öl bei Rheuma als Liniment, Tee aus Beeren und Sprossen, starkes Diureticum;

Birke - Blätter wassertreibend;

Linde - bei Fieber und als Schweißmittel;

Kastanie - bei Venenkrankheiten;

Hagebutte - mildes Diureticum.

Anwendung der Pflanze in der modernen Arzneitherapie

„Ausgangspunkt der Phytotherapie ist die volksheilkundliche Erfahrung am kranken Menschen. Naturwissenschaft ist sie insofern, als ihr wissenschaftliches Streben dahin zielt, die empirischen Beobachtungen aufzuklären und die Beziehungen zwischen den Inhaltsstoffen einer Pflanze und ihrer Wirkung aufzudecken" (R. Hänsel)

Abgesehen von der grundsätzlichen Feststellung, daß die Phytotherapie Quelle für

neue Arzneimittel und Behandlungsprinzipien sein kann, haben folgende Bereiche der Phytotherapie einen festen Platz in der Arzneitherapie erhalten:
- Pflanzen in der Selbstmedikation (Baldrian, Melisse, Arnika, Kamille etc.)
- Gewürzdrogen oder Carminativa (Zwiebel, Knoblauch, Kümmel, Fenchel, Koriander etc.)
- Amara- oder Bitterstoffe in der Gastroenterologie (Enzian, Tausendgüldenkraut, Wermut, Schafgarbe etc.)
- Obstipationsmittel, die häufigsten davon sind pflanzlichen Ursprungs (Aloe, Faulbaumrinde, Rhabarber, Rhizinus, Sennesblätter etc.)
- Ballast- und Quellstoffe (Agar-Agar, Flohsamen, Bockshornkleesamen, Malve, Leinsamen etc.)
- Cholagoga und Choleretika werden bis zu 90% aus dem Phytotherapiebereich angewandt (Boldo, Pfefferminze, Löwenzahn, Mariendistel, Schöllkraut etc.)
- Bronchosekretolytika (Primel, Süßholz, Königskerze, Seifenkraut, Islandmoos etc.). Dazu kommen lungenwirksame ätherische Öle (Eukalyptus, Latschenkieferöl, Myrrhe, Thymianextrakt und Terpentin etc.)
- Blasen- und nierenwirksame Pflanzen, bei denen die Droge in der Teeanwendung eine Potenzierung des Effektes im Hinblick auf die Diurese erfährt (Goldrute, Hauhechel, Liebstöckel, Petersilie, Sellerie, Wacholder etc.)
- Nervina und Sedativa (Baldrian, Hopfen, Johanniskraut, Melisse, Passionsblume etc.)
- Kreislaufaktive Flavondrogen (Arnika, Ginkgo, Roßkastanie, Weißdorn etc.)

Der Tee als Selbstmedikation

Einer Umfrage zufolge behandelt jeder 3. Bundesbürger seine Alltagsbeschwerden und Befindlichkeitsstörungen mit Tee und einfachen Tinkturen. Dies gilt für Kopfschmerzen, Magenverstimmung, Verstopfung, Ermüdung und Schlaflosigkeit. Dabei ist der Tee die Alltagsanwendung von Heilkräutern. Die Anwendung der Gemische ist bereits im Eingang des Kapitels erwähnt.

Was kann der Tee nicht?

Organkrankheiten kurieren, Krebs heilen, Blut reinigen, eine Herzkrankheit wirksam beeinflussen usw.

Der Tee als Heilmittelersatz ist möglich, wenn er kontinuierlich getrunken wird (Magen), wenn man nicht curative Wirkungen, sondern palliative oder Adjuvanswirkungen erwartet. Er dient ausgezeichnet zur Überbrückung medizinischer Behandlungsphasen, er nützt im Vorfeld der Erkrankung (z.B. Lindenblüten zur Schweißanregung) und wenn er Nahrungs-, Genußmittel und Arznei zugleich ist (Fenchel, Kümmel, Anis etc.).

Schädliche Aspekte der Tee-Anwendung

- Wenn er Hoffnungen erweckt bei unheilbaren Krankheiten und damit u.U. wichtige andere Behandlungen verdrängt.
- Wenn er Herzkranken noch mehr Flüssigkeitsangebot bringt.
- Allergien sind bekannt bei Arnika, Brennessel und Wacholder, Sellerie, aber auch

Saponindrogen, wie Primel etc., können bei entsprechender Vorbelastung gefährlich werden.
- Bekannt sind außerdem Nierenreizung bei Wacholder, Liebstöckel und Petersilie sowie Sellerie.
- Bei ständigem Gebrauch von Abführtees wird der Darm gereizt und eine Melanose gefördert.

Die Bedeutung des Tees

Tee ist Nahrungs- und Verdauungsmittel, insbesondere wenn es um die Trägersubstanz Wasser geht, die bei Husten- und Bronchialtee, bei Verdauungstees und vor allem bei den Nieren- und Blasentees von wesentlicher Bedeutung ist. Die Frage von Teegemischen oder Einzeltees hängt weitgehend von der Indikation ab, die Wirkkomponenten potenzieren sich meist im Teegemisch, während eine gezielte Indikation oft den Einzeltee vorzieht (z.B. Sennesblätter als Abführtee). Bei Anwendung des ganzen Krautes wird oft das Gemisch bevorzugt, während Wurzel, Blatt oder Stengel nur zur Einzeldroge geeignet sind.

Die Frage nach den Anwendungsformen wird unterschiedlich behandelt. Der Filterbeutel enthält gerne hohe Anteile von Stengeln, der Instanttee hat den Vorteil der sofort löslichen Trockenextrakte und gewährleistet eine gute Standardisierung (Walzentrocknung oder Sprühverfahren).

Teekombinationen nach Indikation

Abführtee	Fol. Sennae, Cortex Frangulae, Rhizoma Rhei, Flores Pruni spin.
Durchfalltee	Rhizoma Tormentillae, Cortex Quercus, Fol. juglandis regiae, Flores Chamomillae, Rhizoma Calami, Fructus Myrtilli, Herba Agrimoniae
Magentee	Herba Absinthii, Rad. Angelicae, Herba Centaurii, Herba Millefolii, Fol. Trifolii fibr., Herba Marubii, Fructus Anisi, Rad. Gentianae
Blähungstee	Fructus Carvi, Fructus Foeniculi, Fol. Menthae pip., Rad. Liquiritiae, Fructus Rhamni cathartici
Hustentee	Fol. Salviae, Fol. Farfarae, Fol. Malvae, Herba Polygoni bistort., Herba Thymi, Radix Liquiritiae, Fructus Foeniculi, Herba Pulmonariae, Radix Althaeae, Rhizoma Iridis, Flores Verbasci, Fructus Anisi, Herba Plantaginis, Herba Violae tricoloris, Flores Primulae, Flor. Sambuci
Kreislauftee	Rad. Valerianae, Fol. Melissae, Herba Millefolii, Flores Arnicae, Herba Rutae, Radix Pimpinellae, Fol. Rosmarini, Flores Crataegi oxyacanthae, Herba Equiseti
Arteriosklerose und Hochdruckkrankheiten	Flores Crataegi, Hb. Visci albi, Bulbi Allii sativi, Flores Arnicae, Herba Millefolii, Herba Hyperici, Herba Rutae hortensis

Nieren-Blasentee	Fructus Juniperi, Radix Liquiritiae, Rad. Ononidis, Rad. Levistici, Rad. Petroselini, Herba Violae tricoloris, Fol. Orthosiphonis, Cortex Phaseoli fruct., Radix Apii, Rad. Asparagi, Herba Herniariae, Herba Solidaginis virgaureae, Fol. Betulae, Rad. Ebuli, Rhizoma Graminis, Herba Polygoni avicularis, Herba Urticae, Fol. Rubi frutic., Fol. Uvae ursi, Fructus Cynosbati, Rad. Rubiae tinct., Herba Veronicae, Semen Cydoniae, Radix Sarsaparillae
Leber-Gallentee	Fol. Menthae pip., Radix Cichorii, Rad. Taraxaci, Herba Absinthii, Herba Marrubii, Herba Fumariae, Fructus Berberidis, Herba Cardui Benedicti, Flores Malvae
Gicht- und Rheumatee	Fructus Juniperi, Lignum Guajaci, Radix Saponariae, Herba Urticae, Rad. Aegopodii podagrariae, Flores Spiraeae ulmariae, Fol. Ribis nigr., Herba Cochleariae, Radix Asari, Herba Callunae, Flores Sambuci, Cortex Salicis, Herba Equiseti, Radix Ebuli, Flores Lavandulae
Nerven- und Schlaftee	Radix Valerianae, Fol. Melissae, Strobuli Humuli Lupuli, Flores Chamomillae, Herba Boraginis, Flores Lavanduli, Flores Aurantii, Flores Paeoniae, Herba Hyperici, Fol. Trifolii fibrini
Tee mit entzündungshemmender Wirkung zu Umschlägen und als Badezusatz	Flores Chamomillae, Flores Arnicae, Cortex Quercus, Rhizoma Calmi, Fol. Rosmarini, Fol. Lavandulae, Herba Equiseti

Phytotherapie bei Trauma und Wundheilung

Wundheilung ist ein Prozeß bei Pflanzen und Tieren, der einer Wiederherstellung dient und viele zelluläre und humorale Mechanismen in Gang bringt. Wundinfektion, Verwachsungen und Narbenkeloide zu verhindern ist Merkmal und Anliegen einer Therapie, zu der seit altersher die Pflanze viele Möglichkeiten beigetragen hat.

Die Phasen der Wundheilung sind Substratphase, proliferative Phase und Rekonstruktionsphase. Die letzte Phase beginnt nach ca. drei Wochen und endet je nach Größe der Verletzung in einer Quervernetzung von Kollagenfasern als Narbe.

Phytotherapeutisch gibt es eine Reihe von Möglichkeiten, von denen die *Flavonoide* an erster Stelle stehen, der Prototyp ist die Arnika. Es sind die am häufigsten studierten Pflanzenstoffe mit schwacher Wirkung und fehlender Toxizität. So sind auch die therapeutischen Effekte milde und treten nicht selten heterogen, also sekundär auf.

Die *Rutine* sind Prototypen eines Flavonoids, erstmals aus der Gartenraute isoliert. Der spasmolytische Effekt ist gemessen an Papaverin ca. 1:100, bei Quercetin etwa 1:25.

Flavonoide sind Regulationsfaktoren (nach Böhm). Sie beziehen sich auf

1. Selektive Änderungen der Permeabilität, die den Transport eines Substrats zu einem Enzym limitiert.

2. Änderung der Aktivität eines Enzyms, das ein bestimmtes Substrat ohne Veränderung der vorhandenen Enzymmenge umsetzt.
3. Selektive Änderung der Enzymmenge.

Charakteristische Eigenschaften des Rutins und Quercetins sind die Kapillarwirkungen. Dabei wird eine erhöhte Kapillardurchlässigkeit reduziert. Außerdem wirken sie anti-ödematös, coronardilatatorisch, diuretisch, hämostyptisch, sie hemmen die Erythrozytenaggregation, wirken kapillarprotektiv, blutdrucksenkend, wobei auch das Cholesterin gesenkt wird. Daneben wird die periphere Durchblutung gesteigert und eine allgemeine Sedierung erreicht.

Antiallergische Eigenschaften von Flavonoiden sind lange bekannt. Das erste Kraut war Helichrysum und später folgte Ammi visnaga (Khelladroge).

Gebräuchliche Pflanzen

Akute Verletzungen
Chamomilla (entzündungswidrig)
Millefolium (sog. römisches Soldatenkraut)
Arnica mont. (gelegentlich Allergien)
Calendula off. (Ersatz für Arnika)
Bellis perennis (verhindert Keloide)
Hypericum perf. (besonders bei Nervenverletzungen)
Ruta grav. (als Tinktur zur äußerlichen Anwendung)
Echinacea (in Salben und äußerlicher Form)

Blutungsmittel
Capsella bursa pastoris (äußerlich)
Hamamelis virg. (innerlich und äußerlich)
Trillium pend. (bei Magenblutung)
Geranium maculatum (ebenso)
Ipecacuanha (sog. Ruhrwurz bei Darmblutungen)
Erigeron canad. (auch innerlich)

Knochen-Gelenke
Ruta grav.
Sanicula europaea (adstringierender Effekt)
Aesculus hippoc.
Viscum album
Gnaphalium polycephalum (Ruhrkraut)

Lymphmittel
Phytolacca decandra (oder americana)
Teucrium Mar. V.
Myosotis
Arum triphyllum
Abrotanum

Schleimhautmittel
Salvia
- Mund-Rachen
  Chamomilla
  Cistus canadensis
  Myrrhe
  Thymus vulgaris
  Senecio jacobaea
- Gynäkologie
  Secale cornutum
  Viburnum opulus
  Aesculus hippoc.
- Darmtrakt
  Ipecacuanha
  Tormentillwurz (als Einläufe)
  Trillium pendulum
  Sanguisorba officinale
  Tanacetum vulg. (Wurmkraut)

Haemorrhoidal-Venenblutungen
Hamamelis virg. (äußerlich und innerlich)
Melilotus
Aesculus hippoc.
Paeonia off.
Ruscus aculeatus
Fagopyrum esculentum (Photosensibilität)

Brandverletzungen
Ein altes Volksheilmittel ist die Lilia candida, die in Öl ca. 4-6 Wochen gelagert Wirkstoffe konzentriert, die bei Brandverletzungen eine schnelle Heilung und optimale Narbenverhältnisse bringen.

Pflanzen mit Wirkung auf die Blutgerinnung
Im 19. Jahrhundert wurde von dem Engländer *Stevens* die Cumarin-haltige Droge Umckaloabo aus Afrika eingeführt. Sie gehört zur Familie der Geraniengewächse, die auch in unseren Breiten als milde Blutungsmittel bekannt sind (Geum urbanum, Geranium Robertianum). Untersuchungen haben ergeben, daß die Inhaltsstoffe von Umckaloabo dem Dicumarol nahestehen. So hat sich dieses Mittel zur Verhinderung eines *Rebound*effektes nach Absetzen einer Markumarisierung wirksam erwiesen. Von der Tinktur werden ausschleichend 3-2-1 x 30 Tropfen verabreicht, ca. 14 Tage lang.

Phytotherapie von Infektion, Entzündung und Rheuma
Fieber, Schmerz, Infekt, Rheuma und Allergie bilden den Schwerpunkt des Praxisalltags. Während die übliche Therapie von Gegenmaßnahmen geprägt ist (Antibiotika,

Antipyretika etc.), versucht die Naturheilkunde durch Umstimmungseffekte eine neue Immunitätslage zu erreichen und eine bessere Abwehrlage zu schaffen.

Die Frage, wann Antibiotika und wann noch nicht, muß aus der Erfahrung des Behandlers entschieden werden. Es darf nicht dazu kommen, aus Konsequenzgründen auf die Antibiotika zu verzichten, der Zustand des Patienten allein diktiert die Behandlung. Dort, wo sich Resistenzen gegenüber Keimen entwickelt haben, wo allergische Faktoren eine Rolle spielen, sollte man bevorzugt an eine alternative Therapie denken, was nicht ausschließt, daß nach einer oder mit einer antibiotischen Therapie auch Umstimmungsmaßnahmen durchgeführt werden, was meist den besten Effekt verspricht. Eine bakteriostatische Behandlung ist meist eine zellgebundene Behandlung, die durch humorale Umstimmungsmethoden unterstützt werden kann.

Solche *Umstimmungsmethoden* reichen von Bakterienautolysaten über homöopathische Gemische, Schwefel und Zink, von Zellextrakten der Milz und des Thymus bis zu Pflanzenextrakten und Diätmaßnahmen (Rohkost, Fasten) sowie balneologischen Methoden, wie Schlenzbäder und Salzbäder.

Immunstimulation und bereits *Immunprophylaxe* berühren neben den erwähnten Resistenzen und Allergien besonders auch chronische Bindegewebsinfekte wie Rheumatismus und nicht zuletzt auch das Krebsgeschehen. Neben der vorwiegend suppressiven Chemotherapie steht die mehr stimulative Phytotherapie mit folgenden Möglichkeiten:

1. Pflanzen mit zentraler Einwirkung und Fieber und Entzündung, zum Teil symptomatisch oder zentral auf das Fieberzentrum - meist *Alkaloid*-Pflanzen. *Aconitum napellus* - Ranunculacee mit der Einzeldosis von 0,1 mg und einer Maximaldosis von 0,3 mg (Letaldosis 3-6 mg). Bei Kindern entschieden weniger dosiert. Aconit ist ein Terpenalkaloid aus der Wurzelknolle. Es bestehen zentrale und periphere Nebenwirkung durch Na-Ionenausschleusung aus der Zelle. Lähmung des Wärme- bzw. Fieberzentrums können auftreten!
   Belladonna-Alkaloid in Wurzel und Blättern, sowie Blüten. 0,3% Hyoscyamin bzw. das racematische Atropin. Einzeldosis 0,3 mg - 2 mg. (Enthalten in den meisten Grippemitteln). Letaldosis 50 mg.
   Chininum succirubra - Chinarinde mit dem analgetischen und antipyretischen Chinolinalkaloid, das sich biogenetisch aus Antrhanilsäure und Serin und einem Monoterpen ableitet. Die Wirkung erklärt man sich durch Hemmung der Nucleinsäuresythese.
   Gelsemium sempervirens - der gelbe Jasmin, eine Loganiacee, stammt aus der amerikanischen Botanikmedizin. Die Wirkungen auf Herzrhythmus, Fieber und Migräne werden auf die Indolalkaloide Sempervirin und Gelsemin zurückgeführt. Erfahrungen resultieren aus der Homöopathie.
   Dulcamara - Bittersüß, eine Solanacee, wird bereits als Rheumaarznei bei Linné bezeichnet, deren Toxizität weit geringer als Belladonna ist. Die Wirkstoffe sind Sapogenine, die bei Rheuma, Erythema nodosum, Kälteurticaria und -purpura, aber auch bei anderen Kälte- und Nässeeinflüssen wirksam sind.

Withania somnifera (Ayurvedamedizin) und Lycium chinense (China) sind ähnlich einzustufen.

2. Einflüsse auf die Biochemie des Entzündungsvorganges - *Prostaglandin-Hemmung* Beim Entzündungsvorgang wird das Prostaglandin freigesetzt. Eine Hemmung dieses Vorganges kann die Entzündungsreaktion unterdrücken. Der Prototyp ist die *Salicylsäure*. Dabei werden auch Nebenwirkungen wie Übelkeit, Ohrensausen, Schwindel und asthmoide Störungen und solche des Gerinnungssystems in Kauf genommen. Bereits Größenordnungen von 10^{-4} sind dabei zu diskutieren. Wirksam sind auch Esterverbindungen der Salicylsäure, wie z.B. *Gaultherin* oder *Wintergrün*-Öl, ebenso wie Spiraein (aus Spiraea ulmaria) oder Tremulinum (aus Populus tremolens), die als Carbonsäuren an diesem Mechanismus beteiligt sind.

3. Einflüsse auf das *Hormonsystem*. Der Prototyp ist das Cortison, aber auch Sapogenine wie Süßholz und Sarsaparilla, neben Östrogenen und Pflanzen mit dem sog. Irritanteffekt wie Capsicum.

4. *Immunmodulation*, d.h. Einflüsse auf das zellgebundene Immunsystem wie Glukane, Heteroglukane und Lektine.
Bei einer einfachen Umstimmung kommt es entsprechend des Reizes zu einer Blutreaktion im Sinne der *Makrophagenaktivität*. Antigene werden über die Makrophagen an die B-Zellen weitergereicht, diese proliferieren die B-Lymphozyten, die sich zu Plasmazellen differenzieren. Hieraus werden spezifische Antikörper synthetisiert. Daneben proliferieren die T-Lymphozyten und geben Interferon und Lymphokinine ab. Auf die Kooperationsphase folgt die Effektorphase.
Bei der klassischen Antigen-Antikörperreaktion laufen *humorale* Antworten, bei der *zellulären* Antwort greifen spezifische T-Zellen ineinander. Dringt das gleiche Antigen nochmals in den Organismus, so sorgen die *Gedächtniszellen* für eine rasche Bereitstellung der notwendigen Abwehrreaktion.
Es konnte nachgewiesen werden (Gaston Leon *Ramon* 1925), daß die Titer der Antitoxin-Antikörper ansteigen, wenn den Vakzinen verschiedene Stoffe, wie z.B. Agar-Agar, Lezithin, Saponin u.a. zugesetzt werden. Man sprach dabei vom Adjuvans (Freundsches Adjuvans ist eine Öl-Wasser-Emulsion). Dextrane, Glukane und Bakterienstoffe, aber auch viele Saponine gehören hierher. So versteht sich die *Phytotherapie der Immunität*. Echinaceaarten, Eupatorium perfol. Dulcamara, Quajakholz, Sarsaparilla und die Mistel gehören hierher.
Ruhende kleine Lymphozyten können durch sog. *Phythämagglutinine* in eine mitotische Aktivität versetzt werden. Solche Phythämagglutinine wurden aus der roten Bohne, dem Protein der Schwertbohne (Canavallia ensiformis), aus Toxinen von Strepto- und Staphylokokken bekannt.
Von besonderem Interesse ist das sog. *Pokeweed-Mitogen* der Phytolacca americana - Kermesbeere. Solche Phytomitogene haben Wirkungen, die denen des Kontaktes sensibilisierter Lymphozyten mit dem spezifischen Antigen ähnlich sind. Sie haben Adjuvanseigenschaften und einen Interferon-induzierenden Effekt. Das Burkittsarkom Afrikas, aber auch andere Lymphkrankheiten, wie Tonsillitis, Brustdrüsenaffektionen bis zur Polyarthritis, gehören zu den Wirkungsbereichen von Phytolacca.

Auch andere Eigenschaften in der Therapie sind bekannt, wie z.B. Fettsucht. Chinesische Rheumamittel wie Astragalus sind in ihrer Wirkung ähnlich zu verstehen.

5. *Bitterstoffe* wie Enzian, Fieberklee, Tausendgüldenkraut, ebenso wie Bitterstofflaktone (Teufelskralle - Harpagophytum procumbens) zeigen besonders im Hinblick auf das s-IGA immunologische Eigenschaften, was sich bei den Entzündungen des Darmes auswirken kann.

6. *Proteolytische Fermente* wie Bromelaine und Papaine haben entzündungswidrige Eigenschaften.

7. Sog. *Dyskrasiemittel* sind in der Rheumatherapie mehrfach verwendet worden, ohne den entsprechenden pathophysiologischen Ansatz zu kennen. Der Begriff stammt aus dem Mittelalter (Unstimmigkeit der Säfte) und meinte vor allem den Rheumatismus, der dann entsprechend antidyskratisch behandelt wurde. Die Teesorten, die dabei Verwendung fanden, bestanden aus Abführmitteln, Ausscheidungsmitteln über Galle, Leber und Niere, wie z.B. die *Brennessel*, die reich an niederen Säuren ist. Die diuretische und verdauungsfördernde Wirkung ist bis heute bekannt. Das Gleiche gilt für der Birke, Berberitze und der Klette.

Die Auseinandersetzung mit Entzündung, Infektion und Immunologie wird solange ein Vorrecht der Naturheilverfahren bleiben, wie die individuelle Betreuung gewährleistet sein muß, das stimulierende Agens, den richtigen Zeitpunkt, die optimale Dosierung zu finden und die Unterscheidung zu lernen, ob ein immunstimulierendes Agens auf eine normale oder etwa vorbehandelte supprimierte Ausgangslage trifft. Mit der Vielfalt von Möglichkeiten, die Naturheilverfahren anbieten, läßt sich diese Forderung besser erfüllen als mit einer schematischen Behandlung.

Liste der Grippemittel

Minzöl:	JHP-Rödler, Kneipp-Minzöl, Minx-med, Sertürner China Minze
Minze-Thymian:	Bronchicum Inhalat, Röwo-Minz k
Echinacea:	Lophakomb-Echinacea N, Sinusitis Komplex-Hewert, Toxiloges.
Aconit/Belladonna:	Anginovin H, Biopyr, Engystol, Grippe-Gastreu R 6
Eupatorium:	Gripp-Heel, Infludo, Influtruw, Mato, Meditonsin, Nisylen, PCF-Tropfen
Gelsemium:	Schwörotox, Influtruw S, Metavirulent

Phytotherapie der Harnwege

Die Phytotherapie der Harnwege gehört mit zu den ältesten Arzneibehandlungen überhaupt. Das ist auch verständlich, da die Arzneistoffe über die renale Ausscheidung direkt an ihren Wirkungsbereich kommen. Lipophile Substanzen in der Tinktur und hydrophile in Form von Tee haben zudem noch den Vorteil der Spülwirkung. Antibiotika- und Saluretika-Therapien können die biochemischen Wirkungen von Arzneidrogen noch nicht ganz ersetzen.

Die nachstehend genannten Arzneipflanzen, die sich in Volksmedizin und Phytotherapie bewährt haben, bieten sich zur Therapie an.

Beeinflussung der Harnwegsinfektion
Daß eine pflanzliche Therapie angesichts des reichhaltigen Spektrums an chemischen Urodesinfizientien noch ihre Berechtigung hat, hat vielerlei Gründe, die sich aus der praktischen Erfahrung ergeben: Zunächst die *Immunschwäche nach intensiven antibakteriellen Therapien,* verbunden mit der raschen *Zunahme resistenter Keime;* weiter die vorherrschende *Rezidivneigung urologischer Infekte* mit der Notwendigkeit, das antibiotische Behandlungsmuster zu ändern.

Hier sollte man an die Anwendung von Phenolen und nierengängigen ätherischen Ölen und Harzen denken, aber auch an den Spüleffekt des Tees, an die Rolle der dispositionellen Faktoren wie Beckenstau oder Hormondysregulation und schließlich an Tonusschwäche der Blaseninnervation bei Kreuzbeinanomalien bzw. Wirbelsäulenveränderungen.

Zur *Umstimmungstherapie* gehört als fester Bestandteil die *Echinacea-Extraktbe-*

Tabelle 5.1: Urodesinfizientien

Pflanze	*Familie*	*deutscher Name*	*Inhaltsstoffe*	*Anwendung*
Arcostaphylos uvae ursi	Ericaceeae	Bärentraube	Arbutin Mathylarbutin Hydrochinon	Tee
Bergenia crassifolla	Saxi-fragaceae	Bergenie	Methylarbutin	0
Calluna vulgaris	Ericaceae	Heidekraut	Arbutin	Tee
Chimaphila umbellata	Pirolaceae	Winterlieb	Arbutin	Fluidextr. Homöop.
Pyrus communis	Rosaceae	Birne	Arbutin Methylarbutin	Tee
Vaccinium vitis Ideae	Ericaceae	Preiselbeere	Arbutin Methylarbutin	Tee
Betula pendula	Fagales	Birke	Phenole, Kresole, Flavone, Betulin	Folia, Saft
Barosma betulina	Rutaceae	Bucco rotunda	Phenolsubstanzen, ätherische Öle	Tee
Piper Cubebae	Piperaceae	Cubebenpfeffer	Ätherisches Öl	Arznei-spezialität
Santalum album	Santala	Sandelholz	Ätherische Öle	Lign. Santali
Herniaria glabra	Caryo-phylaceae	Bruchkraut	Ätherische Öle, Cumarine, Saponine	Tinctur, Tee
Copaifera coriacea	Cesalpinaceae	Copalvabalsam	Caryophylien, Balsam aus Sesquiterpenen	Homöop.

Tabelle 5.2:

Nahrungsmittel mit Säureüberschuß		Nahrungsmittel mit Basenüberschuß	
Nach R. Berg und M. Vogel			
Rindfleisch	- 37,3	Feigen, getrocknet	+ 27,8
Reis, unpoliert	- 34,3	Kopfsalat	+ 14,1
Hühnerei	- 22,3	Tomaten	+ 13,7
Käse	- 19,8	Spinat	+ 13,1
Hering, gesalzen	- 18,4	Schnittbohnen	+ 10,2
Linsen	- 17,8	Karotten	+ 9,5
Quark	- 17,3	Stachelbeeren, roh	+ 9,5
Palmin	- 11,4	Rhabarberstiele	+ 8,9
Grieß	- 10,2	Weißkraut	+ 8,2
Haferflocken	- 10,0	Kartoffeln	+ 7,3
Rosenkohl	- 9,9	Pfirsich	+ 6,4
Schweinespeck, durchw.	- 8,6	Rotkraut	+ 6,3
Walnüsse	- 7,7	Rohrzucker, nicht raff.	+ 6,0
Margarine	- 7,3	Johannisbeeren	+ 5,9
Weißbrot, ohne Milch und Zucker	- 6,7	Pflaumen	+ 5,8
Vollkornbrot	- 6,0	Wirsing	+ 5,2
Reis, poliert	- 5,7	Feldsalat	+ 4,8
Makkaroni	- 5,1	Kuhmilch	+ 4,2
Preiselbeeren	- 4,8	Grünkohl	+ 4,0
Weiße Bohnen	- 4,3	Kohlrüben	+ 3,2
Butter	- 4,0	Blumenkohl	+ 3,0
Erbsen	- 3,4	Erdbeeren	+ 1,8
Weizenmehl	- 3,0	Spargel	+ 1,5
Haselnüsse	- 0,2	Äpfel	+ 0,9

aus: J. Prüfer, Ernährung bei Nierenkrankheiten

handlung - entweder als parenterale Einzeldosis oder in Form der vielfachen Kombinate - mit den Indikationen der akuten Nephritis, der Pyelitis und Urethritis nonspecifica. Die orale Verabreichung wirkt meist sehr viel schwächer und sollte möglichst mit nierengängigen Tees kombiniert werden. Die *antibakterielle Therapie* der ableitenden Harnwege besteht aus zwei Wirkprinzipien:

Einmal handelt es sich um die *Phenole*, von arbutinhaltigen Pflanzen fermentativ freigesetzt und als Hydrochinone wirksam (z.B. Arcostaphylos uvae ursi - Bärentraube; s. Tab.). Da dies nur für das alkalische Harnmilieu gilt (etwa bei hämorrhagischer Zystitis oder Proteusinfektion), bedarf es bei saurem Harn (z.B. Coli-Infekt) eines Bikarbonatzusatzes zur Phytotherapie oder einer diätetischen Alkalisierung in Form von Kartoffeln oder anderen laktovegetabilen Kostformen.

Zum anderen handelt es sich um das Wirkprinzip der nierengängigen *ätherischen Öle* oder *Harze* wie beispielsweise Piper cubebae = Cubebenpfeffer etc. (s. Tabelle 5.1). Dazu kommen Senfölpflanzen wie Armoratia rustica = Meerrettich usw.

Die sogenannte „Schaukeldiät"

Die Tatsache, daß nahezu alle Problemkeime der Zystopyelitis entweder in saurem oder alkalischem Milieu gedeihen, hat frühzeitig an eine diätetische Therapie mit

Säuerungstendenz oder basischer Auswirkung auf das pH-Milieu des Urins denken lassen. Ca. 80% aller Zystitisfälle sind colikeimhaltig und verlangen zum Wachstum saures Milieu. Andererseits entsteht im alkalischen Milieu die hämorrhagische Zystitis mit den entsprechenden Keimen (z.B. Entero- oder Staphylokokken).

In der Schaukeldiät nutzt man die Beobachtung, daß alle tierischen Nahrungsmittel - mit Ausnahme von Kuhmilch und Rinderblut - einen Säureüberschuß enthalten, während in pflanzlichen Lebensmitteln ein Säureüberschuß bei allen Samen wie Getreide, Nüssen und Hülsenfrüchten sowie Rosenkohl und Preiselbeeren besteht. Einen Basenüberschuß liefern neben Rinderblut und Kuhmilch Kartoffeln sowie alle Gemüse- und Obstarten mit den genannten Ausnahmen.

Beeinflussung der Diurese

Die Anregung der Diurese ist von großer Bedeutung, nicht nur bei urologischen Erkrankungen, sondern auch für die Behandlung von Herz- und Leberkrankheiten.

Die Wirkungsmechanismen der phytotherapeutischen Diuretika sind vielfältiger Natur, wobei die osmotische Komponente im Vordergrund steht (Mannit und Sorbit).

Von den *ätherischen Ölen und Harzen* sind gelegentliche Reizeffekte bekannt (Anregung der Nierenepithelien zu vermehrter Durchblutung), die gegenüber einer milden Diurese abzugrenzen sind (Petersilie, Sellerie, Wacholder). Fructus Juniperi ist allerdings in der Schwangerschaft kontraindiziert. Bibernelle, Engelswurz und Liebstöckel dagegen sind sogar als Gewürzdrogen mit mildem Diureseeffekt zu gebrauchen.

Die Wirkung der kreislaufaktiven *flavonhaltigen Pflanzen* wird auf Hemm-Mechanismen in der tubulären Rückresorption zurückgeführt. Lespedeza capitata gilt als wirksames Mittel gegen chronische Nephropathien, und Solidago virgaurea (Goldrute) bringt neben dem saluretischen Effekt auch eine eindrucksvolle pH-Veränderung des Harns.

Auch die *Saponindrogen* bewirken eine Hemmung der tubulären Rückresorption. Sie sind häufig in verschiedenen Mischungen kombiniert. Von der Primuladroge war schon früher bekannt, daß sie die Resorptionsverhältnisse bei Digitalistherapie im Sinne eines Vagotropieeffektes der Saponine verbessert. Herniaria glabra (Bruchkraut) gehört ebenfalls zu den resorptionsverbessernden Arzneien. Smilax sarsaparilla wirkt als Steroidsapogenin nicht nur diuretisch, sondern greift bei der Psoriasis in den Metabolismus der Hautschichten ein. Als wassertreibende Arzneidroge der heimischen Flora ist seit altersher die Agropyron repens (kriechende Quecke) bekannt. Untersuchungen im Krankenhaus für Naturheilweisen, München-Harlaching, ergaben nicht nur eindeutige diuretische Wirkungen, sondern auch eine deutliche Reduzierung der Harnsäurewerte, allerdings erst nach dem für Pflanzendrogen üblichen Verzögerungsintervall von 3-5 Tagen.

In der Bevölkerung sind auch die *Xanthindrogen* bekannt, wie etwa arabischer Kaffee und chinesischer Tee, teilweise auch die Nebeneffekte einiger Herzglykoside, wie Scilla maritima, Convallaria majalis, Radix Ebuli und Apocynum cannabinum.

Tabelle 5.3: Diuretika

Pflanze	*Familie*	*deutscher Name*	*Inhaltsstoffe*	*Anwendung*
Angelica archangelica	Apiaceae	Engelswurz	äther. Öle Phellandren	versch.Zub. Kraut, Samen
Apium graveolens	Apiceae	Sellerie	äther. Öle	Gemüse, Salat, Extrakt
Levisticum officinalis	Apiaceae	Liebstöckel	äther. Öle Apiol	Würze, Extrakt Kraut, Tee
Petroselinum sativum	Apiaceae	Petersilie	äther. Öle Apiol Myristicum	Würzkraut Extrakt Tinktur
Peucedanum ostruthium	Apiaceae	Meisterwurz	äther. Öle Bitterstoff	Wurzelextrakt
Juniperus communis	Cupressaceae	Wacholder	äther. Öle Juniperin Inv.	Beeren, Tee, Würze Extrakt
Herniaria glabra	Caryo-phyllaceae	Bruchkraut	äther. Öle Saponine Cumarin	Tee Tinktur Homöop.
Pimpinella maior	Apiaceae	Bibernelle	Saponine Gerbstoff Apiol Pimpinellin	Kraut, Tee Extrakt
Agropyron repens	Poaceae	gem. Quecke	Saponine Zucker Vanillin	Wurzel Extrakt Tee
Smilax sarsaparilla	Liliaceae	Sarsaparille	Saponine	Wurzel Tct., Homöop.
Ononis spinosa	Fabaceae	dornige Hauhechel	Saponine Glykos. äther. Öle	Wurzel Kraut
Equisetum	Equisetaceae	Schachtelhalm	Saponine Flavone Equisetonin Kieselsäure	Kraut Tee Homöop.
Viola tricolor	Violaceae	Ackerstief-mütterchen	Saponine Flavone Violutosid	Kraut Tee Bäder
Betula pendula	Betulaceae	Birke	Flavone Phenole Betulin Kresole	Tee Extrakt Folia Saft
Solidago virgaurea	Compositae	Goldrute	Flavone Saponine äther. Öle	Kraut, Tee Blätter, Tct.
Thea sinensis	Cameliaceae	Chin. Tee	Xanthine Tein, Koffein Gerbstoffe Theobromin	Tee

Beeinflussung des Harnsäuremetabolismus und der Steinbildung

Ein gestörter Harnsäuremetabolismus in Form einer Hyperurikämie (bei 1-3% der Bevölkerung nachweisbar) führt relativ häufig zu Gicht. Bei einem Serumharnsäurespiegel von 6-6,9 mg% erkranken nur 1,8%, bei 7-7,9 mg% bereits 11,8% und bei über 8 mg% sogar 36% an Gicht.

Bei der Hyperurikämie handelt es sich um eine Stoffwechselstörung, die in über 20% der Fälle mit einer familiären Belastung verquickt ist und im Zusammenhang mit einer Reihe von Risikofaktoren steht. Eine beachtliche Rolle spielen hier falsche Ernährung und Übergewicht sowie Alkoholgenuß und mangelnde Bewegung.

Bei einem *akuten Gichtanfall* ist Colchizin - das Gift der Herbstzeitlose - das Mittel der Wahl. Es wirkt schmerzstillend und antiphlogistisch. Bei der Behandlung der *chronischen Gicht* und Hyperurikämie werden neben der sehr wichtigen Diät (kein Zucker, keine Innereien, wenig Fett) und der pH-Regulation (pH 6,4-6,8) die Phytotherapeutika Berberis vulgaris und Orthosiphon eingesetzt.

Die Genese der *Harnsteinbildung* ist sehr komplex und nur teilweise geklärt. Da die Häufigkeit ihres Auftretens seit der Kriegs- und Nachkriegszeit kontinuierlich zugenommen hat, muß man annehmen, daß alimentäre Ursachen eine entscheidende Rolle spielen. Gesichert ist auch, daß sich insbesondere dann Konkremente bilden, wenn vermehrt Kristalloide im Harn vorhanden sind und ihre Ausfällung durch physikalische oder chemische Veränderungen des Urins gefördert wird. Begünstigt wird die Nephrolithiasis durch alle Krankheitszustände, die mit einer erhöhten Ausscheidung von Kalzium, Harnsäure, Phosphaten, Oxalaten und Zystin im Urin einhergehen. In Anbetracht dessen, daß inzwischen jeder 10. Bundesbürger an einer Nephrolithiasis leidet, ist eine Harnsteinprophylaxe sinnvoll und notwendig. Die Methode der Wahl ist dabei eine geeignete *Diät* mit reichlicher Diurese, Verzicht auf kalziumreiche Nahrungsmittel wie Milchprodukte, aber auch Oxalatträger wie Spinat, Rhabarber, Kakaoprodukte, schwarzer Tee, Grapefruit, Orangensaft und Rote Beete. Günstig wirkt sich eine vegetarische und ballaststoffreiche Ernährung aus, ebenso die Reduzierung von Übergewicht. Als *pflanzliches Arzneimittel* bot sich Rubia tinctorum - der Färberkrapp - an. In-vitro-Versuche zeigten, daß bei einem pH-Wert von 6,6 die Ausfällung von Kalziumphosphatasen und Kalziumoxalaten durch den Hauptwirkstoff von Rubia tinctorum - die Ruberythrinsäure - zu mehr als 80% gehemmt wird.

In letzter Zeit sind mutagene Wirkungen des Wurzelextraktes von Rubia tinctorum bekannt geworden. Als Test dienten Salmonellen. Alizarin erwies sich dabei als inaktiv, während die Lucidinanteile und seine Derivate am stärksten mutagen aktiv waren. Die seit langem bewährte Krappwurzel, die auch vielfach zum Färben benutzt wurde, ist damit aus dem Handel gezogen. Neue Präparate sind aus Betula, Orthosiphon (Nephrubin N und Echtroplex) ohne Rubia hergestellt.

Die Beeinflussung von Blasentonus und Enuresis

Das Bettnässen von Kindern kann auf eine Schwäche des Schließmuskels zurückgeführt werden, die sich auch tagsüber in Form von starkem Harndrang ausdrückt. Zumeist tritt dieser Drang bei nervösen Störungen auf, evtl. auch im Zusammenhang mit erhöhter Reizbarkeit des Rückenmarks oder zerebralen Störungen. Reflektorisch ist Enuresis bei Wurmbefall, Verstopfung, Phimose u.a. bekannt. In der Regel handelt es sich um nervöse und konstitutionell schwache Kinder. Nach psychosomatischen Vorstellungen wird Enuresis als Folge von Liebesverlust angesehen. Dieser tritt vor allem bei Erstgeborenen ein, wenn ein Kind dazukommt und die Aufmerksamkeit der Eltern sich dem Neugeborenen zuwendet.

Allgemeinbehandlung
Flüssige Nahrung am Abend ist zu vermeiden, auch Obst und wassertreibende Speisen (Spargel, Kürbis und Kartoffeln) sind zu reduzieren. Hartes Lager mit besonderer Lagerung des Beckens oder Erhöhung des Fußendes ist gelegentlich wirksam.

Die *konstitutionelle Therapie* zielt in erster Linie auf das irritierbare Kalk-Phosphorgleichgewicht in der Entwicklung. So versteht sich die alte volksmedizinische Anwendung von Eierschalenkalk, pulverisiert und messerspitzenweise in das Essen verteilt. Auch die Auflösung von Zitronensaft und Darreichung eines solchen Saftes als Limonade ist bekannt.

Die vegetativ gesteigerte Reflexirritabilität der Blase bei allgemeiner Vagotonie, psychischer Fehlhaltung und neurotischer familiärer Belastung ist ursächlich mit Arzneigemischen auf dem Prinzip der Belladonna-Alkaloide behandelbar - z.B. mit nachstehender Teezusammensetzung:

2 Eßlöffel Schafgarbe (Alchemilla Millefolium Hb)
1 Eßlöffel Johanniskraut (Hypericum Hb)
1 Eßlöffel Wollblume (Verbascum flores)
1 Eßlöffel Schachtelhalm (Equisetum arvense Hb)
2 Eßlöffel Bärentraube (fol. Uvae ursi)

Von diesem Gemisch nimmt man 1 Eßlöffel auf 1/4 Liter heißes Wasser und trinkt davon 3 x täglich 1 Tasse.

Eine alte Volksmedizin ist ein Gemisch aus Gerste und Hirse - 1 Eßlöffel in 1/4 Liter Wasser 2-3 Minuten kochen lassen und vor dem Schlafengehen trinken.

Wohl die beste Methode ist aber die Behandlung mittels chinesischer *Akupunktur*, bei der durch die Nadelung auch der psychogene Faktor stark beeinflußt wird.

Blasentee bei Infekten der Blase und Nieren:

Rp.:	Hb. Violae tricol.	
	Flor Lamii	aa 5,0
	Hb. Herniariae	
	Fol. Bucco	
	Hb. Galeopsidis	
	Frct. Juniperi	aa 10,0
	Fo. Uvae Ursi	ad 100,0
	M.f. Spec.	
	D.S. 1-2x tägl. 1 Tasse	

Rp.:	Fol. Betulae		
	Fol. Uvae Ursi		
	Stigm. Maidis		
	Rad. Liquiritiae		
	Rhiz. Graminis	aa	20,0
	M.f. Spec.		
	D.S. 2-3 x tägl. 1 Tasse		
Rp.:	Flor. Althaeae roseae		10,0
	Fol. Uvae Ursi		
	Hb. Veronicae		
	Fol. Salviae	aa	20,0
	Hb. Equiseti	ad	100,0
	M.f. Spec.		
	D.S. 2 x tägl. 1 Tasse der Abkochung		
Rp.:	Hb. Herniariae		
	Frct. Petroselini		
	Fol. Menthae pip.	aa	10,0
	Rad. Ononidis		30,0
	Fol. Uvae Ursi		40,0
	M.F. Spec.		
	D.S. morgens 1-2 Tassen		

Wassertreibender Tee:

Rp.:	Hb. Callunae		20,0
	Cort. Phaseoli frct.		
	Rad. Levistici	aa	10,0
	Frct. Petroselini		
	Hb. Equiseti	aa	20,0
	Hb. Solidaginis virg.		
	Strob. Lupuli	aa	10,0
	M.f. Spec.		
	D.S. 1 Eßlöffel z. Aufguß		
Rp.:	Fol. Rosmarini		
	Fol. Rubi fruticosi		
	Flor. Sambuci		
	Hb. Solidaginis virg.		
	Herb. Equiseti	aa	20,0
	M.f. Spec.		
	1-2 x tägl. 1 Tasse des Sudes		
Rp.:	Herb. Thymi		10,0
	Rad. Althaeae		20,0
	Semen Lini		30,0
	Hb. Violae tric.		40,0
	M.f. Spec.		
	D.S. 2-3x tägl. 1 Tasse der Abkochung		

Rp.:	Rad. Levistici	
	Rhiz. Calami	
	Flor. Pruni spinosae	aa 20,0
	Hb. Solidaginis virg.	aa 100,0
	M.f. Spec.	
	Kalt ansetzen und kurz aufkochen	
	D.S. 2 x tägl. 1 Tasse	

Bei Steinleiden:

Rp.:	Fol. Hederae Hel.	
	Fol. Rosmarini	
	Fol. Uvae Ursi	
	Rad. Liquiritiae	aa 10,0
	Frct. Carvi	
	Rad. Ebuli	aa 15,0
	Frct. Juniperi	ad 100,0
	M.f. Spec.	
	Kalt ansetzen und aufkochen	
	D.S. 1-2 Tassen täglich	

Bei Bettnässen:

Rp.:	Flor. Arnicae	30,0
	Hb. Agrimoniae	70,0
	M.f. Spec.	
	D.S. abends 1 Tasse	

Phytotherapie von Herz und Kreislauf

Der Prototyp einer herzwirksamen Droge ist die Digitalispflanze, deren Phytopharmakologie im Hinblick auf die Herstellung aus der Pflanze noch Ansätze des Begriffes „Heilpflanze" aufweist. Allerdings ist man in der pharmakologischen Aufarbeitung von herzwirksamen Glykosiden der *D. purpurea* und *lanata* von einer galvanischen Verabreichung abgerückt, was auch für *Strophantin* und *Scilla* gilt. Die Behandlung einer Herzinsuffizienz erfordert nicht nur pathophysiologische Überlegungen, sondern auch die Möglichkeit, eine exakt dosierbare, in der Wirkung voraussehbare Arzneidroge einzusetzen.

Bei Störungen von Erregungsausbreitung und Reizleitung kann man - je nach Charakter der Herzrhythmik - auf die Digitaloide ausweichen, die gelegentlich auch im Vorfeld der Herzinsuffizienz angezeigt sind. Die in ihrer Bedeutung viel umstrittenen Digitaloide bringen nicht nur eine toxische Entlastung, sondern sie sind aufgrund ihrer Wirkungseigenschaften besonders bei Präinsuffizienzen, Alltagsbelastung und Streßsituationen eine arzneiliche Hilfe für den Alltag.

Als Ergebnis jahrzehntelanger Forschung und Wirkungssicherung steht die *Crataegus*droge an erster Stelle. Hieß es früher, Crataegus sei die Schiene für Glykoside, so wissen wir heute, daß die Flavonoide des Weißdorns und anderer Prägung je nach Schweregrad von Herz- oder Coronarinsuffizienz einen berechtigten Therapieplatz einnehmen. Die modernen Behandlungsarten von Muskel-, Reizleitungs- und Coronarsystem haben sich vielfach aufgesplittert in Rezeptorenblocker, Nitrite, Saluretika sowie Eingriffe in den Zellmetabolismus. Aber auch die Phytotherapie vermag mit ihren „mite"-Substanzen eine Differenzierung zu erreichen, wenngleich mit der Einschränkung, daß dafür nur die Schweregrade I und II nach der AHA geeignet sind. Außerdem gehen Verordner, die auf eine biologische Therapie nicht verzichten wollen, auch von anderen Prämissen aus. So kann beispielsweise eine salzlose Kartoffelkost eine Salurese ersetzen, ohne den Elektrolythaushalt zu gefährden; mit einem Senffußbad gelingt es, eine Hypertonie-Krise zu beherrschen, und mit einem ansteigenden Armbad nach Hauffe werden u.U. Coronarmittel ersetzt.

Pflanzenstoffe mit Herz-Kreislauf-Wirkung greifen am Kapillarsystem an. Die Wirkungen von Cumarinen, Flavonen und Aminen sind vielschichtig. Sie beziehen sich nicht nur auf den venösen Bereich *(Aesculus)*, sondern finden ihren Angriffspunkt auch im kapillaren arteriellen System - wie etwa *Arnika* - oder im Fließgleichgewicht der Endstrombahn, wie vom *Knoblauch* bekannt.

Für die *Herzinsuffizienz* vom Schweregrad I und II hat sich der *Weißdorn (Crataegus oxycantha)* bewährt. Durch seine Procyanidine läßt sich eine Senkung des peripheren Widerstandes nachweisen.

Bei *Herzrhythmusstörungen* läßt sich eine Behandlungsstrategie nach drei Merkmalen festlegen:

a) Die Behandlung der Erregungsleitung mit *Chinidin*, *Procain* und *Ajmalin*,
b) die Beeinflussung des ZNS und der Transmittersubstanzen mittels der bekannten Cholinergika und Anticholinergika wie *Belladonna*, *Ephedrin* sowie *ß-Rezeptoren* und
c) die Beeinflussung der Elektrolytfaktoren - *Aconit*, *Chinidin*, Säure-Base-Gleichgewicht etc.; *Spartein* aus Spartium scop. (Besenginster aus der Familie der Fabaceen) wirkt mit seinen zahlreichen Nebenalkaloiden über periphere autonome Ganglien. Während Siebeck noch die sog. „Herzneurose" mit *Spartium* behandeln wollte, hat sich - vor allem in Frankreich - der Ginster besonders bei Thyreotoxikosen, bei Tabak- und Alkoholmißbrauch sowie anderen postinfektiösen Rhythmusstörungen bewährt.

Die Behandlung der *coronaren Durchblutungsstörung* muß als Notfalltherapie den Nitriten vorbehalten bleiben; Ersatzstoffe aus dem Pflanzenreich mit gleicher Wirkung sind nicht bekannt. Allerdings zeigen einige Drogen - wie etwa *Ammi visnaga*, die Khellindroge - eine deutliche Coronarwirksamkeit, und auch *Cactus grandiflorus* wurde als pflanzliches Coronarmittel aus dem homöopathischen Arzneischatz übernommen.

Vielgestaltig ist die Behandlung des peripheren Kreislaufs, wenn das Prinzip der terminalen Strombahn angesprochen wird.

Rauwolfia serpentina war in der Volksmedizin Indiens als Sedativ-Droge bekannt. Inzwischen kennt man 52 Alkaloide, deren Wirkungen u.a. blutdrucksenkend, halluzinogen, antiarrhythmisch, antidepressiv etc. sind. Ähnlich war es mit *Secale cornutum*, zu dessen vielseitigen Anwendungsbereichen Geburtshilfe, Tachycardien, Magenatonien, Migräne und nicht zuletzt der gesamte periphere Kreislauf gehören.

Unter den reinen Pflanzenstoffen ist die in neuerer Zeit mehr durch die Calendula abgelöste *Arnica montana* wohlbekannt. Gelegentliche Allergien haben aber vor allem die äußerliche Anwendung eingeschränkt.

Zu den gefäßaktiven Stoffen gehören die *Ginkgoflavonglykoside.* Neben einer Senkung der Blutviskosität und einer Stabilisierung der Durchlässigkeit feinster Kapillaren wurde die zentrale und periphere Durchblutung verifiziert. So versteht sich auch die Einbeziehung dieser Droge für die Behandlung von Schwindel und arteriosklerotischen Sauerstofftoleranzproblemen. Wirkungsansätze in der Peripherie des Kreislaufs haben sich auch für *Aesculus hippocastanum* (die Roßkastanie) gezeigt, wobei die antiödematöse Wirkung bei Hirnverletzungen einbezogen werden kann.

Die in unserer Zeit so häufigen Venenbelastungen aufgrund mangelnder Bewegung können mit *Ruta graveolens*, *Hamamelis* und dem *Buchweizen* (Fagopyrum esculentum) erfolgreich behandelt werden.

Pharmazeutik und Pharmakologie bemühen sich in unentwegter Forschung, Erkenntnisse zu gewinnen über klare Wirkungsdarstellungen mit exakter Dosierung und vorhersehbarer Prognose. Naturstoff ist ein Zusammenspiel vieler Wirkungsmechanismen, Syntheticum ist eine erkennbare Wirksubstanz - beides ist wertvoll!

Herz-Kreislauf-, Venen-, Blutungsmittel

Digitalis als Prototyp der Herztherapie:

- Digitalis purpurea		- roter Fingerhut
- Digitalis lanata		- Woll-Fingerhut
- Strophantus gratus		- Strophantus-Samen
- Digitaloide:	Crataegus oxyacantha	- Weißdorn
	Convallaria maialis	- Maiglöckchen
	Adonis vernalis	- Adonisröschen
	Oleander nerium	- Oleander
	Apocynum cannabinum	- Amerikanischer Hanf
	Scilla maritima	- Meerzwiebel

Mittel mit spezieller Herzwirkung:

- Spartium scop.	- Besenginster
- Iberis amara	- Bauernsenf
- Helleborus niger	- schwarze Christrose
- Veratrum album et viride	- weißer und grüner Germer

Mittel des peripheren Kreislaufs:

a) Rauwolfia serpentina		- Schlangenwurz
Secale cornutum		- Mutterkorn
b) Flavonoide:	Arnica montana	- Bergwohlverleih
	Ginkgo biloba	- Entenfußbaum
	Aesculus hippoc.	- Roßkastanie
	Hamamelis virg.	- Virginischer Zauberstrauch
c) Cumarine:	Ruta graveolens	- Gartenrute
	Fagopyrum esc.	- Buchweizen
	Melilotus off.	- Fieberklee

d) Viscum album	- Mistel
Oleum olivarum	- Olivenöl
Rosmarinus	- Rosmarinstrauch
Hypericum	- Johanniskraut

Blutungsmittel:

- Senecio aurea	- Kreuzkraut
- Capsella bursae pastoris	- Hirtentäschel
- Hamamelis	- Virginischer Zauberstrauch
- Erigeron canad.	- Kanadisches Berufskraut
- Achillea millefolium	- Schafgarbe
- Calendula off.	- Ringelblume
- Arnica mont.	- Bergwohlverleih

Kreislauftee:

Rp.:	Rad. Valerianae	40,0
	Herb. Rutae hort.	30,0
	Fol. Rosmarini	25,0
	Flors. Arnicae	5,0

M.f.spec.D.S. 1-3mal tägl. 1 Tasse des Aufgusses schluckweise

Schlaffördernder Herztee:

Rp.:	Strob. Lupuli	
	Herb. Millefolii	aa 20,0
	Rad. Valerianae	
	Fol. Melissae	aa 30,0

M.f.spec.D.S. 1-2 x tägl. 1 Tasse

Teemischung bei Hochdruckneigung:

Rp.:	Flor. Crataegi	
	Fruct. Crataegi	
	Herb. Equiseti	
	Herb. Visci albi	
	Bulbi Allii sat.	aa 15,0
	Flor. Arnicae	5,0
	Herb. Millefolii	ad 100,0

M.f.spec.D.S.: 1 Eßlöffel voll auf 1 Tasse Wasser kalt ansetzen, kurz aufkochen und einige Minuten ziehen lassen. Tägl. 2 Tassen in kleinen Mengen trinken.

Species antiscleroticae:

Rp.:	Herb. Visci		
	Flor. Crataegi	aa	25,0
	Hb. Rutae hort.		
	Hb. Equiseti	aa	20,0
	Hb. Bursae pastoris		10,0
	M.f.spec.D.S. 3x1 Tasse Tee trinken.		

Phytotherapie der Atemwegserkrankungen

Zu einer wirksamen Sekretolyse und Expectorationsleistung ist der Arzt auch heute noch auf die diversen Heilpflanzen angewiesen. Die Anwendungsbereiche sind neben der Inhalation, der oralen auch die externen Möglichkeiten in Form von Balsamen und Hautreizmitteln, vorwiegend aus dem Bereich der ätherischen Öle.

Die wesentlichen Krankheitszeichen der Atemwegserkrankungen sind:

1. Die Atemnot, d.h. das Mißverhältnis zwischen Sauerstoffangebot und Sauerstoffbedarf,
2. der Husten als ältestes Krankheitssymptom der Menschheit als Ausdruck einer reflektorischen Reinigung der Atemwege von Fremdkörper und vor allem von Sekret, und
3. die Sekretion als Zeichen einer gereizten Bronchialschleimhaut.

Alle drei Faktoren überschneiden sich, ergänzen sich funktionell, wobei notwendigerweise eine Bewertung der einzelnen Symptome wesentlich sein kann, z.B. muß der durch Sekretolyse freigesetzte Schleim abgehustet werden, und der Hustenreiz ist dabei nicht zu unterdrücken.

zu 1. Das Mißverhältnis von Sauerstoffangebot und -bedarf kann durch die Vermehrung der Atmung mittels Hilfsmuskulatur verbessert werden, verständlicherweise auch durch die Verbesserung einer Herzleistung, durch Freimachung der Atemwege, bes. der oberen Luftwege (Heuschnupfen) durch Ableitung auf die Haut in Form von Wickeln (s. dort) und andere physikalische Maßnahmen. Auch entzündungswidrige Behandlungen gehören hierher.

zu 2. Der Husten ist eine explosionsartige Entladung der durch die Summation der peripheren Reize verursachten zentralen Reizung mit Rückkoppelung auf die Atemhilfsmuskulatur. Beim Keuchhusten überwiegen die nervösen Anteile. Der Hustenreflex wird von den oberen Luftwegen ausgelöst und wird über die afferenten Vagusbahnen fortgeleitet, während die efferenten Bahnen Schleimanhäufung, Bronchialdehnung und Brustkorbreflex verursachen.

zu 3. Die Schleimhaut der Luftwege ist mit Drüsenzellen besetzt und verfügt über einen Flimmerstrom, der in der Nase beginnt, sich von dort zum Rachen und vom Kehlkopf aufwärts aus den Bronchien zum Munde bewegt. Die Flimmerbewegung ist so stark, daß sie in sieben Stunden die ganze Lunge reinigt. Damit wird die Lunge auch keimfrei gehalten. Die Bronchialbewegung befördert durch aktive wellenförmige Tätigkeit der Muskeln und Schleimhaut den Schleim nach oben. Dabei ist der Eiter nicht haftfähig, ebenso die chronisch veränderte Schleimhaut.

Ein Rest von Fremdkörpern (Staub), aber auch Flüssigkeit wird nicht nach außen befördert, sondern resorbiert und auf dem Lymphwege abtransportiert (Steinstaub etc.).

Pflanzliche Möglichkeiten der Beeinflussung von Atemwegserkrankungen
Pflanzen sind Komplexe; die geeigneten und besten nach der Volkserfahrung haben vielfache Angriffspunkte und überschneiden sich in der Wirkung in Bezug auf Schleimverflüssigung, Schleimtransportwirkung und Hustenreflex. Dabei lassen sich folgende Prinzipien verfolgen:

1. zentrale Hustendämpfung (meist sog. Forte-Arzneien aus den Alkaloiden)
2. Vagus- und Reflexbahnen-Beeinflussung (Mittel, die zugleich Brechwirkung erzeugen und auf indirektem Wege zur Schleimverflüssigung führen. Zentrale und periphere Nervenbeeinflussung
3. Schleimdrogen, sog. Mucilagosubstanzen (Schutzschicht) und reflektorische Wirkung auf die schleimproduzierenden Becherzellen
4. sog. Phyto-Antibiotika wie Senfölglykoside und Acubine
5. ätherische Öle mit einem hohen Anteil von bakteriostatischen und virostatischen Eigenschaften
6. Saponindrogen mit Vermehrung der Oberflächenspannung und Vagusreflexwirkung
7. krampflösende Drogen, sog. Bronchospasmolytika
8. Kieselsäurehaltige Drogen bei chronischen Lungenleiden

Pflanzen mit gesicherter pharmakologischer Wirkung, sog. Forte-Arzneien
Angriffspunkt: zentrale und nervale Systeme
Morphium - alle Derivate der Opiumpflanze
Belladonna - Atropa belladonna; Stramonium und Hyoscyamus
Ipecacuanha (Cephaelis ipecacuanha, eine Rubiacee aus dem tropischen Brasilien. Emetinhaltige Pflanze - Infus noch im DAB)
Ephedra sinica - Tsaopen - Ma Huang, Fam. der Gnetaceae (Alk. Ephedrin)
Lobelia inflata - Fam. Lobeliaceae - Lobelin mit starker Wirkung auf das Atemzentrum (Tabakentwöhnungsmittel)
Asarum europaeum - Asaron (pfefferartiges ätherisches Öl - Escarol)
Inula Helenium - Alant aus der Fam. der Compositae - Alantkampfer wirkt zentral dämpfend

Schleimdrogen
Althaea rosea - Stockrose - Fam. der Malvengewächse
Althaea officinalis - Eibisch (enthält 35% Schleim 11% Stärke und 4% Pektin, 4% Betain, 12 % fettes Öl und 2% Asparagin. Dazu kommen phosphatreiche Mineralstoffe.
Rp.: Rad. Althaea conc.
4 Tl. voll mit 2 Glas Wasser kalt ansetzen, 8 Stunden ziehen lassen, tagsüber trinken
Malva silvestris - die wilde Malve - auch als Roßpappel bekannt. Bei Magenleiden und zum Hustentee vielfach angewandt.

Tussilago farfara - Fam. der Compositae. In der Volksmedizin noch vielfach gebraucht. Nicht mehr in der deutschen Pharmakopoe.
Verbascum phlomoides- großblumige Königskerze - Fam. Scrophulariaceae. Auch hier ist die Hauptwirkung auf die Schleimstoffe zurückzuführen, in den Samen sind reichlich Saponine enthalten.
Plantago lanceolatus - Spitzwegerich - Fam. Plantaginaceae. In der Pflanze sind Schleimstoffe und das Glykosid Aucubin enthalten. Kaliumsalze und Zinkanteile variieren nach Bodenqualität.
Cetraria islandica - Isländisches Moos - Fam. der Lichenes. Wichtigster Bestandteil ist das Lichenin, die Flechtenstärke, die im Gegensatz zu Cellulose leicht abgebaut wird. In marinen Böden viel Jodgehalt.

Saponindrogen
Saponine vermögen unlösliche Stoffe in Wasser stark zu dispergieren, außerdem wirken Saponine löslichkeitssteigernd.
Saponaria officinalis - Seifenkraut - Fam. Caryophyllaceae. In den Pflanzenteilen finden sich Saponin, Saponarin und Gypsogenin-Glykosid. Die Wurzel wirkt sich bereits im Mund und Rachen als reizend aus.
Polygala amara - Kreuzblume - Fam. Polygonaceae. Die Polygalasaponine haben keine resorptive Wirkung, sondern nur eine örtliche und reflektorische. Die bittere Kreuzblume wird im Volke auch zur Förderung der Milchsekretion verwendet, neben der bekannten Wirkung als Stomachicum.
Primula veris - Schlüsselblume - Fam. Primulaceae. In allen Organen der Pflanze, vorwiegend aber in der Wurzel kommt das kristallisierende Saponin vor, bes. die Primulasäure A.
Hedera Helix - Efeu - Fam. Araliaceae. Die besonders bei Keuchhusten verwendete Saponindroge enthält relativ viel Jodkali, was sich neben den Saponinen auf die Sekretolyse und Sekretomotorik besonders gut auswirkt.

Ätherische Öle
sind im Pflanzenreich weit verbreitet. Das Öl befindet sich meist fertig gebildet in den Drüsenhaaren, Zellvakuolen und intrazellulären Spalten. Sie sind bei gewöhnlicher Temperatur bereits flüchtig und in Wasser wenig, in Alkohol gut löslich. Bekannt sind die antiparasitären Wirkungen, sowohl gegen Ektoparasiten, als auch gegen Eingeweidewürmer. Desinfizierende Eigenschaften der Galle (Haarlemer Öl), der Lungen (Myrtol) und der Harnorgane (Sabina) sind bekannt. Ätherische Öle können *Allergene* sein.
Eucalyptus globulus - zur Inhalation, Badezusatz und extern
Foeniculum vulgaris - Fenchel, als Infus, Tee und Expectorans (Kinderpraxis)
Juniperus comm. - Wacholder, zur Inhalation, Trockenbeere und Salben
Juniperus sabina - Sadebaum, als Haut- und Nierenmittel und zur Inhalation
Larix europaea - Lärche - Salben und Extrakte
Picea nigra oder *excelsa* - Tanne - Badezusatz, Tannenhonig, Öl

Pinus silvestris oder nigra oder *montana* - Kiefer - als Badezusatz, zur Inhalation, in Form des Terpentinöls als Haarlemer Öl
Thymus serpyllum oder *vulgaris* - Thymian, in Form von Salben, Tee u. Tct.

Senföl - meist aus der Pflanzenfamilie der Brassicaceae. Senfölpflanzen sind alte Kulturpflanzen (Senf, Kohlarten, Raps, Hederich, Topinambur). Die Senföle sind glykosidisch gebunden und bedürfen eines Fermentes zur Auflösung der Struktur.
Sinapis nigra - schwarzer Senf - Fam. Brassicaceae - zur äußeren Anwendung als Senfmehl bei Pleuritis, Fußbäder, auch innerlich zur Obstipationsbehandlung und Schnupfenbehandlung (mit Boullion)
Sinapis alba - Sinapis arvensis - sollen neuerdings bakterizid wirken.
Amoracia lapathifolia - Meerrettich - Fam. Brassicaceae, in der Volksmedizin als hautreizendes und Auswurf-förderndes Mittel bekannt.
Sisymbrium officinale - die Wegrauke oder wilder Senf - Fam. Brassicaceae. Im Kraut sind Senfölglykoside enthalten, die Wirkung soll hustensedativ sein.
Raphanus sativus - der Winterrettich - Fam Brassicaceae. Der Rettichsaft gilt als altes Volksheilmittel bei Bronchitis und Husten. Auch in Verbindung mit Honig oder Zucker.
Tropaeolum maius - die Kapuzinerkresse - Fam. Tropaeolaceae, Präparate dieser Pflanze haben sich bei Soormykosen der Mundschleimhaut bewährt. Die antibiotischen Eigenschaften verbinden sich dabei mit bronchosekretolytischen.

Kieselsäurepflanzen
Hierbei kommen Erfahrungen mit der Verbesserung der Konstitution und der chronischen Lungenkrankheiten zur Diskussion. Dabei wird beobachtet, daß die Kieselsäure als biologisches Aufbaumittel, bei Erkältungsneigung und Scrofulose im Sinne der lymphatischen Diathese eine besondere Bedeutung hat. So sind auch Pflanzen mit Kieselsäure zur Behandlung von Bronchial- und Lungenerkrankungen bekannt geworden.
Rhizoma graminis - die Quecke - auch Agropyron repens - Fam. Graminaceae enthält Schleimstoffe, Inulin, Eisen und Kieselsäure. Sie dient als Beigabe zu Husten und Nierentees.
Pulmonaria officinalis - echtes Lungenkraut - Fam. Boraginaceae. Der Kieselsäuregehalt wird mit 5-7% angegeben. Neben der Schleimwirkung wird auch eine verstärkte Diurese beobachtet.
Polygonum aviculare - Vogelknöterich - Fam. Polygonaceae. Es gehörte lange Zeit zu den Geheimmitteln zur Behandlung der Tuberkulose. Als Bestandteil zahlreicher Bronchitistees dient er als Antidiarrhoicum und Haemostypticum.

Obstipationsmittel
Zur *Psychosomatik* der Obstipation:

Die Obstipation hat einen Bezug zur analen Phase der Entwicklung und stellt damit einen Rückfall ins Säuglingsalter dar. Die Zurückhaltung trifft oft in der Pubertät auf. Obstipation ist eine Störung des Ordnungsprinzips im harmonisierten Ablauf der vegetativen Funktionen. Durch Zeitorientierung kann dieses Ordnungsprinzip geschult werden.

Darmreflexe und Defäkation werden auch durch anale Klysmen ausgelöst (Glycilax, Babylax, Microklyst usw.).

Dünndarm-wirksame Laxantien:
Ricinus communis - Fam. Euphorbiaceae
Die Samen enthalten 45-55% fettes Öl, das zu 80% aus dem Glycerid der Ricinolsäure besteht. 15-30 g des Öles wirken zuverlässig auf den Dünndarm. Die Entleerung erfolgt in 2-4 Stunden. Das Pyridin-Alkaloid Ricinin ist giftig, sechs Samen sind für Kinder, ab zehn Stück sind sie für Erwachsene giftig.
Crotonöl - aus Croton tiglium - Fam. Euphorbiaceae wirkt stark darmreizend, außerdem sind die Phorbolester cocarcinogen.
Podophyllum peltatum - der Entenfuß, Resina jalapae und die Coloquinte sind ebenfalls drastisch wirkende Öle mit Galle- und Pankreasreizwirkung.

Dickdarmwirksame Laxantien:
Meist handelt es sich um Antrachinonglykoside, die erst durch Bakterien reduziert werden. Als Anthranole und Dianthrone kommen sie vor in
Cortex Frangulae - Faulbaumrinde
Cortex Rhamni cathartici - Kreuzdornbeeren
Cortex Rhamni purshiani (Cascara sagradae) - Cascararinde
Radix Rhei - Rhabarberwurzel aus Rheum palmatum, rhaponticum und R. rhabarberum - enthalten Hydroxyanthracenderivate in glykosidischer Bindung.
Folium senna - Sennesblätter - die Hydroxyanthracenderivate liegen als Sennoside vor. Gehört zu den häufigsten Abführpräparaten.
Alle Anthrachinonderivate wirken auf den Dickdarm, regen den intramuralen Plexus an und beschleunigen dadurch die Passage des Darminhalts. Dabei wird auch die Rückresorption von Wasser verhindert. Die Wirkungsdauer beträgt sechs bis zwölf Stunden.

Osmotische Reflexe werden durch Salze wie Bitter- oder Glaubersalz, durch Sorbite ausgelöst. Die abführende Wirkung des Schwefels beruht auf motorischen Reflexen durch Bildung von Schwefelwasserstoff und vermehrte Gasbildung im Dickdarm und dadurch ausgelösten Defäkationsreiz.

Tamarindenmus aus der Tamarindus indica enthält 10% Weinsäure als Ursache für den milden laxierenden Effekt, ähnlich wie dies durch Sauerkrautsaft, Johannisbeeren und Milchsäurepräparate geschieht.

Gefahren der Laxanswirkung sind Kaliumverlust, Verminderung der tonischen Funktion des Darmes, Übertragung durch die Muttermilch, Gewöhnungseffekt und Melanosis des Darmes.

Ballaststoffe
Ballaststoffe sind Strukturen und Speicherstoffe der Ernährung, die durch menschliche Enzyme nicht abgebaut werden. Hierbei werden Faser- und Quellstoffe unterschieden. Alle Ballaststoffe gehören chemisch in die Gruppe der Polysaccharide, Zellulose und

Hemizellulosen mit Ausnahme des Lignins. Pektine sind durch einen hohen Gehalt von Uronsäuren ausgezeichnet. Mucilaginosa, Pflanzengummi und Alginate sind ebenfalls komplexe Polysaccharide. Begleitsubstanzen sind Proteine, Mineralstoffe, Kutikularsubstanzen, Polyphenole und Enzyminhibitoren.

Im Magen und Darm füllen die Ballaststoffe durch intakte Strukturen, im Colon wird der Abbau von Ballaststoffen durch Bakterien beeinflußt. Quellstoffe beeinflussen die Verdauungstätigkeit im Magen und Dünndarm, Füllstoffe dagegen den Dickdarm.

In unserer heutigen Durchschnittsernährung wird die Zufuhr von Ballaststoffen mit ca. 25g angegeben, während man annimmt, daß vor hundert Jahren etwa 100g/Tag aufgenommen wurden, vor 50 Jahren noch etwa 40g. Die Ursache des Ballaststoffmangels in der heutigen Ernährung ist auf die verfeinerte Bearbeitung, auf Fertigprodukten, auf Verschönung der Nahrungsmittel (geschälte Tomaten z.B.) und nicht zuletzt auch auf die mangelnde Zusammensetzung der geeigneten Nahrungsstoffe zurückzuführen.

Folgende Krankheitsbereitschaften werden auf den Ballaststoffmangel zurückgeführt:

- Darm-Carcinome (intraluminärer Druck - Gallensäureverbindungen werden resorbiert, Wandel der Darmflora, Verzögerung der Passage)
- Gallensteine: Die lithogene Wirkung wird durch Ballaststoffe zu einer litholytischen (K.W. Keaton).
- Divertikulose: Durch Ballaststoffe sollen Divertikelträger beschwerdefrei werden (Eastwood, Schottland)
- Hiatushernien: Druckverteilung im Unterbauch
- Venenerkrankungen: Obstipation und verlängerte Passagezeit verursachen Stauungen (Burkitt).
- Obstipation: Auch die Appendicitis wird mit einbezogen (nach W. Pommer, Bristol)
- Herz-Kreislauf-Erkrankungen: Cholesterinreduktion, Ca- und K-Resorption verbessert
- Übergewicht: Meist verursacht durch fehlerhafte Kostauswahl.
- Diabetes mellitus: Bessere Auswertung der Nahrungsanteile bei verzögerter Transitstrecke
- Karies und Parodontose: Kauaktförderung und Durchblutung, Massage des Zahnfleisches

Zusammenfassend kann vom Ballaststoff gesagt werden, daß er durch mehr Faserstruktur den Kauakt fördert, mehr Speichel produziert, ein frühes Sättigungsgefühl eintritt, mehr Verdauungssäfte gefördert werden, größere Gelbildungen und Wasserbindung (1:10) zustande kommen, die Darmpassage wird beschleunigt und der Schadstoffkontakt verkürzt.

Ballaststoffe:

Diätetisch:

- Vollkornbrot und unbearbeitete Getreidesorten
- ungeschälter Reis
- faserreiche Früchte (Quitten, Äpfel, Zitrusfrüchte, Feigen, Nüsse, Backpflaumen, Datteln etc.)

Wildgemüse:
- Bockshornklee
- Johannisbrotkerne (Semen Ceratonia)
- Tragant

Quellstoffe:
- Radix Althaeae (Eibischwurzel)
- Malva silvestris (Käsepappel)
- Pektine (Quitte etc.)
- Agar-Agar

Füllstoffe:
- Psyllium (Flohsamen)
- Semen lini (Leinsamen)
- Guarbohne (Glucotard-Diabetes)
- Weizenkleie (Vorsicht Cd-Kontamination, Aflatoxine, Pflanzenschutz!? - Mikrobiologie)
- Chufas (Erdmandel - 28% Ballast, 28% Fett, davon 38% ungesättigte Anteile. Viele essentielle Aminosäuren, Fett/Kohlenhydrat-Anteile 1:2)

Phytotherapie und Cholagoga

Von den in der roten Liste angegebenen Cholagoga sind 80% Pflanzenverbindungen, unter denen verschiedene Angriffspunkte anzutreffen sind: Laxantien, Bitterstoffe, ätherische Öldrogen.

Cholagoga sind Präparate, die den Gallenfluß beeinflussen können; dabei unterscheiden sich Choleretika im Sinne einer Vermehrung der Gallenflüssigkeit, Cholkinetika, Stoffe, die eine Kontraktion der Gallenblase beeinflussen können und Spasmolytik in Verbindung mit Enzymstrukturen und Laxantien.

Cholagoga haben folgende Eigenschaften:
1. Kein Organ wird isoliert stimuliert.
2. Organe werden gleichzeitig humoral, nerval, hormonell beeinflußt.
3. Verdauungsabläufe werden negativ und positiv beeinflußt.

Zielsetzung einer Therapie der Gallenfunktion:
1. Normalisierung von Funktionsabläufen
2. Vermeiden von Enzym-substituierender Therapie zugunsten der Anregung reduzierter Funktionen (Laxantien - Fel Tauri!?)

Die Therapie betrifft mehrfache Funktionen, daher ist die komplexe Therapie wirksamer als die Einzelmitteltherapie *(Maiwald).*

Der *Obere Dünndarm* gilt dabei als Einheit. Leber, Galle, Pankreas sowie Duodenum und Ileum greifen funktionell ineinander. Diese Funktionseinheit stellt den größten Immunpool im Sinne des sekretorischen IGA dar.

Die Cholerese ist als Mobilisierung des enterohepatischen, des peripheren und des portalen Kreislaufs zu betrachten.

Galle-Leber-Mittel
Alkaloidhaltige Leber-Galle-Mittel:

a) Papaveraceae:
- *Chelidonium maius* - Schöllkraut
- *Corydalis cava* - hohler Lerchensporn
- *Sanguinaria canad.* - Kanadischer Blutwurz
- *Eschscholtzia calif.* - Kalifornischer Mohn

b) Fumariaceae:
- *Adlumia fungosa* - Amerikanischer Erdrauch
- *Fumaria off.* - einheimischer Erdrauch
- *Dicentra spectabilis* - zweifarbige Herzblume

c) Berberidaceae:
- *Berberis vulgaris* - Berberitze
- *Berberis aquifolium* - Mahonie
- *Hydrastis canadensis* (Ranunculaceae mit Berberin) - Kanadische Gelbwurz

Flavonoide:
- *Carduus Marianus* - Mariendistel
- *Cynara scolymus* - Artischocke
- *Cnicus Benedictus* - Benediktenkraut

Andere Stoffgruppen (Lactone - Bitterstoffe):

a)
- *Taraxacum off.* - Löwenzahn
- *Helichrysum arenarium* - Katzenpfötchen
- *Artemisia absinthium* - Wertmut
- *Lactuca virosa* - Giftlattich
- *Acorus calamus* - Kalmus
- *Chrysanthemum cinerariafolium* - Wucherblume
- *Chamomilla* - Kamille
- *Achillea millefolium* - Schafgarbe
- *Mentha piperita* - Minze

b) Cucurbitaceae:
- *Bryonia alba* oder *dioica* - Zaunrübe
- *Cucurbita pepo* - Kürbis
- *Ecballium elaterium* - Springgurke
- *Colocynthis citrullus* - Koloquinte
- *Curcuma xanthorrhiza* - Gelbwurz

Unterschiedliche Wirkstoffe:
- *Beta vulgaris* - Rote Beete
- *Raphanus sativus* - Rettich
- *Cheiranthus Cheiri* - Goldlack
- *Cardamine pratensis* - Wiesenscheumkraut
- *Sambucus ebulus* - Holunder

- *Eupatorium cannabinum* - Kunigundenkraut
- *Ceanothus americanus* - Seckelblume
- *Terpentinöl* - Haarlemer Öl

Nervina und Sedativa
10-20% der Menschen benutzen Schlaf- oder Beruhigungsmittel, wobei besonders im zunehmenden Alter die Notwendigkeit besteht, manchmal zu sedieren. Eine Vielzahl von nichtmedikamentösen Methoden hilft gelegentlich, wobei abendliches Wassertreten, Entspannungsübungen, Leberpackungen und andere Hilfsmethoden wie z.B. Lesen im Bett oft hilfreich sein können.

Ursachen der Schlaflosigkeit können sein:
- Kurzdauernde Schlaflosigkeit bei situationsbedingten Schwierigkeiten wie Streß, Beruf, Familienprobleme, Flugreisen etc. Sie sollte nicht länger als drei Wochen dauern.
- Langdauernde Schlaflosigkeit erfordert eine Untersuchung und Ursachenfahndung; Organkrankheiten und Herz-Kreislaufbelastung müssen ausgeschlossen werden. Störungen der tageszeitlichen Rhythmik (Nachtarbeiter), Alkohol, Nikotin und Kaffee können Ursachen sein. Hier kann bis zu einem Monat ein schlafförderndes Medikament verabreicht werden - grundsätzlich dann, wenn der Patient in seinem Wohlbefinden beeinträchtigt ist.
- Organbezogene Schlaflosigkeiten wie Herz-Kreislaufkrankheiten, Lebererkrankungen, Stoffwechselerkrankungen (Hunger), Depression (in der larvierten Form wohl die häufigste Ursache).

Volksmedizinische Schlafmittel
Von der Schlafbinde des Paracelsus über die Augenklappe gibt es eine Vielzahl von Volksgebräuchen - differenziert nach einzelnen Kulturbereichen-, die als Selbstmedikation aufzufassen sind. So z.B. Mohnköpfe in Bier, Ulmenrindensud 14 Tage lang abends trinken. Der Lattichsalat abends genossen wird noch in England gepflegt, in Österreich die Gemswurz (Doronicum), in der Slowakei Mohnblumen und Rittersporn, in Sibirien das Bilsenkraut, in unseren Bereichen den Apfel vor dem Schlafengehen, Melissentee oder die Baldriantinktur, wobei auch der Hopfen als Beruhigungsmittel im Bier manchmal helfen kann.

Behandlungsmerkmale
Eine vorübergehende Schlaflosigkeit sollte auch akzeptiert werden.
- Die Arteriosklerose im Alter erfordert Durchblutungsmittel wie z.B. eine Tasse Kaffee. Die Folgen einer Überanstrengung, Wirbelsäulenleiden, schlechtes Bett etc. können mit einem Arnika- oder Ringelblumenbad oft gut beeinflußt werden. Der Vollmond erfordert geschlossene Jalousien und evtl. ein einfaches Tagessedativum.
- Das schlaflose Kind: in der Dentition - Chamomilla D4-D6, 1-2x5 Tropfen
  Das überaktive Kind: Cypripedium D4 3x10 Tropfen
  Das ängstliche Kind: Eschscholtzia cal. (Requiesan)
- Die klimakterische Frau: meist als Zeichen einer Depressionsneigung - Rhapon-

tikrhabarberwurzel, Extr. Rhiz. Cimicifugae, Kombinationspräparat mit Pulsatilla und Hypericumpräparate
- Der überwache, aufgedrehte Mensch: Coffea D4, abends 15 Tropfen - Wachbleiben als Antidepressivum - Lichttherapie

Der Schlaftee
Melisse, Lavendel, Rosmarin und Baldrian

Lebertee zum Einschlafen:
Rp.: Rosmarin 25 g
Pfefferminze 20 g
Lithospermum off. (Perlengr.) 20g
Boldo 30 g
Waldmeister 35 g
Davon 1 Eßl. für eine Tasse, heiß übergießen und 15 Minuten vor dem Schlafengehen trinken.

Nervina
Reine Sedativa:
- *Valeriana officinalis* (Baldrianwurzel)
- *Humulus lupulus* (Hopfenzapfen)
- *Passiflora incarnata* (Passionsblumenkraut)
- *Avena sativa* (Haferfrüchte)
- *Lavendula officinalis* (Lavendelblüten)
- *Eschscholtzia californica* (Kalifornischer Mohn)
- *Corydalis cava* (Lerchensporn)

Sedativa mit bevorzugt spasmolytischer Wirkung:
- *Melissa officinalis* (Melissenkraut)
- *Petasites hybridus* (Pestwurzblätter, Wurzel)
- *Piper methysticum* (Rauschpfeffer, Kawa-Kawa)
- *Chamomilla recutita* (Kamillenblüten)
- *Piscidia erythrina* (Piscidiarinde)

Sedativa mit Kreislaufwirkung:
Crataegus oxyacantha (Weißdornblüten)
Spigelia anthelmintica (Spiegelkraut)
Leonurus cardiaca (Herzgespannkraut)
Rosmarinus officinalis (Rosmarinblätter)

Hormonell wirkende Sedativa:
Lycopus europaeus (Wolfstrappkraut)
Cimicifuga racemosa (Wanzenkrautwurzel)

Antidepressiva/Tranquilizer:
Hypericum perforatum (Johanniskraut)
Rauwolfia serpentina (Rauwolfiawurzel)

Literatur

Braun, H.: Heilpflanzen-Lexikon für Ärzte und Apotheker, 4. Aufl. Fischer, Stuttgart-New York 1981
Hänsel, R.: Bitterstoffe. Pharm.Ztg. 120 (1975) 589
Hänsel, R.; Haas, H.: Therapie mit Phytopharmaka. Springer, Berlin-Heidelberg 1984
Menssen, H.G.: Moderne Aspekte der Phytotherapie. Pharm. & Medical Inform. Frankfurt 1982
Spaich, W.: Moderne Phytotherapeutika. Haug, Heidelberg 1978
Wagner, H.: Pharmazeutische Biologie, Drogen und Inhaltsstoffe, 2. Aufl. Fischer, Stuttgart-New York 1982
Weiss, R.F.: Lehrbuch für Phytotherapie, Hippokrates, Stuttgart 1982
Zimmermann, W.: Praktische Phytotherapie, Sonntag-Verlag Stuttgart 1993.

5.2 Homöopathie

Einführung

Samuel Hahnemann (1755-1843), auf den der homöopathische Gedanke zurückgeführt werden muß, brachte 1796 mit seiner Veröffentlichung „Versuch über ein neues Prinzip zur Auffindung der Heilkräfte der Arzneisubstanzen" und einigen Blicken auf die bisherigen Erkenntnisse im Hufeland-Journal, Band 2, die Geburtsstunde der Homöopathie. Diese löste nun die Allopathie mit Aderlässen und „Drecksapotheken" ab; sie paßte in die Denkart von Kant wie auch in die vitalistischen Bestrebungen der Naturphilosophen *Fichte* und *Schelling.*

Die Homöopathie ließ ein Höchstmaß an Individualisierung zu, sie förderte wie keine Therapie zuvor Selbstheilungsbestrebungen und die Behandlung von Befindlichkeitsstörungen. 1805 wurde die erste Arzneimittelprüfung am Gesunden veröffentlicht, und diese Prüfung wurde neben dem Prinzip der Ähnlichkeit und der kleinsten Dosen eine tragende Säule der Homöopathie. Seit dieser Zeit wurde die Homöopathie von einer Vielzahl von Ärzten in Klinik und Praxis betrieben und immer wieder geprüft. Als Gegensatz zur Homöopathie wurde in der Auseinandersetzung mit herkömmlichen Methoden der Begriff „Allopathie" geprägt.

Für die Homöopathie gilt in erster Linie ein anderes Krankheitsverständnis. So leidet der Patient beispielsweise nicht an einer Grippe, sondern an einer Befindensstörung, die mit Knochenschmerzen, Frieren, Kopfschmerz und Augendruck einhergeht - ausgelöst durch einen kalten Wind -, und an vielen anderen Symptomen, die ein Krankheitsbild begleiten. Eine wichtige Rolle spielt dabei auch die Gemütsverfassung - sie weist ganz besonders auf die Einzigartigkeit des Individuums hin. So erkennt man in der Homöopathie als erstes das Ungleichgewicht aufgrund einer Vielzahl von Symptomen, die am Anfang eines Krankheitsgeschehens stehen. Das Gesamtmuster dieser Störungen nimmt Gestalt an, es wird Persönlichkeit und nach physikalischen Gesetzmäßigkeiten ein Schwingungsmuster dieses Menschen.

Die homöopathische Therapie besteht nun darin, das Muster der für den Patienten charakteristischen Symptome mit einem ähnlichen Muster in Deckung zu bringen, das für ein entsprechendes Heilmittel identisch ist. Die homöopathischen Heilmittel stammen aus dem Pflanzenbereich, dem mineralischen Bereich der Elemente, dem Tierbereich und dem nosologischen Bereich. Sie sind auf ihre Wirksamkeit hin geprüft.

Grundsätze der Homöopathie

Grundsätze der Homöopathie sind das Ähnlichkeitsprinzip, die Prüfung am Gesunden und die Dosierungsfrage.

Das *Ähnlichkeitsprinzip* gehört zu den Grundlagen. Schon zu Hahnemanns Zeiten fand es Anwendung in der Jennerschen Kuhpockenimpfung. Auch in der Gewebetoxikologie und bei Erfahrungen mit chronischen Vergiftungen erbrachten Arzneimittelprüfungen Ähnlichkeiten. Die Arzneibeobachtungen Hahnemanns werden bis heute kontinuierlich ergänzt, nachgeprüft und erweitert.

Die *Prüfung am Gesunden* ist eine weitere Voraussetzung. Ihr gegenüber stehen die Tierversuche mit Arzneimitteln, die nicht vergleichbar sind. „Die in die menschliche Sprache gekleideten Symptome der Arzneien“, wie es Hahnemann ausdrückt, liefern die Voraussetzungen für das Ähnlichkeitsprinzip. Gerade die vielfachen seelischen Kümmernisse und Stimmungen sind also bei der Homöopathie in die Arzneimittelbetrachtung wie bei keiner anderen Therapieform einbezogen! Und dabei handelt es sich nicht etwa um grobe Vergiftungszeichen, sondern um jene Befindensstörungen, die auf den Beginn und die Feinheiten einer Erkrankung hinweisen.

Die *Dosierungsfrage* ist die Seite der Homöopathie, die am meisten belächelt und in Frage gestellt wurde. Sie ist auch der Ansatz zur Kritik von seiten der naturwissenschaftlich geschulten Apotheker und Ärzte. Aber gerade unser Jahrhundert hat mit Dosierungen von 10^{-12} bis 10^{-16} neue Erkenntnisse von biochemischen Wirkungen durch Enzyme und Transmitter gebracht.

Auch in der Immunologie sind Verdünnungen bis zur *Lohschmidt*schen Zahl 10^{-23} durchaus diskussionsfähig. Jenseits dieser Verdünnungen spricht man von sogenannten „Hochpotenzen“, deren Wirkung jedem erfahrenen Homöopathen geläufig und nicht diskutabel ist, selbst wenn die naturwissenschaftliche Begründung noch aussteht. Die Arzneigaben erfolgen nach dem *Arndt-Schulz*-Gesetz, nach dem schwache Reize die Vitalität anfachen, mittlere sie fördern und starke Reize sie hemmen.

Das homöopathische Arzneibuch bestimmt - von einer Ursubstanz ausgehend - die Herstellung der Arznei entweder verschüttelt mit 9 Teilen Alkohol oder Wasser-Alkoholgemisch oder verrieben mit 9 Teilen Milchzucker, wobei die D1 (Dezimalpotenzschritt) erreicht ist. Das Ganze kann auch mit 1:100 Verdünnung den Centesimalpotenzen zugeordnet werden oder in der Verdünnungsquote von 1:50.000 der sogenannten LM-Potenz.

Die *Darreichung* erfolgt entweder in Tropfen- oder Pulverform, auch Tabletten und Globuli sind bekannt. Im allgemeinen wird nur ein Mittel eingesetzt, wobei der Erfahrene durchaus Unterstützungsmittel hinzugeben kann, die eine Arzneiwirkung ggf. potenzieren. Niedere Potenzen werden - vorwiegend, wenn es sich um akute Krankheitszeichen handelt - mehrfach täglich (3-5x) mit einer Dosis verabreicht, mittlere Potenzen meist einmal täglich nüchtern und Hochpotenzen alle 2-3-5 Tage oder seltener. Akute Erkrankungen erfordern, um dem stürmischen Krankheitsgeschehen gerecht zu werden, niedere Dosen - auch im Hinblick auf einen möglichen

Wechsel der Arznei; die Behandlung chronischer Krankheiten beginnt man im allgemeinen mit einer mittleren Potenz (D12 und höher), um dann bei einem älteren Krankheitsprozeß oder einer Konstitutionsbehandlung auch auf hohe Potenzen überzugehen.

Eine Erstverschlimmerung ist günstig zu beurteilen - sie ist sozusagen der aufgewühlte Zustand eines Krankheitsbildes. Eine Therapie, die nach mehreren Tagen ohne Reaktion und Resonanz bleibt, sollte revidiert werden!

Die Kenntnis der homöopathischen Mittel ist zwar Voraussetzung für eine einschlägige Therapie, jedoch stehen dem Praktiker darüber hinaus sogenannte „Symptomverzeichnisse" zur Verfügung, mit deren Hilfe er nach dem passenden Mittel suchen kann.

Nosodentherapie

Die Nosodentherapie wurde bereits zu Hahnemanns Zeiten durchgeführt. Dabei wurden Sekrete etwa aus Krätzepusteln, Eiterblasen oder andere Krankheitsstoffe einer homöopathischen Potenzierung unterzogen und brachten meist als Reaktionsmittel bei schwer zu beeinflussenden chronischen Krankheiten nicht selten den entscheidenden Umschwung.

Man unterscheidet Nosoden durch die aetiologische Ähnlichkeit wie beispielsweise *Medorrhinum*, die Trippernosode, *Luesinum*, die Syphilisnosode, *Variola*, *Scarlatinum* oder auch die *Candida-Nosode*, die beim Befall mit einer Mykose häufig den Behandlungsumschwung herbeiführt.

Um die Jahrhundertwende hat sich bei der Durchseuchung der mitteleuropäischen Bevölkerung mit Tuberkulose schon frühzeitig der Einsatz von *Tuberkulinum* in verschiedenen Variationen bewährt - vor allem dort, wo Krankheitsbereitschaften wie etwa Lymphatismus oder Rheumabelastung schon in der Konstitution des Patienten verankert waren. *Nebel* hat in der Schweiz die Tuberkulin-Nosoden als Koch, Denys, Aviaire oder bovinum und Marmorek eingeführt. Diese Nosoden haben sich besonders in der Kinderpraxis bewährt, wo im Laufe von langen arzneilichen Behandlungen reaktionsarme Krankheitsphasen zu beobachten waren.

Nosoden aus dem arzneilichen Vorfeld bewähren sich vor allem nach Antibiotika-, Rheuma- und langwierigen Cortisonbehandlungen. So kann bei einem Allergiker eine totale Reaktionsverarmung bezüglich seiner Homöotherapie eintreten, die dann eine *Cortison-Arznei-Nosode* rasch beseitigt. Man verwendet Nosoden am besten dort, wo arzneirefraktäre Phasen auftreten, Gewöhnungseffekte bestehen oder Resistenzen gegenüber bestimmten Keimen zu beobachten sind. So kann etwa eine Penicillinresistenz gegenüber Strepto- oder Staphylokokken mit einer anderen *Kokken-Nosode*, z.B. Medorrhinum, beseitigt werden.

Bei der Nosode aus symptomatischer Ähnlichkeit handelt es sich um Sekrete oder Krustenbildungen. So ist die aus Hautschuppen hergestellte *Psoriasis-Nosode* zu verstehen (u.a.).

Die Nosodentherapie gehört zu den differenziertesten Behandlungsformen. Sie erfordert eine sorgfältige Anamnese und eine gute Beobachtungsgabe. Die Dosierungen sollten möglichst im Hochpotenzbereich bleiben und Wiederholungen nur in größeren Abständen erfolgen.

Die *Psora*lehre Hahnemanns gründet auf der Annahme, daß eine Vorbelastung durch Vorfahren besteht oder auf Krankheitskontakte in früheren Zeiten zurückzuführen ist. Hier treffen sich die Belange der Impftherapie mit denen der Homöopathie.

Zur homöopathischen Behandlung

A. Stiegele hat zur vergleichenden Therapie geraten. Er empfahl, nach sorgfältiger Abwägung im entscheidenden Augenblick diejenige Therapie durchzuführen, die im Hinblick auf den Zustand und die Krankheit am meisten Aussicht auf Erfolg bringt.

Der Vorteil der homöopathischen Behandlung zeigt sich vor allem bei chronischen Krankheiten, insbesondere bei Bindegewebsbehandlungen. Aber auch bei Hautkrankheiten werden homöopathische Mittel sehr erfolgreich eingesetzt - ein Hinweis auf die Tatsache, daß es sich dabei nicht um eine Krankheit des Hautorgans, sondern um eine des Individuums handelt! Dies gilt ebenso für eine etwaige konstitutionelle Minderwertigkeit wie auch für die Behandlung von Dispositionsfaktoren auf besondere Lebenseinschnitte wie Klimax, Pubertät etc.

Homöopathie soll und wird nie alleinige Therapieform für alle Krankheiten und Kranke sein! Die Auswahl der dafür geeignet erscheinenden Patienten kann nur der erfahrene Arzt treffen, der in beiden Disziplinen bewandert ist und dadurch die Vor- und Nachteile der einen oder anderen Behandlungsmethode abzuschätzen weiß. Wenn auch die Mühe groß ist, sozusagen in zwei Sprachen Therapie zu betreiben, so ist doch andererseits der Aktionsradius, den sich der Behandelnde dadurch schafft, von unschätzbarem Vorteil - und auch das synthetische Denken in der Medizin wird gefördert!

Hahnemann bediente sich bei bestimmten, häufig auftretenden, also gleichsymptomatischen Krankheitsbildern der sog. „festständigen Mittel". Die sog. „kleinen Mittel" nach Stiegele sind aus der klinischen Erfahrung abgeleitet.

Festständige homöopatische Mittel (für die tägliche Praxis)
- Auch als Einstieg für den Anfänger gedacht -

Analfissur, Analbrennen	*Sedum acre D4*
Antirauchermittel	*Lobelia D4*
Bindehautkatarrhe	*Euphrasia D4*
Bläschenausschlag des Handrückens	*Anagallis D4*
Bläschen an den Fußsohlen	*Mancinella D4–6*
Bläschenausschlag d. Unterarme u. Beine	*Caltha palustris D6*
Blasenentzündung	*Cantharis D4–6*
Blasenschmerzen n. Katheterisieren	*Petroselinum D4*
Blutungen, allgemein	*Erigeron, Millefolium D4*
Blutungen (Magen, Darm, Uterus)	*Geranium maculatum und Trillium pend. D4*
Blutung, besonders des Auges	*Hamamelis D4*

Blutung, Trauma	*Arnica D4–6, Calendula im Durchschnitt -D4*
Brotallergie, Verdauungsschwäche	*Zingiber D1–4*
Brüchige Nägel	*Anantherum D4*
Choleraähnliche Durchfälle	*Camphora D1–4*
Chronischer Schnupfen mit dickem Schleim	*Penthorum sedoides D3*
Dysmenorrhoe	*Viburnum D4*
Ellbogen und Knie	*Mimosa pudica D4–12*
Empfindlichkeit gegenüber Fleisch (Kalb)	*Kalium nitricum D4*
Entzündung des Mundes u. Rachens	*Mancinella, Mercur, Borax D4*
Erbrechen (funktionell)	*Apomorphinum D4*
Fluor vaginalis	*Borax D4*
Folgen von Nervenverletzungen	*Hypericum, im Durchschnitt-D4 u. höher*
Frigidität	*Nepenthes D4–6*
Harninkontinenz n. Blasenoperationen	*Plantago major D4–6*
Hautaffektionen (Fissuren) durch Waschen oder Wasser	*Melandrinum D6–8*
Herpes labialis	*Acidum mur. D12 (Rezidiv.)*
Hyperhidrosis	*Salvia D4, Sambucus D4*
Idiopathische Schweißmittel	*Sambucus niger D4*
Ischias mit LWS-Syndrom 5	*Gnaphalium D12*
Juckreiz	*Dolichos pruriens D4–6*
Katarrhe der Tuba Eustachii	*Kalium mur. D4*
Kniegelenkshygrom, Handgelenkssynovialzyste	*Sticta pulmonaria D4*
Kreuzschmerzen	*Aesculus D4–12*
Lähmung und Paresen	*Causticum D6–12*
Linke Thoraxseite, Flatulenz	*Momordica D1–4*
Linksseitiger Kopfschmerz	*Niccolum D4*
Linksseitiger Kopfschmerz, Schreibkrampf	*Ginkgo biloba D1*
Lungenaffektionen bei Continua-Fieber (auch Darminfekte)	*Ferrum phosph. D4*
Magenblutung	*Trillium pend. D4*
Masern	*Belladonna D4–6*
Mastopathien	*Phytolacca D4–12*
Migräne bei Hypotonikern	*Menyanthes D6–12*
Mundfäule mit Blutungstendenz	*Agave americana D1–4*

Nagelgeschwüre, Nageldystrophie	*Teucrium Mar.v. D1–4*
Nasenbluten bei Menstruationsanomalien	*Crocus D6–12*
NNH-Affektionen, chronische Katarrhe	*Tuberculinum (Denys) D30*
Panaritium	*Myristica sebifera D4*
Reisekrankheit	*Cocculus D4*
Resorptionsmittel n. Infektionen u. Eiterungen	*Sulfur jod. D4*
Säuglingsschnupfen	*Sambucus D3–4 im Durchschnitt -D4*
Sehnenscheidenaffektionen	*Ruta grav. D4–12*
Sklerodermie mit Hypästhesie	*Elaeis guinensis D1–4*
Sodbrennen	*Robinia pseudacacica D4*
Spondylosis deformans (Dysostosen)	*Hekla lava D6–12*
Schmerzen li. Hüfte u. re. Hand	*Mercurius jod.flavus D12*
Schwäche der Hände und Handgelenke	*Hippomane D12*
Schwäche u. chron. Infekte, besonders des Darmes	*Chininum ars. D4*
Schwindel	*Cocculus D4*
Stirnkopfschmerz mit Schwindel	*Genista D4*
Trigeminusneuralgie	*Aconit D3–4*
Urticaria des Gesichts	*Medusa D4*
Wadenkrämpfe	*Cuprum met. D12*
Wetterfühligkeit	*Acidum phosph. D12, Rhododendron D12*
Zahnfleischentzündung, Parodontose	*Cistus canad. D4*
Zungenbrennen (Brustkrebs)	*Sempervivum D4*
Zustand und Schwäche n. Blutungen	*China D12*
Zyanose bei Bradykardie	*Laurocerasus D4*

Einführende Literatur

Borland, D.: Homöopathie in der Alltagspraxis, Sonntag-Verlag Stuttgart 1992

Gebhardt, K.H.: Beweisbare Homöopathie, Haug-Verlag Heidelberg 1980

Meili, W.: Grundkurs in klassischer Homöopathie, Sonntag-Verlag Stuttgart 1989

Mezger, J.: Gesichtete homöopathische Arzneimittellehre, 4. Auflage 1977, 2 Bände, Haug-Verlag Heidelberg

Zimmermann, W.: Homöopathische Arzneitherapie, 4. Auflage 1984, Sonntag-Verlag Stuttgart

Zimmermann, W.: Homöopathie der Hautkrankheiten, 2. Auflage, Sonntag-Verlag Stuttgart

Zimmermann, W.: Homöopathie in der Klinik, Quintessenz-Verlag 1992

5.3 Biochemische Therapie nach Dr. Schüssler

Einführung

Dr. Wilhelm Heinrich *Schüssler* lebte von 1821 bis 1898 und baute sein Heilsystem auf pathologischen Erfahrungen auf. So isolierte er aus der Asche verbrannter Leichen elf Mineralsalze und fügte ein weiteres hinzu. Diese Salze wurden dann potenziert und ähnlich der Homöopathie verwendet. Aus Gründen der Einfachheit und der geringen Kosten hat sich dieses Behandlungssystem stark verbreitet, vor allem in Indien, zum Teil auch in den Händen von Laien.

Für die natürlichen Funktionen des menschlichen Körpers sind nach der Theorie Schüsslers folgende Salzverbindungen erforderlich:

Calcium fluoricum
Calcium phosphoricum
Calcium sulfuricum
Ferrum phosphoricum
Kalium muriaticum
Kalium phosphoricum
Kalium sulfuricum
Magnesium phosphoricum
Natrium muriaticum
Natrium phosphoricum
Natrium sulfuricum
Silicea

Eine Wiederherstellung des Gleichgewichtes durch den Ausgleich mit Mineralsalzen bedeutet Gesundheit. So versteht sich, daß vorwiegend funktionelle Krankheiten auf diese Methode ansprechen. Die Wahl der geeigneten Mittel kann sowohl aus dem homöopathischen Arzneibild als auch nach den Erfahrungsempfehlungen von Schüssler erfolgen.

Die Deckung eines Defizites im Körper, wie Schüssler sich das vorgestellt hat, ist allerdings nach modernen Erkenntnissen nicht mehr zu halten. Dennoch hat sich die Methode ihrer Einfachheit halber gut durchgesetzt. Sie ist inzwischen mit zahlreichen homöopathischen Gedanken verflochten worden, obwohl Schüssler selbst - mit Ausnahme der Dosierung - eine Verbindung zur Homöopathie abgelehnt hat.

Einige der biochemischen Mittel waren in der Homöopathie schon einer Arzneiprüfung unterzogen worden, andere - wie etwa Magnesium phosphoricum - wurden es erst auf Anregung Schüsslers. Nachdem ein Teil des Homöopathiegedankens von Laien vertreten wurde, hat sich die Biochemie auch vorwiegend über Laien weiter verbreitet, wenngleich feststehende Therapiebereiche auch heute noch erfolgreich mit den Salzen behandelt werden.

Die Materia medica der Schüsslermittel (Kurzfassung)

Calcium fluoricum

Abmagerung trotz guten Appetits, Schwäche der Konzentrationsfähigkeit, die durch Essen gebessert wird. Erwachen morgens zwischen 3 und 5 Uhr. Anschwellen des Halses und der Mandeln. Herz-Kreislaufbeschwerden mit Betonung des Venenkreislaufs. Durchfall nach Fettgenuß. Schmerzen in Muskeln und Gelenken. Wetterfühligkeit, Kälteempfindlichkeit.

Calcium phosphoricum
Ängstlich, furchtsam, Kopfschmerzneigung, häufig Katarrhe der oberen Luftwege. Verlangen nach Geräuchertem, Durchfall nach kalten Getränken, Rheuma der HWS, allgemein Frieren bei Schweiß an einzelnen Körperteilen.

Calcium sulfuricum
Hals- und Atmungsorgane mit dickem, gelblichem Auswurf, Ekzeme, eitrige Ausschläge.

Ferrum phosphoricum
Erschöpfung und Abmagerung mit Kongestionen, Grippe, Fiebererscheinungen, rheumatische Beschwerden.

Kalium muriaticum
Entzündungen von Auge, Ohr und Nase, Schleimhaut, auch Schleimbeutelentzündungen an den Gelenken, Rheuma von Muskeln und Gelenken, vor allem nach Infekten.

Kalium phosphoricum
Verschlimmerung morgens, aber auch durch geistige Anstrengungen, depressiv-ängstlich und leicht erschöpfbar. Verschlimmerung durch Geschlechtsverkehr. Haarausfall. Auch als Einschlafmittel bewährt.

Kalium sulfuricum
Entzündungen der Schleimhäute und der Augenbindehaut. Husten und Bronchialkatarrhe, Magenkatarrhe mit gelber Zunge. Urethritis und Nierenbelastung. Weinerlicher, trauriger Zustand.

Magnesium phosphoricum
Depression und Ängstlichkeit, Kopfschmerzen und neuralgische Gesichtsschmerzen. Verstopfte Nase, Fließschnupfen. Abneigung gegen Kaffee. Berührungsempfindlichkeit, Schmerzen in der Magengrube bei Neigung zu Sodbrennen. Schmerzhafter Harndrang. Berührungsempfindlichkeit und Schmerzen an der Wirbelsäule. Frostigkeit und Kältegefühl im Rücken.

Natrium muriaticum
Schwäche und Zittern am Körper. Abmagerung am Hals und Kräfteverfall. Pessimismus und Depressionen, menstruationsabhängig. Kopfschmerzen mit Verschlimmerung im Sonnenverlauf. Herpes der Lippen, trockener Mund. Herzstechen beim Linksliegen. Urinabgang erschwert mit Inkontinenz beim Lachen und Niesen. Rückenschmerzen. Status seborrhoicus mit Akne im Gesicht und am Rücken. Handschweiß bei allgemeiner Frostigkeit.

Natrium phosphoricum
Gelbe Zunge, starke Übersäuerung des Magens. Durchfälle mit schmerzlosen Entleerungen. Bronchitis mit gelblichem Auswurf. Sexuelle Erregbarkeit mit Erektionsschwäche.

Natrium sulfuricum
Verstimmungszustände, Schwindel bis zur Benommenheit. Bitterer Geschmack im Mund (schmutziger Zungenbelag). Blähungsneigung und Empfindlichkeit der Lebergegend. Wechsel von Durchfall und Verstopfung. Schmerzen beim Wasserlassen. Trockener Husten mit wenig Schleim. Asthma bei naßkaltem Wetter. Rheumabeschwerden mit Verschlimmerung bei Nässe und Kälte. Frösteln.

Silicea
Extreme Wetterfühligkeit, Verschlimmerung bei Mondphasen. Frieren und Frösteln bei geringer Entblößung der Haut. Berührungsempfindlichkeit. Weinerliche Stimmung. Mangel an Selbstvertrauen, verträgt keinen Widerspruch. Schlafsucht am Tage bei Schlaflosigkeit nachts mit lebhaften Träumen. Stock- und Fließschnupfen, Rasseln auf der Brust mit übelriechendem Auswurf. Zahnfleisch geschwollen und schmerzhaft. Durchfälle und Obstipation bei vergeblichem Stuhldrang. Abneigung gegen Milch, Gliederschmerzen. Urinsediment, Ausfluß. Muskulatur steif und lähmig. Haut neigt zu eitrigen Entzündungen und Furunkeln. Gesplitterte Nägel. Große Frostigkeit mit Nachtschweiß.

Literatur

Schleimer, J.: Salze des Lebens, Sonntag-Verlag Stuttgart 1984

5.4 Die Orthomolekularmedizin

Einführung

Die *Orthomolekularmedizin* erhält und fördert Gesundheit und behandelt und heilt Erkrankungen, indem sie die Konzentration von Stoffen verändert, also steigert oder verringert, die normalerweise im menschlichen Körper vorhanden und für die Gesundheit unentbehrlich sind. So definiert der Begründer Prof. Dr. Dr. Linus Pauling seine Methode des Vorbeugens und des Heilens. Dabei wurden folgende Prinzipien aufgestellt:

Die orthomolekularischen Gesichtspunkte spielen vorrangig bei der Diagnose (Spurenelement-Screening) und der anschließenden Behandlung eine Rolle, wobei kein Organ gesund werden kann, wenn die Zellen oder Zellverbände an bestimmten Stoffen Mangel leiden. Weiterhin ist die Behandlung völlig risikolos, und die Spurenelemente vermögen über eine regulierende Wirkung hinaus den Körper auch gegen Umwelttoxine zu schützen.

Die Orthomolekularmedizin unterscheidet Spuren- und Mengenelemente neben den bekannten Vitaminen und essentiellen Aminosäuren.

Spurenelemente

Chrom oder der Glukosetoleranzfaktor
Vorkommen: Bis zu 6 mg im Körper, sonst in der Bierhefe
Eigenschaften: Stimuliert das Enzym für die Fettsäuresynthese, verbessert die Insulinverwertung, also bedeutsam bei Diabetes mellitus, Herzerkrankungen und Arteriosklerose

Eisen
Vorkommen: Im Blut und Muskelfarbstoff ca. 4-6 g, verschiedentlich als Katalysator-Transferrin. Als Nahrung bei Eisenmangel gelten Eigelb, Schalentiere, Sellerie, vor allem Geflügel und Nüsse.
Eigenschaften: Zuviel Eisen bedingt Müdigkeit, Leberzirrhose, Arthritis und Depression, Libidoverlust, Parkinson, Krebshäufigkeit. Zuwenig Eisen: Häufigste Mangelkrankheit bei Kindern, in der Schwangerschaft, bei Vegetariern, Mangel an Magensäure etc.

Fluor
Vorkommen: Im Trinkwasser vorhanden und ersetzt
Eigenschaften: Bedeutsam für die Zahnbildung. Vermehrte Raten von Neugeborenenmißbildung bei Wasserfluorierung. Zuviel Fluor verursacht Verhärtung von Bindegewebsstrukturen und Knorpelsubstanzen.

Jod
Vorkommen: Der Körpergehalt liegt zwischen 7 und 180 mg, davon 20 % in der Schilddrüse. Durch die Zufuhr von jodiertem Salz ist ein Ausgleich in Jodmangelgebieten erreicht. Empfohlen für Schwangere und Kinder tägl. 150 Mikrogramm, für Erwachsene 100 Mikrogramm. Vorkommen in Meerestieren, Algen und Milchprodukten.
Eigenschaften: Es wird zur Bildung der Schilddrüsenhormone gebraucht.

Kobalt
Als Cobaltamin im Vitamin B12 benötigt.

Kupfer
Vorkommen: Vielfache Wechselwirkungen zwischen Zink und Eisen. Körpergehalt insgesamt zwischen 60 und 110 mg. Vorkommen in Leber, Gehirn und Muskeln.
Eigenschaften: C. Pfeiffer hat durch Senken der Kupferwerte Schizophrenien geheilt, Psychose im Wochenbett soll kupferbedingt sein. Auch prämenstruelles Syndrom, Autismus, Stottern, Depression und Senilität, sowie das Parkinson-Zittern und Psoriasis, Arthritis, Diabetes mellitus und Herzkrankheit wird auf Kupferüberlastung zurückgeführt. Zink und Mangan vermindern in Verbindung mit Vitamin C die Kupferaufnahme (Leitungswasserrohre!). Selen und Vitamin E schützen vor Kupferschäden.

Lithium
Vorkommen: Lithium kommt in sehr unterschiedlicher Menge im Trinkwasser vor, wobei es wie bei Jod Mangelgebiete gibt. Zahlreiche Nahrungsmittel wie Milch und Fett.
Eigenschaften: Der Mangel an Lithium beeinflußt die Enzymaktivität, Glykolyse und den Stickstoffmetabolismus im Lebergewebe. Histaminstörungen lassen sich durch Lithiumcarbonat (300mg/die) beeinflussen wie z.B. Cluster Headache. Auch psychiatrische und neurologische Leiden werden beeinflußt (Depression), wie Lithium in der Homöopathie bei Rheuma und harnsaurer Diathese (-benzoicum) bekannt wurde. Herz- und Nierenkranke dürfen Lithium nur mit Vorsicht anwenden, da normale Dosen bei salzarmer Diät und Diuretika toxisch reagieren können.

Mangan
Bestandteil von mehreren Enzymen, wichtig für den Zuckerstoffwechsel und für die Knorpelbildung. Die Normaldosis liegt bei 25-50 mg pro Tag. Ein Mangel kann bei Epilepsie und Schizophrenie bestehen, bei Innenohrstörungen und bei Hypoglykämie im Sinne einer Pankreasdysfunktion. Eine Blutanalyse offenbart sehr häufig einen Manganmangel.

Molybdän
Ein essentielles Spurenelement, das in wichtigen Enzymen vorhanden ist. Eines davon ist die Sulfitoxydase, das gefährliche Sulfite in gepökelten Fleischwaren in harmlose Sulfate wandelt. Der Tagesbedarf liegt bei 500 Mikrogramm, in Getreidesorten und Kartoffel enthalten. *Pfeiffer* empfiehlt 1,5 Mikrogramm Molybdän täglich.

Nickel
Erhöht im Tierversuch den hypoglykämischen Effekt von Insulin. Beim Menschen ist es erhöht bei Herzinfarkt, Apoplexie, Schwangerschaftsintoxikationen, erniedrigt bei Leberzirrhosen. Es soll die Wirkung von Adrenalin vermindern.

Selen A
Ist in den letzten Jahren gründlich untersucht worden. Ein Mangel ist bei Krebs bekannt. Die diesbezügliche Vorbeugung wird auf die Glutathionoxidase zurückgeführt, deren Enzym-Cofaktor in Selen gesehen wird. Selen sollte hilfreich sein bei Kadmiumvergiftung und bei der Bildung von Spermatozoen. Selen und Vitamin E 3x50 Mikrogramm und 2x400 Mikrogramm soll bei der Schlatter'schen Erkrankung (siehe auch bei Krebstherapie) erfolgreich sein (Wright).

Silizium
Vorkommen: Ein ubiquitäres Element, ist mit 5 mg im menschlichen Körper vertreten.
Eigenschaften: Gebraucht wird es bei Sehnen-, Knorpel- und Gelenkerkrankungen, aber auch die Haut und die Skleren stehen unter dem Einfluß des allgegenwärtigen Elements.

Vanadium
Vorkommen: Korrespondiert mit Kalium und Natriumwirkungen und kommt zwischen 20 und 40 mg im Körper vor.
Eigenschaften: Als essentielles Element wird es mit dem Urin ausgeschieden. Vanadium hemmt die Cholesterinbildung und soll vor Herzkrankheiten schützen. Zur Behandlung von Arteriosklerose und Knochen-Knorpelerkrankungen zu verordnen.

Zink
Ebenfalls ein äußerst vielseitiges und gut studiertes Element. Bekannt sind vor allem die Beziehungen zu Hautkrankheiten wie Akne, Psoriasis und Ekzemen. Bei Morbus Crohn und Colitis, bei Ulcus ventriculi und duodeni, aber auch bei Beinulcerationen, bei Katarakt, organischem Hirnsyndrom, bei Epilepsie und Schizophrenie und vielen anderen Indikationen, Immunschwächen und Neoplasie wird sein Einsatz diskutiert.

Zinn
Vorkommen: Obwohl essentielles Element, kommt es so vielseitig vor, daß Mangelerscheinungen nicht beobachtet wurden. 2 mg werden im allgemeinen mit der Nahrung zugeführt.
Eigenschaften: Wachstumsminderungen, sowie Blut- und Gewebsveränderungen werden als Fehlfunktionen von Zinn diskutiert.

Die Mengenelemente

Mengenelemente kommen im Körper in größeren Mengen vor. Es sind Mineralien, die zum normalen Wachstum und Aufbau eines Organismus unabdingbar sind. Eine Korrektur bietet sich nur dort an, wo offensichtliche Mängel durch Fehlbildung und Krankheiten nachgewiesen werden können. Mineralien, Elektrolyte und Spurenelemente auch kombiniert erhältlich.

Calcium
Ist ein Mineralstoff, der im Körper am häufigsten vorkommt; er verantwortet Wachstum, Skelettbildung und Gesundheit schlechthin. Auch Nervenstörungen im Sinne von Nervosität bis zur Depression werden beim unausgeglichenen Calciumspiegel beobachtet. Die Hauptträger von Calcium in unserer Nahrung sind Milch und Milchprodukte. Bei Schlafstörungen wird meist ein Calciummangel angenommen; so erklärt sich das Volksmittel zum Einschlafen in Form eines Glases Milch. Der Kalkmangel verursacht Müdigkeit und Schwäche. In der Ernährung sollte man auf Milch, Haferflocken, Bananen und Nüsse achten.

Magnesium
Steht in vieler Hinsicht dem Calcium nahe, es ist ein Beruhigungsmaterial, das zudem den Zellstoffwechsel induziert und z.B. bei Herzarrhythmien fehlen kann. Folgen von Alkoholismus, Verwirrtheit und Depression bessern sich nach Magnesiumgaben.

Phosphor
Vorkommen: Ist ein Begleitstoff oder Salz von Calcium oder Magnesium, ubiquitär vorhanden, z.B. in Innereien, Hefe, Käse, Sojaprodukten und Weizenkeimen.
Eigenschaften: Phosphor ist an allen Körperfunktionen in irgendeiner Weise beteiligt.

Natrium, Kalium und Chlor
Sind als Kochsalz vielfach mit der Nahrungsaufnahme verquickt und bedürfen keiner weiteren Darstellung ihrer Funktionen.

Schwefel
Vorkommen: Das Vorkommen in natürlichen Nahrungsmitteln ist bekannt, besonders in Eiern, Fleisch und Fisch sowie in den senfölhaltigen Würzen wie Zwiebel, Knoblauch usw.
Eigenschaften: Ist Bestandteil von Aminosäuren und Proteinen, hat Beziehung zum Hautorgan und zu den Hautanhangsgebilden; für die Insulinproduktion unerläßlich, als Salbe und Bad bei allen Hauterkrankungen hilfreich. Korrespondiert mit Selen.

Die Vitamine

Vitamin A
Vorkommen: Eier, Milch, Leber, Karotten, Tomaten, Orangen, Paprika etc.
Eigenschaften: Das Augenvitamin, aber auch für die Haut, besonders in Verbindung mit Zink bedeutsam

Vitamin B1
Vorkommen: Im Vollkornbrot, Haferflocken und Weizenkeimen, in Innereien, Kartoffeln und grünem Gemüse.
Bedarf: Tägl. 1,5-5 mg
Eigenschaften: Wichtig für die Übertragung der Nervenimpulse, für Kohlenhydrat- und Fettstoffwechsel, für Verdauung und Wachstum

Vitamin PP - Niacin oder Nikotinsäure (früher Vitamin B3)
Vorkommen: Leber, Geflügel, Fisch, Milchprodukte, Eier
Bedarf: Tägl. 100 mg
Eigenschaften: Bedeutsam für die Behandlung von Schizophrenien sowie bei allergischen Erkrankungen, auch der Cholesterinspiegel soll damit gesenkt werden. Pellagra ist eine Niacin-Mangelerkrankung und führt zu Hautentzündungen, Durchfall und Geistesstörungen, beginnend mit Müdigkeit und Schwindel bis zu Halluzinationen und völliger Verwirrtheit. Dieses „Gehirnvitamin" kann auch bei Lernstörungen, Schlafstörungen und Depressionen wie auch bei Neuralgien und Neuropathien einschl. der Multiplen Sklerose gebraucht werden.

Vitamin B5 (Pantothensäure)
Vorkommen: Innereien, Eier, Broccoli, Hefe
Bedarf: Tägl. 20–50 mg
Eigenschaften: Bei erhöhten Cholesterinwerten, bei systemischen Lupuserkrankungen, bei Colitis ulcerosa und fehlerhaften enzymatischen Prozessen ist dieses Vitamin angezeigt.

Vitamin B6
Vorkommen: Findet sich mit seinem Tagesbedarf in Milch, Leber, Geflügel, Eigelb, grünem Gemüse und Bananen.
Eigenschaften: Hilft gegen Arthritis und Rheuma sowie Schwangeren gegen Erbrechen und Ödeme. Fehlende Erinnerung an Träume, ein Zeichen psychischer Störung, wird durch Vitamin B6 beseitigt.

Vitamin B9 oder Folsäure
Vorkommen: Innereien, Hefe, Vollkorn, Weizenkeime, Eigelb, Milch, grüne Gemüse
Eigenschaften: Hat seine Bedeutung frühzeitig bei Anämie und Blutbildung erkennen lassen. Fördert die Antikörperbildung und eine Vielzahl von Stoffwechselvorgängen im Körper.

Vitamin B12
Vorkommen: Kommt reichlich in Milch und Milchprodukten vor, sowie in Eigelb und Fisch.
Eigenschaften: Seine Rolle bei der Blutbildung und bei der perniciösen Anämie ist hinlänglich bekannt.

Vitamin B15
Vorkommen: Hefe-, Reis- und Weizenkleie, Leber, Gemüse, Obst
Eigenschaften: Steigert die Nutzung des eingeatmeten Sauerstoffes und ist bei Hochleistungen beliebt. Auch als Pangamsäure bekannt.

Vitamin D3
Vorkommen: Ist das bekannte Rachitis-Vitamin, kommt in Lebertran vor.
Eigenschaften: Dient der Knochenbildung.

Vitamin C
Vorkommen: Ubiquitär in nahezu allen Obstsorten und in der Kartoffel.
Bedarf: Täglich bis 10 g, bei Viruserkrankungen sogar mehr.
Eigenschaften: Ascorbinsäure restauriert die Kollagensynthese im Körper, gilt als „Fänger der Radikale“, was bei Intoxikationen und Oxidationsschäden der Zelle notwendig ist. Ascorbinsäure löst in Überdosen Durchfall aus und kann den Zahnschmelz angreifen, es kann beruhigend wirken, ist keineswegs aufputschend und bietet sich bei Erkältungskrankheiten als frühe Arznei an.

Die essentiellen Aminosäuren

Der Körper braucht täglich pro kg Körpergewicht 1/2 g Proteine. Bei vegetarischer Kostform und Vermeiden von Milchgenuß kann es somit leicht zu einem Defizit von Protein kommen. Dabei kommt es insbesondere auf die acht essentiellen Aminosäuren an:

Leucin - Ein Mangel führt zu Appetitlosigkeit und Schwäche.
Isoleucin - Streßwirkung, auch bei Schizophrenie anwendbar.
Lysin - Enzymfunktionen werden damit erhalten, bei Herpes simplex anwendbar.
Methionin - Wichtig für schnelle Wundheilungen, Leberschutz.
Phenylalanin - Depressionen und Parkinson-Erkrankungen sind damit gebessert worden. Auch bei Lebererkrankungen hilfreich.
Threonin - Wichtig für Knochenentwicklung und Wachstum.
Tryptophan - Als schlafffördernd bekannt, auch bei chronischen Schmerzzuständen und Depressionen bekannt geworden, ähnlich bei seniler Demenz.
Valin - Zum Aufbau des Hämoglobins erforderlich, steigert die körperliche Leistungsfähigkeit

Was jeder tun kann
Die Amerikanerin Adelle Davis hat ein Rezept für eine orthomolekulare Standarddiät bekannt gegeben. Dieses Rezept wurde von ihr „Pep-up“ genannt und wird wie folgt angegeben:

1 Liter Mager- oder Vollmilch
1 Teelöffel bis 1 Eßlöffel Hefepulver (keine Frischhefe)
1 Eßlöffel Soja-, Distel- oder Erdnußöl
2 gehäufte Eßlöffel Milchpulver
1/2 Teelöffel Magnesiumoxyd
1 Eßlöffel Lecithingranulat
1 bis 2 Eier
4 Eßlöffel unverdünnten Fruchtsaft, Ananaswürfel, Bananen oder Beeren.

Anstelle der Früchte können auch Küchenkräuter (Petersilie, Schnittlauch oder Sellerie) dazu gemixt werden, wenn ein pikanter Geschmack vorgezogen wird. Das „Pep-up“ wird gemixt und als Krafttrunk serviert.

Literatur

Klippel, K.F.; Schrauzer G.N.: Lithium in Biology and Medicine, VCH-Verlag Weinheim, New York 1991
Schrauzer, G.N.: Selen - neuere Entwicklungen aus der Biologie, Biochemie und Medizin, Vfm-Verlag, E. Fischer Heidelberg 1983
Wiedemann, F.: Biologisch leben, biologisch heilen, Kiepenhauer u. Witsch-Verlag Köln 1989

6 Diätetik

Von B. Irmler

6.1 Grundbegriffe

Definition

Der Begriff „Diät“ leitet sich vom griechischen ‹diaita› = Lebensweise ab und umfaßt neben der Ernährung auch weitere Aspekte der Lebensführung (Bewegung, Tag-Nacht-Rhythmus, Körperpflege, seelisches Gleichgewicht etc.), die dazu dienen, Heilwirkungen im Körper zu erzielen. Die heutige Diätetik und Ernährungsmedizin beschäftigen sich in erster Linie mit einer therapeutisch zweckmäßigen Ernährung zur Prävention und Therapie von Erkrankungen. Unter normalen Verhältnissen nimmt der Mensch jeweils die Nahrung zu sich, die qualitativ und quantitativ geeignet ist, in optimaler Weise den jeweiligen Stoffwechselbedürfnissen aller Zellen des Organismus gerecht zu werden.

Diätetische Therapie setzt eine Kenntnis ernährungsphysiologischer und küchentechnischer Grundlagen voraus, d.h. bei der Verordnung und Zusammenstellung eines Speiseplanes sind eine Reihe von Grundtatsachen zu beachten:

- Die Kost soll genügend energieliefernde Substanzen (vor allem Kohlenhydrate) für den Betriebsstoffwechsel enthalten.
- Die Kost soll genügend Stoffe zur Aufrechterhaltung der Körperstrukturen und optimaler Körperfunktionen enthalten (Wasser, Mineralsalze, Vitamine, Eiweiß, Fette, Ballaststoffe).
- Die einzelnen Nahrungsbestandteile sollen in einem bestimmten Verhältnis zueinander verabreicht werden, um Mangelsyndrome und Stoffwechselschädigungen zu vermeiden.

Diese Funktionen werden durch die *Grundnahrungsmittel* (Milch, Eier, Fleisch, Gemüse, Früchte, Zerealien oder Brot, Fette und Öle) aufrechterhalten. Diese Basisernährung soll den Energiebedarf zu ca. 50% aus Kohlenhydraten, 30% aus Fett und 20% aus Eiweiß decken.

Schonkost ist eine Dauerkosteinstellung, die bestimmten Organfunktionsbeeinträchtigungen Rechnung trägt. Sie ist milde im Geschmack, reizarm und gut verträglich. Irritationen im Magen-Darm-Trakt lassen sich durch Reduktion der Ballaststoffe sowie Zerkleinerung der Nahrungsmittel (Pürieren, Passieren) vermeiden.

Synthetische *Elementardiäten* (Astronautenkost) sind ballastfrei und enthalten keine hochmolekularen Stoffe wie Fett und Peptide, sondern nur Monosaccharide, L-Aminosäuren, Vitamine und Mineralien. Sie eignen sich zur Behandlung von Krankheiten, die mit Maldigestion und Malabsorption einhergehen (M.Crohn, Colitis ulcerosa, Pankreasinsuffizienz, intestinale Fisteln etc.).

Grundregeln einer zeitgemäßen und gesunden Ernährung
Nach dem oben erwähnten ausgewogenen Verhältnis der Nahrungsbestandteile untereinander ist die besondere Aufmerksamkeit einer *ballaststoffreichen* Ernährung zu schenken. Als Ballaststoffe gelten Produkte mit hohem Anteil an organischen Bestandteilen (Zellulose, Hemizellulose, Pektin, Lignin), die durch die Enzyme des Gastrointestinaltrakts nicht abgebaut werden können, so z.B. Kleie, Haferflocken, Vollkornbrot, Äpfel, Möhren, Feigen, Birnen, Hülsenfrüchte, Lauch, Grünkohl etc. Hieraus ergeben sich wertvolle therapeutische Ansatzpunkte; so hat z.B. Lignin eine hohe Affinität zu polaren Gallensalzen und bewirkt durch Unterbrechung des enterohepatischen Kreislaufs eine Verringerung des Gallensäurepools der Leber und eine Senkung des Serumcholesterins. Pektine wirken als Kationenaustauscher und können somit toxische Metallionen binden und außerdem die Glukoseresorption bremsen. Hemizellulose bewirkt durch das gute Ionenbindungsvermögen vermehrte Wasseradsorption; durch diese Quelleigenschaft wird die Darmpassage erleichtert und beschleunigt. Durch Freisetzung niedermolekularer Fettsäuren wird das Darmmilieu angesäuert und das Wachstum von azidophilen Keimen begünstigt; die fäulnisinduzierenden Anaerobier werden zurückgedrängt. Durch die Verlangsamung der Kohlenhydratresorption erzielt man ein ausgeglicheneres Blutzuckertagesprofil und eine ökonomischere Insulininkretion.

Fehlen Ballaststoffe, so bildet die fäulnisinduzierende Darmflora Desoxycholsäure, die in den enterohepatischen Kreislauf einfließt und als lithogene Galle die Bildung von Cholesterinsteinen begünstigt. Ballaststoffe bieten also bei vielfältigen Magen-Darm-Störungen therapeutische Möglichkeiten und wirken unter anderem Obstipation, Divertikulose, Hämorrhoiden, Hypercholesterinämie, Gallensteinen und auch Kolonkarzinomen (durch die Adsorption von Kanzerogenen und deren verminderte Kontaktzeit mit der Darmwand) entgegen.

Bei der Umstellung auf ballaststoffreiche Ernährung ist zu beachten, daß bei der in unserer Zivilisation üblichen fett- und eiweißreichen Ernährung die Dünndarmzotten vermindert sind; ihre Zahl muß sich der Ballaststoffzufuhr erst anpassen, deswegen sollte der Darm nur schrittweise an vermehrte Faserstoffzufuhr gewöhnt werden; aufgrund der Fähigkeit der Adsorption von Zucker wird Gasbildung favorisiert, weswegen Zucker nicht gleichzeitig verzehrt werden sollte, um lästige Blähungen zu vermeiden.

Als allgemeine Präventionsmaßnahme von Krankheiten wird *Vollwertkost* angesehen; definitionsgemäß ist dies die Nahrung, die alles enthält, was der Organismus zu seiner Erhaltung benötigt; sie sollte möglichst naturbelassen sein. Hierauf wird nachfolgend noch näher eingegangen.

6.2 Diätsonderformen

Vegetarische Kostformen waren schon immer Bestandteil der menschlichen Ernährung: insbesondere *Lahmann, Hindhede, Bircher-Benner* und *Kollath* wirkten in unserem Jahrhundert bahnbrechend.

Vegetarische Kost beschränkt sich in ihrer strengen Form auf eine rein pflanzliche

Nahrung. Sie wird als *Rohkost* bezeichnet, wenn sie unverkocht und weitgehend naturbelassen verzehrt wird. Nachteil dieser Kostform ist, daß einige wertvolle Nahrungsmittel entfallen, die roh ungenießbar sind, da sie gesundheitsschädigende und toxische Substanzen enthalten, die erst beim Kochen neutralisiert oder zerstört werden (z.B. Solanine in Kartoffeln, Phaseolotoxin in Bohnen).

Eine erweiterte Form dieser Ernährung stellt die *ovo-lacto-vegetabile Kost* dar, bei der Eier und Milch erlaubt sind. Bei richtiger Zusammensetzung ist eine vegetarische Kost vollwertig und garantiert uneingeschränkte Leistungsfähigkeit; die hinreichende Versorgung mit Eisen und Vitamin B_{12} bietet gelegentlich Schwierigkeiten, so daß es zu einer Anämie kommen kann.

Bei strenger vegetarischer Ernährung ist die Versorgung mit hochwertigen Proteinen erschwert, da pflanzliche Proteine - bedingt durch den niedrigen Lysingehalt des Getreides und den niedrigen Methioninanteil von Hülsenfrüchten und Blattgemüse - nur geringe biologische Wertigkeit besitzen. Unter *biologischer Wertigkeit* versteht man diejenige Menge an körperlichem Eiweiß, die durch 100 g Nahrungseiweiß ersetzt werden kann; sie ist abhängig von den essentiellen Aminosäuren, oft von Lysin; bei richtiger Zusammensetzung rein pflanzlicher Kost kommt eine gute Ergänzungswirkung zustande, bei der die biologische Wertigkeit höher ist als die der Einzelbestandteile. Bei ovo-lacto-vegetabiler Kost trifft dies zu besonders z.B. für Kartoffel/Ei, Getreide/Milch, Getreide/Hülsenfrüchte etc. (nach Karl *Thomas*, 1883-1969).

Die therapeutische Wirkung der *Rohkost* läßt sich im wesentlichen auf den hohen Gehalt an Vitaminen und Ballaststoffen, den Basenüberschuß und die relative Brennwert-, Natrium- und Eiweißarmut zurückführen. Daneben sind spezifische pharmakologische antimikrobielle Effekte einzelner Nahrungspflanzen (Meerrettich, Kresse, Zwiebel, Knoblauch) und umstimmende Einflüsse auf das vegetative Nervensystem von Bedeutung. Durch den hohen Gehalt an Sulfhydrylgruppen, die bei Erhitzung zerstört werden, wird durch Rohkost die Infektabwehr und Zellerneuerung gesteigert; sie haben auch Bedeutung bei der Entgiftung von Schwermetallen, die ihrerseits eine erhöhte Empfindlichkeit auf bakterielle Endotoxine verursachen. Das zugunsten des Kaliums verschobene Kalium-Natrium-Verhältnis wirkt zudem diuretisch.

Rohkost wird vor allem eingesetzt als Reiz- und Umstimmungskost bei rheumatischen Erkrankungen, Diabetes, Hypertonie, Asthma, Hauterkrankungen und chronischen Infekten (z.B. der oberen Atemwege, der ableitenden Harnwege etc.).

Durch eine vegetarische Lebensweise werden durch die pH-Verbesserung zugunsten der Basizität die Fäulnisvorgänge im Darm reduziert und somit die Entstehung von Kanzerogenen vermindert. Außerdem entfällt die bei Eiweißüberernährung beobachtete Verdickung der Basalmembranen der Blutgefäße, es wird also der Arteriosklerose vorgebeugt.

Prägend in der Diätetik wirkte *Kollath* (1892-1970), der den Begriff der *Vollwertkost* formulierte. Mit seiner Grundforderung: „Laßt unsere Nahrung so natürlich wie möglich!" war er wegweisend für die moderne Diätetik. Er postulierte, daß die Nahrung, die am wenigsten behandelt ist, am wahrscheinlichsten alle essentiellen Bestandteile enthalte. Somit definiert sich die Vollwertkost als Nahrung, die alles enthält, was der Körper zu seiner Erhaltung benötigt. Eine naturbelassene Kost beginnt bereits

Tabelle 6.1: „Die Ordnung unserer Nahrung" nach Prof. Kollath, 1960

Lebensmittel (vollwertig)			**Nahrungsmittel (teilwertig)**		
a) natürlich	b) mechanisch verändert	c) fermentativ verändert	d) erhitzt	e) konserviert	f) präpariert
1a) Samen I Nüsse: Wal-, Hasel-, Kokosnuß Mandeln — — Oliven	1b) Öle Rückstand: (Preß- kuchen)[1]	1c) Mitwirkung der Eigenfermente Hefen Bakterien Pfl. Milch Pfl. Käse Soja	1d) ? 2d) Breie aus Vollkorn Schroten, Flocken, usw. Gebäcke I Vollkornbrote Fladenbrote Gärbrote usw.	1e) Gebäcke II Weißbrote Feingebäcke Kuchen Torten	1-2f) Pflanzliche Präparate Kunstfette Eiweiß Stärke Zucker Chemikalien
2a) Samen II Getreide: Weizen, Roggen, Hafer, Gerste, Mais, Reis, Hirse, Buchweizen	2b) Mahlprodukte Vollmehl Schrote Rückstand (Kleie)[1]	2c) Vollkornprodukte Breie, roh gequetscht geschrotet gemahlen	Mehlspeisen	2e) Dauer- backwaren Zwieback usw. Konfekt	
3a) Früchte Gemüsefrüchte: Tomate, Gurke, Kürbis, Paprika, Melone usw. Obst: (Beeren-, Kern-, Steinobst) Südfrüchte Trauben — — Honig	3b) Salate I Naturtrübe Säfte frisch Rückstand: (Trester)[1]	3c) Gärsäfte Most (Trauben, Apfel, Birne usw.) Met	3d) Gemüse II a) Hülsenfrüchte Erbsen, Bohnen, Linsen, Erdnuß, Kastanien b) Kompott	3e) Frucht- konserven getrocknet, gedörrt, gefro- ren, erhitzt, chemisch sterilisiert durch Zucker, Alkohol Chemikalien — — Marmeladen	3-4f) Aromastoffe Fruchtzucker Vitamine Wuchsstoffe (Auxone) Fermente Nährsalze
4a) Gemüse I (Keim-, Frucht-, Blüten-, Stengel-, Wurzel-, Knol- len-, Zwiebel-, Blatt-Gemüse — — Würzkräuter	4b) Salate II (Küchen- abfälle)[1]	4c) Gärgemüse Sauerkraut Saure Bohnen (Silage)[1]	4d) Gemüse III Kartoffeln, Wurzeln, Kohlarten usw. Pilze Artischocken	4e) Gemüse- konserven getrocknet erhitzt gefroren sterilisiert	
5a) Eier Fischrogen	5b) Blut Muscheln (Knochen)[1]	5c) Fleisch Schabefleisch	5d) Wild, Fisch Schlachtvieh (Leber, Niere, Pankreas, Lunge, Herz, Muskel, Speck, Schmalz, Fette)	5e) Tier-Konserven getrocknet, geräuchert, gesalzen, gefroren in Fett, chemisch konserviert	5f) Tierische Präparate Fleischextrakte, Eiweiß, Lipoide, Fette, Fermente, Hormone
6a) Milch (Kuh, Ziege, Schaf)	6b) Milchprodukte Rahm, Buttermilch, Magermilch, Butter, Molke	6c) Gärmilch Sauermilch, Skyr, Yoghurt, Kefir usw. Quark	6d) gekochte Milch Käse-Arten Quark	6e) Milchkonserven Trockemilch kondensiert	6f) Milchpräparate Milcheiweiß Milchzucker
7a) Quellwasser Luft	7b) Leitungswasser	7c) Gärgetränke Wein, Bier	7d) Extrakte Teearten Brühe	7e) Gemische Kunstwein, Kunstessig, Liköre gechlortes Lei- tungswasser	7f) Destillate künstl. Mineral- wasser Branntwein

[1] Für die menschliche Ernährung nicht gebräuchlich, aber sonst als „Kraftfutter" verwendet

Quelle: Körber, Männle, Leitzmann, „Vollwerternährung", Haug Verlag, 6. Auflage 1987

beim Anbau unter Vermeidung von Kunstdünger, Pestiziden und Insektiziden, was heute gemeinhin unter „biologischem Anbau" zusammengefaßt wird.

Kollath teilt die Nahrung in Wertgruppen ein. Naturbelassene *Lebens*mittel (z.B. Getreide, Nüsse, Gemüse, Früchte, Milch) werden unterschieden von zubereiteten, also mechanisch und fermentativ veränderten, erhitzten, konservierten und präparierten *Nahrungs*mitteln (Konserven, Extrakte etc.). Je mehr das Grundprodukt aufbereitet wird, desto wertloser wird es. Die Weiterentwicklung der Vollwertkost rechnet auch fermentativ veränderte (z.B. durch milchsaure Gärung) Nahrung zu den zu bevorzugenden Lebensmitteln (v. Körber, Männle, Leitzmann).

Kollath erstellte ein Schema der „Ordnung unserer Nahrung" mit 6 Wertgruppen (s. Tabelle 6.1), wobei die Wertigkeit der Nahrung mit der Höhe der Wertgruppe abnimmt.

Unterzieht man die heute übliche sogenannte „Zivilisationskost" einer kritischen Betrachtung, so entspricht sie den Wertgruppen 4 bis 6. Nach Anschauung Kollaths bewirkt diese Ernährungsweise den Zustand der *Mesotrophie* (= Halbernährung). Als Parameter der Fehlernährung gilt nicht der Ernährungszustand als solcher, sondern die Infektresistenz sowie das Immunsystem, welche schneller reagieren als andere Organsysteme - was angesichts der steigenden Häufigkeit an Infekten und Allergien in unserer Gesellschaft gut nachvollziehbar ist. Bei Vollwertkost findet sich somit eine bessere Immunität als bei herkömmlicher Mischkost.

Als Grundnahrungsmittel zur Krankheitsprophylaxe empfiehlt Kollath einen Frischkornbrei aus 3 Eßlöffeln geschrotetem (evtl. über Nacht eingeweichtem) Getreide, mit etwas Obst, Milch oder Joghurt vermischt, als Frühstück. Es bietet ein lang andauerndes Sättigungsgefühl mit einem durch die langkettigen Kohlenhydrate und deren verlangsamten Abbau nur langsamen Blutzuckeranstieg sowie eine gute Leistungsfähigkeit. Zudem sollte die Hauptnahrung pflanzlich sein, wobei die tierischen Produkte als ergänzende Beigabe fungieren.

Definition:

- Nahrung, die alles enthält, was der Körper zu seiner Erhaltung benötigt
- möglichst naturbelassene Nahrung
- 6 Wertgruppen der Nahrung
- vorwiegend pflanzliche Kost

Abb. 6.1: Vollwertkost nach Prof. Kollath

Die Umstellung auf Vollwertkost sollte nicht plötzlich erfolgen, da der Organismus sich erst auf die neue Kost einrichten muß (siehe Abschnitt Ballaststoffe).

Bircher-Benner (1867-1939) verwendete den Begriff der *Heilkost*, der Nahrung als Arznei. Leider wird heutzutage der Name Bircher-Benner nur mehr mit dem Bircher-Müsli als nahrhaftes Frühstück in Verbindung gebracht. Das wird jedoch den Leistungen des bekannten Ernährungsforschers, der in Zürich eine Klinik einrichtete, nicht gerecht. Er setzte sich nicht nur dafür ein, daß die Nahrung aus frischen und möglichst unveränderten Produkten bestehen soll, deren größtmöglicher Vollwert bewahrt bleiben solle, sondern er entwickelte eine *Ordnungstherapie* mit den 10 Ordnungsgesetzen des Lebens, welche Therapiemaßnahmen beinhalten, die über bloße Diätetik hinausgehen. Sie umfassen neben der optimalen Zusammensetzung der Nahrungsenergie (welche insbesondere in frischer Kost enthalten ist, laut Bircher-Benner „gespeicherte Sonnenenergie") auch Faktoren der *Ökonomie* (die Nahrungszufuhr soll gerade den Bedarf decken); das *Integralgesetz* der Nahrung fordert ein wohl abgewogenes Gesamtverhältnis aller Nährfaktoren (Vermeidung von Überschuß oder Teilmangel einzelner Faktoren). Integrität, Wirkstoffe, Frische, Klima, Gehalt an Pestiziden werden beurteilt. Jede Manipulation an der Nahrung mindert ihren Vollwert. Pflanzliche Antibiotika und Antiseptika, wie z.B. in Meerrettich und Kresse, werden hervorgehoben. Das Weizenkorn diente Bircher-Benner als Inbegriff des Nahrungsintegrals, und so empfiehlt auch er ein Müsli morgens und abends als Mittelpunkt seiner Kost. Das Ordnungsgesetz der *Nahrungspforte* umfaßt die Funktion des Mundes und seiner Drüsen (besondere Wertlegung auf gründliches Kauen und Einspeicheln: *Mahl*zeit und nicht *Schling*zeit!). Im Ordnungsgesetz der *Mahlzeitenzahl* werden eine Vollmahlzeit und zwei kleine Nebenmahlzeiten empfohlen. Außerdem bestehen Ordnungsgesetze zur Atmung, zur Beziehung zum Licht, zur Temperatur, zur Schwerkraft und zur Tagesrhythmik. Bircher-Benners Forderungen nach einer naturgemäßen und gemäßigten Lebensform haben also sehr moderne Züge und nichts an Aktualität eingebüßt.

Bircher-Benner entwickelte in seiner Klinik auch die *Rohkost als Kurmaßnahme*. Je nach Indikation wird über eine oder mehrere Wochen hinweg eine Kost gereicht, die nur Rohes enthält, sei es nun als Rohkostsalat, Getreidebrei oder Obst etc.

Rohkost als Umstimmungsdiät hat einen Rohanteil von 100 % und wird nur kurweise als *Heilkost* eingesetzt. Als Dauerkost empfiehlt Bircher-Benner eine *Schutzkost*, die einen Frischwert von 60 bis 70% haben soll und die Erhaltung der durch die Heilkost erzielten Gesundheit zum Ziele hat.

Tabelle 6.2: Rohkost nach Bircher-Benner

Heilkost:
- Prinzip: Umstimmung
- Durchführung: nur Rohes, kurweise Anwendung über 7 bis 21 Tage oder länger
- Ordnungstherapie

Schutzkost:
- 60 bis 70% Rohanteil
- Ziel: Erhaltung der durch die Heilkost erzielten Gesundheit

Aare *Waerlands* Anschauungen gehen in die gleiche Richtung wie Bircher-Benners, wobei er den Schlüssel der Gesundung im Darm sieht, von dem viele Krankheiten ausgehen. Er hebt die Bedeutung einer gesunden Darmflora hervor, wobei Gärungsbazillen durch vorwiegend vegetarische Ernährung favorisiert werden. Er forderte eine biologische, frei von Kunstdünger und Spritzmitteln gezogene Nahrung, die den Körper nicht belastet. Auch bei *Waerland* finden wir ein Müsli aus naturbelassenem Getreide (4-Korn-Kruska aus Weizen, Roggen, Hafer, Gerste) als eine der beiden Hauptmahlzeiten.

Eine Sonderform der Rohkost ist die *Evers-Diät*, die vor allem bei neurologischen Erkrankungen (Multiple Sklerose, progressive Muskeldystrophie, Myasthenia gravis pseudoparalytica etc.) zum Einsatz kommt. Evers nimmt an, daß es sich bei der Multiplen Sklerose um eine Zivilisationskrankheit handelt, und zwar um eine „alimentär-genetische Stoffwechselstörung", die durch Denaturierung der Nahrung entsteht. Seine Kost vermeidet als Rohkost alle Nahrungsmittel, die über 37°C erhitzt worden sind. Sie umfaßt im wesentlichen Getreidefrüchte und Getreideerzeugnisse, Obst, bestimmte Gemüse, rohe Eier, Bienenhonig, Butter und Milch. Im Mittelpunkt steht eine Körnermahlzeit aus gekeimtem Roggen und Weizen. Die Kost ist im Hinblick auf die Eiweißzufuhr (ca. 50 g pro Tag) und den Brennwert als vollwertig zu bezeichnen.

Nachprüfungen, die von verschiedenen Autoren durchgeführt wurden, erbrachten unterschiedliche Ergebnisse. *Welte, Siegert, Uhlmann* u.a. konnten unter der Diät positive Veränderungen im Krankheitsverlauf nicht feststellen. *Pette* hält eine Umstimmung in der vegetativen Sphäre durch diese Ernährungsform für möglich und hebt die zufriedenstellende Regulation der Darmfunktion durch die tägliche Körnermahlzeit hervor.

Bruker verfolgt eine ähnliche Richtung wie Kollath und betont besonders die schädigende Wirkung von Zucker und Weißmehl, von der er ernährungsbedingte Zivilisationsschäden ableitet. Er bezeichnet Zucker als „Vitamin-B-Räuber", da zu seiner Verstoffwechselung Vitamin B nötig sei. Bei *Schnitzer* finden sich gleichgerichtete Tendenzen, als „Urnahrung des Menschen" sieht er Sesam, Wurzelknollen und Blattschößlinge an. Um oxidative Prozesse bei der Getreidezubereitung zu vermeiden, soll dieses erst kurz vor Verwendung gemahlen werden.

Auf medizinisch-philosophischen Anschauungen basieren die Ernährungsempfehlungen von Rudolph *Steiner* mit seinem anthroposophischen Konzept des biologisch-dynamischen Anbaus ohne Einsatz von Kunstdünger und Pestiziden; auf ihn gründet sich der Demeter-Wirtschaftsbund.

Oben dargestellte Kostformen sollen nur einen Überblick über die verschiedenen Richtungen geben, die zum Teil dogmatisch verfochten werden; zusammenfassend kann man aber sagen, daß nach dem gegenwärtigen Wissensstand eine weitgehend ovo-lacto-vegetabile Ernährung mit hohem Rohkost- und Ballaststoffanteil und wenig aufbereiteten und konservierten Produkten die Lebenserwartung erhöht und das Erkrankungsrisiko, insbesondere an sogenannten Zivilisationskrankheiten, deutlich senkt.

6.3 Fastendiäten

Fasten als freiwillig übernommene und zeitlich begrenzte Nahrungskarenz fand als die wirksamste Form diätetischer Therapie frühzeitig Eingang in die Medizin (Hippokrates, Paracelsus). Um die Wiederbelebung der Fastentherapie in der Neuzeit haben sich besonders *Tanner, Dewey, Riedlin, Buchinger* u.a. verdient gemacht.

Das Heilfasten nach Buchinger

Diese Fastentherapie ist die strengste der oben erwähnten Therapieformen. Als ***Prinzip des Fastens*** gilt ein *freiwilliger Verzicht* auf feste Nahrung über einen bestimmten Zeitraum hinweg. Fasten ist also nicht Hungern - denn hier hat man ja das Gefühl, es fehle einem etwas - wer hungert, fastet nicht.

Im Fasten erfolgt eine Umstellung des Ernährungsmodus von äußerer Ernährung auf die Ernährung von innen, ohne jegliche Zufuhr fester Nahrung. Daß dies gut möglich ist, sehen wir in der Tierwelt: man denke an Tiere, die einen Winterschlaf halten, an Zugvögel, die Tausende von Kilometern in einem Non-Stop-Flug bewältigen, an die Lachse, die während ihrer anstrengenden Flußaufwärtsreise ebenfalls keine Nahrung zu sich nehmen, sondern sich von den angespeicherten Fettdepots ernähren. Hieraus wird auch ersichtlich, daß trotz - oder gerade wegen - des Fastens körperliche Höchstleistungen möglich sind.

Ein ebenfalls vom Instinkt geleitetes Fasten findet man auch bei kranken Tieren, die sich während einer Krankheit zurückziehen und nur nach Ruhe und Schlaf verlangen. Auch beim Menschen, besonders bei Kindern, beobachtet man diesen Instinkt, der leider oft genug vom Intellekt unterdrückt wird mit der Ansicht, gerade jetzt brauche der Patient eine besonders kräftigende Speise.

Dem Fasten begegnet man auch in allen großen Weltreligionen und Philosophien. Schon Hippokrates und die alten griechischen Schulen wandten regelmäßige Fastenzeiten an und erkannten deren Wert im Hinblick auf die Erkenntnis höherer Weisheit. Auch die Religionen sehen im Fasten eine Erneuerung und Reinigung, die Befreiung von Niedrigem und Unreinem sowie von Krankheiten, um auf diesem Wege höhere Ziele zu erkennen und anzustreben.

Fasten als auferlegter Zwang jedoch ist nicht sinnvoll, da der geistige Hintergrund nicht erfaßt wird und durch das Fehlen der inneren Einstellung kein Wohlbefinden entstehen kann.

Der *Sinn des Fastens* liegt somit in

- der Erneuerung und Gesundhaltung des Organismus,
- der Schonung und Erholung des Verdauungsapparates,
- der Säuberung und Entgiftung von Stoffwechselrückständen,
- der Mobilisierung der Selbstheilungskräfte des Organismus zur Beseitigung krankhafter Prozesse,
- der Rückbesinnung auf eine natürliche und gesunde Lebensweise,

und umfaßt den Menschen in seiner Entität von Körper, Geist und Seele.

Als *Charakteristikum des Fastens* fällt ein ausgeprägtes körperliches und geistiges Wohlbefinden auf, welches sogar Höchstleistungen ermöglicht. Ein echtes Hungergefühl - von den ersten ein bis zwei Tagen und interkurrenten Gelüsten abgesehen - fehlt. Der Organismus kommt mit weniger Schlaf aus, wobei dieser Schlaf auch sehr leicht ist - man spricht von einem Katzenschlaf. Zudem empfinden Faster einen vermehrten Bewegungsdrang, was sehr zu unterstützen ist, damit nicht die Muskelmasse zur Energiegewinnung herangezogen wird (dies ist auch der Unterschied zum bettlägerigen geschwächten Patienten, der sich nicht ernähren kann und bei dem es somit zum Muskelschwund kommt - ebensowenig kommt es zur Abnahme der Herz-

Durchführung:
- Obsttag als Schalttag
- Darmreinigung (Glaubersalz, 2tägig Einlauf oder Abführtee)
- Brühe und Säfte, reichlich Getränke (Tees, Wässer)
- Leberpackung, Bettruhe
- geistige Dimension!

Verboten:
- Kaffee
- Alkohol
- Nikotin

Abb. 6.2: Die Fastentherapie nach Buchinger

muskelmasse, was leider vielerorts immer wieder behauptet wird - meist von denjenigen, die über keine eigenen Fastenerfahrungen verfügen).

Durchführung der Fastentherapie
Die Fastentherapie nach Buchinger verläuft nach strengen Regeln: Zur Einstimmung auf das Fasten werden ein bis zwei Entlastungstage eingelegt, an denen wenig gegessen wird und die idealerweise als *Obsttag* durchgeführt werden. Am ersten Fastentag wird kräftig abgeführt, als Signal für den Körper, daß nun von Aufnahme und Ausscheidung umgeschaltet wird, von äußerer auf innere Ernährung. Hierzu bedient man sich des Glaubersalzes (40 g auf 3/4 l Wasser, bei Normgewichtigen 30 g auf 1/2 l Wasser). Die weitere Fastenwoche spielt sich wie folgt ab: Morgens Tee (selbstverständlich ungezuckert, auch auf Süßstoff sollte möglichst verzichtet werden, da sich im Fasten die Geschmacksnerven neutralisieren sollen), mittags salzlose leere Gemüsebrühe (ggf. mit etwas püriertem Gemüse) mit Kräutern. Nach der Brühe sollte eine Ruhepause eingehalten werden, wobei eine feuchtwarme Leberpackung angelegt wird, um die Leber in ihrer Entgiftungsfunktion zu unterstützen. Hierzu kann man einen Teelöffel Honig einnehmen, um den Leberstoffwechsel anzuregen. Abends werden Obst- oder Gemüsesäfte gereicht. In unbegrenzter Menge stehen dem Faster Tees und Wässer als Flüssigkeitszufuhr zur Verfügung, die Gesamtmenge täglich sollte 2 l nicht unterschreiten. Mehrmals täglich sollte ein Scheibe Zitrone ausgesaugt werden, um die Versorgung mit Vitamin C aufrechtzuerhalten. Im Fasten erfolgt auch eine intensive Darmpflege, wobei 2tägig Einläufe erfolgen oder ein Abführtee getrunken wird. Nicht zu vernachlässigen ist auch die geistige Komponente des Fastens: der Mensch soll wieder an eine gesunde Rhythmik gewöhnt werden, mit einem Wechsel von Ruhepausen und körperlicher Aktivität. Auch sollte man sich Zeit zur Entspannung und meditativer Kontemplation nehmen, wobei man bewußt auf die gewohnte Reizüberflutung, wie z.B. Fernsehen, verzichten sollte.

Während des Fastens strebt man das Absetzen von Medikamenten und Drogen an. Daß Kaffee, Alkohol und Nikotin gestrichen sind, dürfte sich von selbst verstehen (Kaffee z.B. fungiert als Säurelocker und würde nur Hungergefühl hervorrufen, zudem kann es zu Reaktionen von Magenkrämpfen bis hin zu Gallenkoliken kommen; eine Zigarette kann bei Patienten, die fasten, fatale Kreislaufreaktionen von kollapsartigen

Zuständen bis hin zu Herzinfarkten bei prädisponierten Patienten auslösen). Laxantien und Diuretica erübrigen sich ebenfalls. Schwieriger wird es beim Absetzen von Antihypertensiva; es sollte nur unter ärztlicher Kontrolle erfolgen, wenn möglich unter stationären Bedingungen.

Während des Fastens kommt es bisweilen zu typischen *Fastenreaktionen*. Vergegenwärtigt man sich den Vorgang des Fastens als Ausscheidungsmechanismus, so kann man auf verschiedene Weise Hilfestellung geben: die Entgiftung über den Darm wird über den Einlauf unterstützt, die der Niere durch viel Trinken. Die Körperpflege sollte besonders aufmerksam durchgeführt werden, da unangenehme und intensive Gerüche der Sekretionen auftreten; der Schweiß riecht penetranter (Haut als Entgiftungsorgan!), es kommt zu Mundgeruch (Lunge als Entgiftungsorgan, belegte Fastenzunge), was durch intensive Mundpflege und auch Bürsten der Zunge angegangen werden kann. Die Kalorik ändert sich während des Fastens meist ebenfalls - dem bisweilen unangenehmen Frösteln begegnet man durch warme Fußbäder und Kneippsche Anwendungen. Von seiten des Kreislaufs muß man mit hypotonen Reaktionen rechnen; rasche Bewegungen und Lageänderungen sollten also vermieden werden. Nötigenfalls kann man ein mildes Mineralstoffpräparat verordnen. Sollte ein Faster von Hungergefühlen geplagt sein, so kann man diese mit Hilfe von Anacardium orientale D 4 als Bedarfsmedikation in Tablettenform coupieren. Bei Frauen kann es durch das Fasten zu Cyclusverschiebungen kommen. Während des Fastens können auch intensive Träume auftreten, was man getrost als „geistige Entgiftung“ interpretieren darf.

Als wichtigste Fastenreaktion jedoch ist die *Fastenkrise* anzusehen. Sie tritt meist periodisch am 7./14./21. Fastentag auf und ist oft durch einen Gewichtsstillstand gekennzeichnet. Der Faster fühlt sich müde, schlapp und lustlos, alte Beschwerden von früher treten wieder auf, aktuelle Symptome werden intensiver empfunden. Pathophysiologisch kann die Fastenkrise als Rückvergiftung des Körpers durch freiwerdende Toxine und Stoffwechselprodukte erklärt werden. Während der Fastenkrise müssen also die Ausscheidungsfunktionen zusätzlich gefördert werden: noch mehr Trinken, Ruhe, ggf. einen zusätzlichen Einlauf oder notfalls eine Infusion bei verlängerter Fastenkrise. Keinesfalls soll das Fasten in einer Fastenkrise abgebrochen werden. Erfahrungsgemäß erfolgt am Tage nach der Krise ein Gewichtsrutsch, wobei Gewichtsabnahmen bis zu über 1.000 g keine Ausnahme darstellen. Dieser Tag eignet sich nun sehr gut zum Fastenbrechen.

Wenn es endlich soweit ist, die Fastenkur zu beenden, geht es an das *Fastenbrechen*: Es erfolgt nur dann, wenn eine Gewichtsabnahme von mehr als 100 g stattgefunden hat und zum Fastenbrechen dient ein Apfel, der gründlich und intensiv gekaut und eingespeichelt wird. Abends wird eine leichte sämige Kartoffelsuppe gereicht. An den folgenden *Aufbautagen* wird der Körper nur langsam wieder an feste Nahrung gewöhnt. Es wird leichte Kost gereicht, bis die Verdauungsdrüsen wieder ihre volle Tätigkeit aufgenommen haben. Pro Fastenwoche rechnet man mit ein bis zwei Aufbautagen.

Beispiel für den Kostaufbau

1. Tag:	kcal
Frühstück:	
50 g Backpflaumen	140
2 Knäcke	64
30 g Magerquark	26
Mittag:	
50 g Kopfsalat mit Kräutern	20
100 g Karottengemüse	35
30 g Reis (Rohgewicht)	110
200 g Dickmilch	132
Abend:	
100 g Apfel	52
50 g Magerquark	44
5 g Butter	39
1 Knäcke	32
Gesamt:	*694*

2. Tag:	kcal
Frühstück:	
50 g Backpflaumen	140
2 Knäcke	64
50 g Magerquark	44
250 g Buttermilch	90
Mittag:	
150 g Karottenrohkost	60
150 g Spinat	35
100 g Kartoffelbrei	85
150 g Magerjoghurt	71
Abend:	
150 g Orange	81
20 g Eierförmchen	75
2 Knäcke	64
100 g Tomate = 2 Stück	19
Gesamt:	*828*

3. Tag:	
Frühstück:	
100 g Müsli, ca.	90
10 g Butter	78
62 g Leinsamen	62
Mittag:	
kl. Rohkost, ca.	120
50 g Pellkartoffeln	42
100 g M-Quark (Kräuterquark)	88
250 g Buttermilch	90
Abend:	
100 g Birne	59
100 g Hirsotto m. Tomatensaft	60
1 Knäcke	32
1/4 Gervais	53
Gesamt:	*774*

4. Tag:	
Frühstück:	
100 g Müsli, ca.	90
2 Knäcke	64
1 M-Joghurt	71
Mittag:	
kl. Rohkost, ca.	120
200 g Gemüse, ca.	60
1 Rührei	83
100 g Grapefruit	32
Abend:	
100 g grüner Salat, ca.	
100 g gemischter Salat, ca.	32
50 g Magerquark	30
25 g Leinsamen	44
1 Knäcke	62
Gesamt:	*708*

Indikationen für eine Fastentherapie

- Adipositas, Einstieg für eine weitere Gewichtsabnahme
- Stoffwechselerkrankungen (Diabetes mellitus, Hepatopathie, Fettstoffwechselstörungen)
- rheumatische und degenerative Gelenkerkrankungen, Wirbelsäulenleiden
- akute und chronische Entzündungen
- allergische Erkrankungen (Dermatosen, Asthma bronchiale)
- Ekzeme
- Magen-Darm-Erkrankungen (Colon irritabile, Obstipation, Gastritiden etc.)

- Herz-Kreislauf-Erkrankungen (Hypertonie, Herzinsuffizienz bei Adipositas)
- Sterilität (beide Partner fasten lassen)
- Gesundheitsvorsorge!

Kontraindikationen für eine Fastentherapie
- konsumierende Krankheiten wie floride Tuberkulose, Tumorleiden
- frischer Myocardinfarkt
- neurologische (Epilepsie) und psychiatrische (Schizophrenie, endogene Depressionen) Erkrankungen
- entgleiste Stoffwechselkrankheiten (z.B. M.Basedow)

Die Mayr-Kur

Sie ist eine Sonderform des Fastens, die auf den österreichischen Arzt Dr. F.X. Mayr (1875-1965) zurückgeht.

Mayr entwickelte drei Fastentypen: Das Teefasten, die Milch-Semmel-Diät und

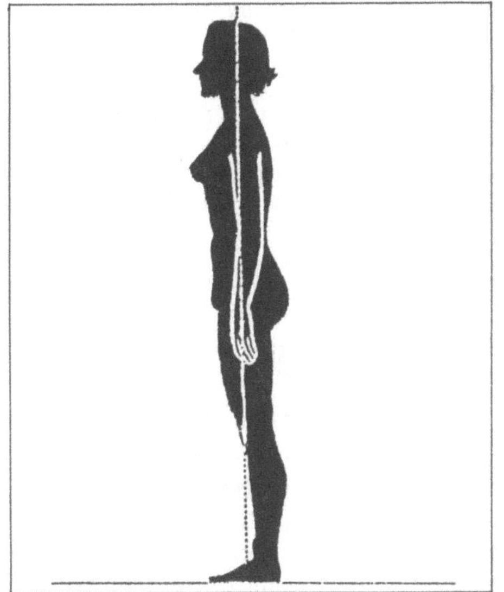

Abb. 6.3 a: *Normalhaltung*

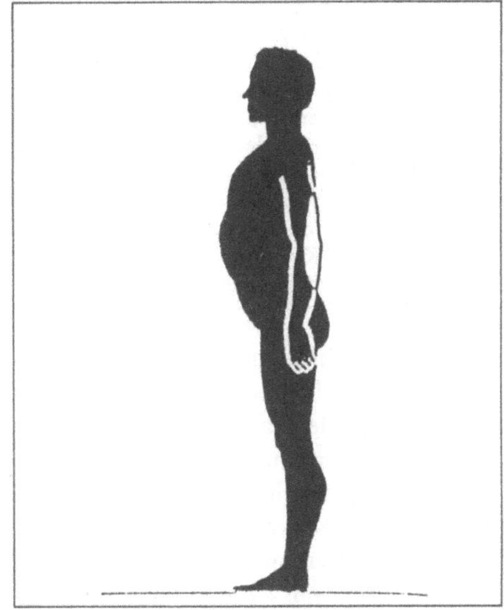

Abb. 6.3 b: *Habtachthaltung*
Hier benötigt der durch chronischen Verdauungsschaden (besonders Oberbauch!) stärker gefüllte Magen-Darm-Trakt mehr Platz für sich. Daher erfolgt bei muskelkräftigen Menschen eine deutliche Streckung der Brustwirbelsäule, verstärkte Brustkorbwölbung, Hochstellung des Zwerchfelles, Rückwärtsneigung des Unterleibes mit Tieferstellung des Beckenbodens

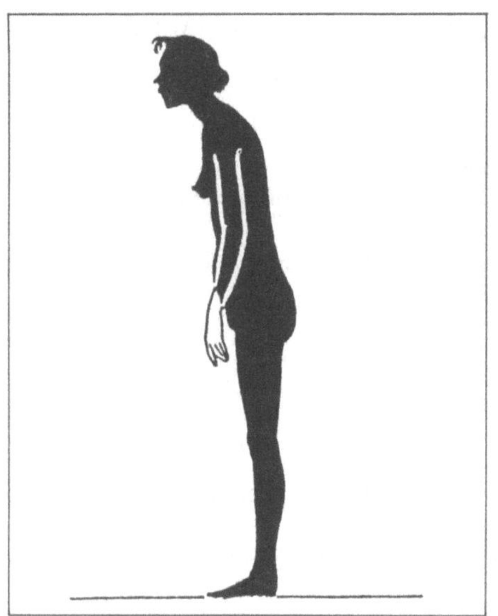

Abb. 6.3 c: *Anlaufhaltung*
Der durch chronische Erschlaffung der Därme vermehrte Bauchhöhleninhalt verursacht hier Vergrößerung des Bauchraumes, die bei muskelschwächeren Menschen mit straffen Bauchdecken besonders durch obige Streckung der Wirbelsäule und Vorneigung des Oberkörpers vorgenommen wird. Das Extreme dieser Haltung zeigt sich im Zusammenkrümmen des Körpers bei starken Bauchschmerzen („Bauchwehhaltung")

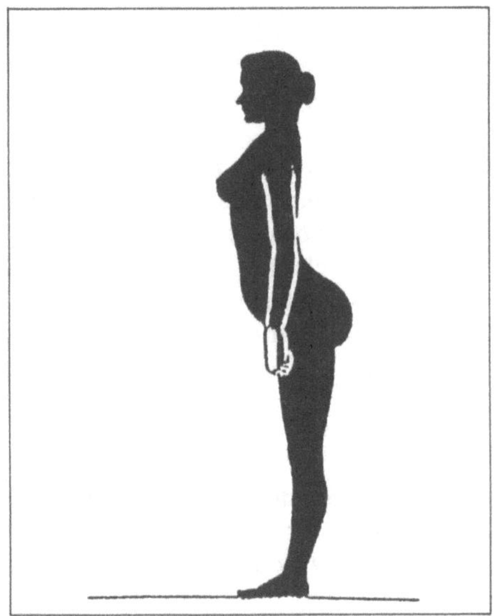

Abb. 6.3 d: *Entenhaltung*
Hier wurde durch Verdauungsschäden eine noch stärkere Vergrößerung des Bauchraumes nötig. Daher besonders vermehrte Rückverlagerung des Beckens (Herausstellung des Gesäßes), Durchstreckung der Wirbelsäule, Erweiterung und Höherstellung des Brustkorbes (siehe Verkürzung des Halses)

die milde Ableitungsdiät. Die bekannteste Fastenform ist die *Milch-Semmel-Diät*, welche hier besprochen werden soll.

Als zentrale Frage stellte sich für Mayr die Diagnostik der Gesundheit: An welchen Merkmalen erkennt man die Gesundheit? Und: Wie sieht eigentlich ein gesunder Bauch aus? Nachdem kein Hochschullehrer ihm diese Frage beantworten konnte, machte sich Mayr selbst an diese Aufgabe. Er entwickelte schließlich ein differenziertes Untersuchungssystem nicht nur des Bauches, sondern auch des Allgemeinzustandes und -aussehens des Patienten, z.B. unter Einbeziehung der Körperhaltung, des Gewichtszustandes, von Haut, Haar und Nägeln, von Zunge, Mund und Augen sowie der Thoraxform und der Atmung.

Im Laufe seiner ärztlichen Tätigkeit kam Mayr zu seiner Grundanschauung, daß ein krankes Verdauungssystem die Wurzel vielfältiger Krankheiten sei. Mit exzellenter Beobachtungsgabe lernte er verschiedene pathologische Bauchtypen (z.B. Sämannhaltung, Großtrommelträger etc.) unterscheiden. Nach Durchführung seiner Kur bildeten sich diese krankhaften Bauchtypen (s. Abb. 6.2) in den Normalzustand zurück. Der Darm als Fokus von Erkrankungen faszinierte Mayr dergestalt, daß er alle Pa-

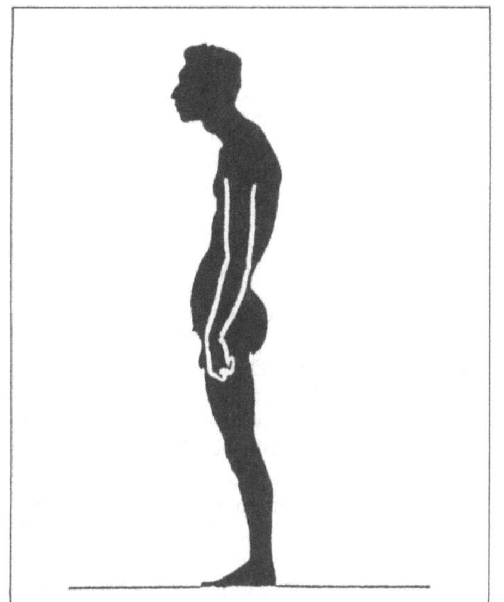

Abb. 6.3 e: *Lässige Haltung*
Bei muskelschwachen, darmgeschädigten Menschen mit vermehrter Darmfüllung wird die Verlagerung der Schwerlinie besonders durch obige Verbiegung der Wirbelsäule (Rundrücken) kompensiert

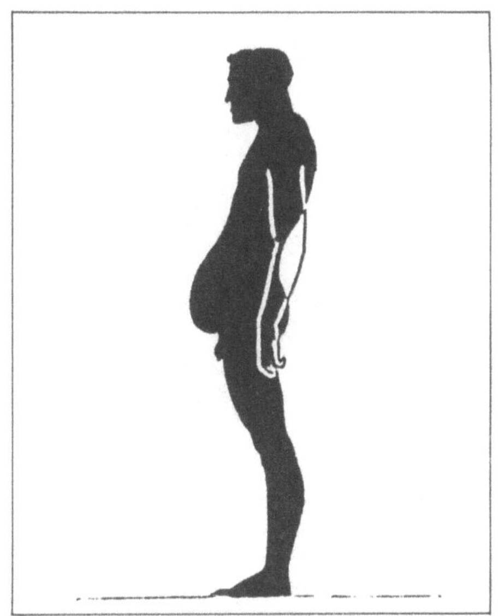

Abb. 6.3 f: *Sämannhaltung*
Hochgradige chronische Darmerschlaffung und Kotfüllung ergibt hier den sackförmigen Kotbauch, wobei der Träger die Haltung des mit gefülltem Saattuch einhergehenden Sämannes einnimmt. Die Vorderbelastung durch den Kotbauch erzwingt die entsprechende Zurückneigung des Oberkörpers

tienten nach dem gleichen Schema durchdiagnostizierte und behandelte, auch vermeintlich Verdauungsgesunde mit regelmäßigem Stuhlgang - denn wenn auch der Stuhlgang regelmäßig ist, so können doch obere Verdauungsabschnitte erkrankt sein (z.B. innerer Durchfall bei Dünndarmaffektionen). Der Darmzustand kann somit nicht allein aus dem Stuhlbefund beurteilt werden.

Nach Auffassung Mayrs begünstigt eine schlechte Verdauung die Entstehung von Zersetzungsgiften (z.B. bei Fäulnis aus eiweißhaltigen Speisen und Gärung durch schlecht verdaute Kohlenhydrate), welche in den Blutkreislauf aufgenommen werden und *Fernsymptome* verursachen können (z.B. reduzierter Allgemeinzustand, Abgeschlagenheit, Dyscardien, Schwindel, vegetative Dystonie, rheumatische Beschwerden u.ä.), die primär nicht mit dem Darm in Verbindung gebracht wurden.

Als *Lokalsymptome* können durch die Darmträgheit eine Ptose, Meteorismus, Entzündungen, Diarrhoe und Obstipation sowie eine Dysbakterie hervorgerufen werden.

Mayr beschrieb auch die Selbstvergiftung des Körpers durch den Rückstau von Stoffwechselabfällen durch eine Dysfunktion des Darmes und die Ablagerung in weniger wichtigen Geweben mit Begünstigung der Entstehung chronischer Krankheitsherde.

Um nun den Körper von Grund auf zu regenerieren und Krankheiten verschie-

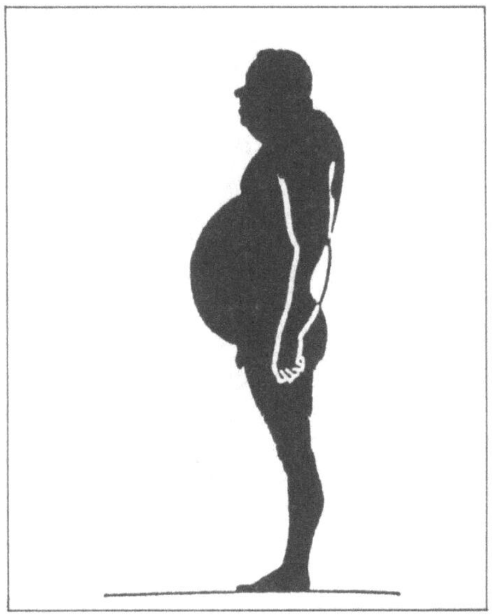

Abb. 6.3 g: *Großtrommelträgerhaltung*
Erinnert an den eine große Trommel vor sich tragenden Soldaten. Die enorme Vermehrung des Bauchhöhleninhaltes bedingt hier den großen Gasbauch bzw. Gaskotbauch. Starke Weit- und Hochstellung des Brustkorbes (Hals verschwindet, Kopf steckt zwischen den Schultern, kompensatorische Buckelbildung der Brustwirbelsäule und Einknickung der Lendenwirbelsäule sind Auswirkungen der schweren Erkrankung des Verdauungsapparates

(Abb. 3 a bis 3 g aus Rauch: die Darmreinigung nach Dr.med. F.X. Mayr, Haug-Verlag Heidelberg, 36. Auflage 1986, S. 28-31)

denster Art zu behandeln, wird die Darmreinigung nach F.X. Mayr durchgeführt. Als oberstes Gesetz der Mayr-Kur gilt jedoch das Vorbeugen von Erkrankungen, so daß zu einer jährlichen Kurwiederholung geraten wird.

Die Kur enthält drei Prinzipien:
- die *Schonung* des Verdauungstraktes zur Ermöglichung der Regeneration (Fasten)
- die *Säuberung* (Bittersalz tgl. morgens 1 TL auf 1/4 l Wasser) in der natürlichen Verlaufsrichtung des Darmes (also keine Einläufe)
- die *Schulung* (intensives Einspeicheln und Kauen der Fastenkost, auch der Milch)

Die Durchführung der Mayr-Kur

Als Fastenspeise bei der Mayr-Kur dienen altbackene Semmeln (3 Tage alt) und Milch. Durch diese Kost, die bewußt keine Ballaststoffe enthält, werden die Verdauungsdrüsen geschont und die unteren Darmabschnitte entlastet. Es erfolgt keine Mengenbegrenzung; sobald ein Sättigungsgefühl aufkommt, wird die Nahrungszufuhr eingestellt. Besondere Bedeutung wird dem Kauakt beigemessen: Die in kleine Stücke geschnittenen Semmeln werden gründlich gekaut und eingespeichelt und erst als flüssiger Speisebrei geschluckt. Die Milch wird schlückchenweise von einem kleinen Löffel gesogen und ebenfalls eingespeichelt. Ungesüßte Tees und Wässer sollen reichlich zugeführt werden.

Während der Mayr-Kur erfolgt auch eine intensive Darmpflege, wobei täglich morgens mit Bittersalz abgeführt wird. Außerdem wird der Darm regelmäßig rhythmisch massiert. Die Darmmassage ist eine wichtige Komponente der Mayr-Kur. Sie

- altbackene Semmeln (3 Tage) in kleinen Bissen
- Milch, ca. 1 Liter/Tag
- Tees
- Darmpflege: Bittersalz (1 TL auf 1/4 l Wasser) Darmmassage
- geistige Komponente!

Abb. 4: Die Durchführung der Mayr-Kur

dient dazu, gestörte, oft ptotische Gedärme besser zur durchbluten und in die physiologische Lage zurückzubringen.

Intention der Mayr-Kur ist zudem die Rückführung des Organismus zu einer einfachen und natürlichen Ernährung. Ebenso wie die Fastentherapie nach Buchinger beinhaltet die Mayr-Kur eine geistige Dimension: Der Patient soll lernen, eine seelische Distanzierung von der Materie zu gewinnen, lernen, Wesentliches vom Unwesentlichen zu unterscheiden und eine neue Stellung zur Umgebung einzunehmen.

Der Erfolg einer Mayr-Kur ist dann gegeben, wenn der Stuhl des Fasters hellgelb und geruchlos ist, also die innere Säuberung vollzogen wurde. Charakteristisch sind auch die Nachwirkungen einer Mayr-Kur, die bis zu einem halben Jahr später auftreten können: Der Patient fühlt sich ausgesprochen wohl, hat eine gesündere Haut und ein strafferes Bindegewebe.

Die schwierigste Phase des Fastens oder der Mayr-Kur ist nicht die Fastenperiode selbst, sondern der Aufbau der Kost nach der Kur und die konsequente Umstellung und Beibehaltung der neuen Ernährungsgewohnheiten. Mayr sah die Gesundung des Verdauungsapparates als Voraussetzung für die gesündere Ernährung des Organismus (Analogbeispiel hierzu wäre ein Ofen, der nur dann zieht und richtig brennt, wenn er regelmäßig gereinigt wird, sonst verrußt er und bildet zusätzliche Schadstoffe durch mangelhafte Verbrennung). Ein weiteres therapeutisches Ziel der Mayr-Kur ist die Maßhaltung im Essen und die Rückbesinnung auf den natürlichen Sättigungsreflex: Man soll nur solange essen, bis man satt ist, nicht bis zum Völlegefühl!

Ein Vorteil der Mayr-Kur ist die leichtere Durchführung, z.B. auch während der Arbeitszeit (obgleich richtige Kurbedingungen mit Einhaltung der Entspannungszeiten und Massagen natürlich optimaler wären) und die Möglichkeit der Ausdehnung der Behandlung auf mehrere Wochen.

Indikationen zur Mayr-Kur

Indikationen sind neben der allgemeinen Gesundheitsprophylaxe in erster Linie Magen-Darm-Krankheiten wie Obstipation, Meteorismus, Colon irritabile und chronische Darmentzündungen, ferner Stoffwechselerkrankungen und Krankheiten des rheumatischen Formenkreises.

Die Schroth-Kur

Johann *Schroth*, geboren am 2. Februar 1800 in Böhmischdorf (heute Ceska Ves), gestorben am 26. März 1856 in Lindewiese (heute Lipovalazne), war Landwirt und Naturheilkundiger. Er begründete in Lindewiese eine Naturheilstätte und führte die

Schroth-Kur ein. Im Gegensatz zu Vinzenz Priessnitz, der mit feucht-kalten Umschlägen behandelte, verwendete er warmes Wasser.

Zusammensetzung der Schroth-Kur

Eine Schroth-Kur setzt sich aus drei Faktoren zusammen:

- Aus einer einfachen, eiweißarmen Diät, die in der ursprünglichen Form mit altbackenem Weißbrot durchgeführt, später aber modifiziert wurde in Form von eingekochten Breien, Reis, Hafer, Grieß, Graupen, Sago, Hirse, Nudeln und Makkaroni;
- Aus dem Getränk, das streng dosiert werden muß, nachdem es sich bei der Kur grundsätzlich um eine Beschränkung der Flüssigkeitszufuhr handelt. Als Getränk wurde von Johann Schroth ein leichter Landwein empfohlen, um die während der Kur auftretenden Ermüdungserscheinungen besser überwinden zu können. In einer bestimmten Anordnung kleiner und großer Trinktage wird die Zufuhr von Getränken dosiert, während die Kohlenhydrate ohne wesentliche Einschränkung genossen werden können;
- Als dritter Faktor der Schroth-Kur - wohl auch der wichtigste - kommt die Anwendung der feuchten Wärme in Betracht. Es handelt sich hier um Ganz- oder Dreiviertelpackungen, die jeden Tag - meist morgens - mit kalten Leintüchern durchgeführt werden müssen und den Patienten in einer festen Packung etwa 2 1/2 bis 3 Stunden zu einer starken Transpiration anregen sollen. Um bei den feuchtkalten Laken ein Frösteln zu vermeiden, werden an Oberschenkeln und Füßen Wärmflaschen angebracht, und der Patient vorher mit heißem Tee oder Glühwein erwärmt. Mit dem Ganzwickel wird bereits nach wenigen Minuten eine Wärmeproduktion des Körpers angeregt, so daß die Packung als Dampfbett aufzufassen ist.

Gestaltung der Schroth-Kur

Die Kur vollzieht sich nach folgendem Schema:

Montag

Trockentag, außerdem am Morgen ein Glas Glühwein; vor der Packung darf nichts getrunken werden. Als Nahrung dient das Kurgebäck; mittags erhält der Patient zwei Orangen, eine Zitrone und Backpflaumen, zum Teil auch in ausgepreßter Form.

Dienstag

kleiner Trinktag. Mittags wird eine Kurspeise verabreicht. Kurgebäck nach Belieben. Ab 4 Uhr nachmittags kann bis zu einem halben Liter Wein getrunken werden. Der Wein muß naturrein und ungezuckert sein.

Mittwoch

Trockentag wie Montag

Donnerstag

großer Trinktag. Mittags wieder eine Kurspeise, Kompott und Kurgebäck nach Belieben, erlaubt ist an diesem Tag bis zu einem Liter Wein.

Freitag
Trockentag wie Montag und Mittwoch

Samstag
kleiner Trinktag wie Dienstag

Sonntag
großer Trinktag, jedoch ohne Packung

Nach einer solchen Kur, die drei bis vier Wochen oder länger durchgeführt wird, ist vor allem der Aufbau sehr streng zu vollziehen, nachdem vorher mit einem Trinktag abgeschlossen wird.

Bei *Aufbau* sind erlaubt Kartoffel- und Gemüsesuppen, am zweiten Tag Forelle, am dritten Tag Huhn mit Reis oder gedünstetes Kalbfleisch.

Wirkung der Schroth-Kur

Neben der wirksamen Beeinflussung von Hautkrankheiten, Nierensteinen, harnsaurer Diathese und ähnlichem wird vor allem das Gewicht mit dieser Kur wirksam reduziert. Der Urin wird während der Kur sehr bald dunkel; sein spezifisches Gewicht steigt erheblich an. Es zeigen sich anfangs bedeutende Niederschläge in Form verschiedener Sedimente, angefangen beim rötlichen Ziegelmehlsediment mit vorwiegend harnsauren Salzen bis zu phosphatsauren Salzen im Urin als Zeichen eines gesteigerten Stoffwechsels. Während der Kur nehmen diese Bodensätze im Uringlas langsam ab, um später einer völlig hellgelben bzw. honiggelben Farbe des Urins zu weichen. Ist dieser Zustand eingetreten, so ist die Kur vollzogen, der Stoffwechsel sozusagen bereinigt.

Neben ausgesprochenen Stoffwechselerkrankungen wie Diabetes, Gicht usw. werden in besonderem Maße alle Drüsenorgane durch die Schroth-Kur angeregt. Furunkulose und Neigung zu Furunkulose werden meist rezidivfrei beseitigt, die Psoriasis (Schuppenflechte) zeigt sehr häufig eine Heilungstendenz. Die Schroth-Kur bringt eine Gewichtsreduktion, die mitunter aufgrund der Kalorienzufuhr höher sein kann als bei einer unterkalorischen Fastenbehandlung. Die Gewichtsreduktion vollzieht sich ähnlich wie beim Fasten in den ersten Tagen aufgrund der vermehrten Wasserausscheidung sehr rasch, später wird mit einer täglichen Gewichtsreduktion von ca. 400–500 g gerechnet.

Die Schroth-Kur gehört zur Teilfastenbehandlung und sollte nicht ausschließlich zu Zwecken einer Gewichtsreduktion oder einer generellen Regeneration durchgeführt werden, da die wesentliche Bedeutung dieser Diät in einer Stoffwechselumstimmung zu suchen ist.

Als Teilfastendiät sind die in nachstehender Aufstellung angeführten Kalorienanteile zu bedenken.

Kalorienanteile bei Teilfastendiät

1 Brötchen (40 g)	111 Kalorien
1 Zwieback	40 Kalorien
1/4 Liter Weißwein	150 Kalorien
1 Glas klarer Schnaps (2 cl)	40 Kalorien

6.4 Reduktionsdiäten und Kritik an gefährlichen Diätformen

Viele Patienten wenden sich an ihren Arzt, um Schlankheitspillen verordnet zu bekommen oder Empfehlungen hinsichtlich „Abspeckkuren" zu erhalten. Das Angebot an Diäten ist verwirrend groß. Im Folgenden sollen einige Diätformen beschrieben und hinsichtlich ihrer Effizienz und Unbedenklichkeit untersucht werden, damit eine kritische Beurteilung einzelner Kostformen möglich wird.

Viele Schlankheitsdiäten, insbesondere der Regenbogenpresse, haben charakteristische Züge, anhand derer der Mißerfolg mit relativ guter Sicherheit vorhergesagt werden kann.

Meist werden die Diäten von deren Erfindern in der Laienpresse vorgestellt und sind in wissenschaftlichen Zeitschriften nicht anzutreffen. Die Diätempfehlungen werden als „revolutionär" angepriesen, wobei man in den meisten Fällen schnell und ohne Hunger schlank werden soll.

Häufig werden Einzelschicksale vorgestellt - Herr A und Frau B sind durch die Diät C schlank und gesund geworden. Ebenso wird oft der Kauf von Produkten empfohlen, welche man sonst nicht gekauft hätte (z.B. Schlankheitspräparate, Vitaminkonzentrate, Mineralien etc.). Dem Leser wird auch suggeriert, wie falsch und ungesund er sich ernähre und bestimmte Krankheiten nur auf seine falsche Ernährung zurückzuführen seien.

Schlankheitsdiäten basieren meist auf nur einem oder wenigen Lebensmitteln, z.B. Milch, Brot, Eier, Sauerkraut, Steak, Nudeln, Obst, um nur einige zu nennen. Sie sind aufgrund der Eintönigkeit nur kurzfristig wirksam, da die Diät nach wenigen Tagen wieder abgebrochen wird. Es handelt sich zudem um eine unausgewogene Kost, bei welcher Stoffwechselregulationen und Nährstoffmängel entstehen können. Die Erfolgsquote sieht demzufolge auch entsprechend aus: nur 9% halten das erreichte Gewicht über 2 Jahre, bei 70% ist nach 6 Monaten der status quo wieder erreicht.

Es kursieren sogar Rezepte für eine „Iß-Dich-schlank-Kapsel", welche von einem belgischen Arzt entwickelt wurde und neben pflanzlichen und homöopathischen Bestandteilen Metformin enthält. Die Verabreichung solcher Medikamente ist medizinisch nicht haltbar, da durch das Biguanid (welches einen Insulinanstieg im Körper verhindern soll, damit Fett abgebaut wird) eine Lactatacidose mit allen Komplikationen induziert werden kann.

Überblick über den Stoffwechsel bei Gewichtsreduktion

Bevor nun einige Diäten vorgestellt werden, soll ein kleiner Überblick über den theoretischen Hintergrund des Stoffwechsels bei Gewichtsreduktion gegeben werden.

Der Regelmechanismus für das Körpergewicht liegt im Hypothalamus. Nicht jede überschüssige Nahrungskalorie wird auch zu Körperfett gespeichert - der Körper kann auch „verschwenden". Dies wies Ethan A. *Sims* aus Neuengland in den 60er Jahren in einem Experiment an Strafgefangenen nach, welche soviel essen durften, wie sie wollten und innerhalb einiger Monate 10-15 kg zunehmen sollten - viele erreichten das Ziel nur mit Mühe und nahmen nach Kalorienreduktion auf das übliche Maß ebenso schnell wieder ab. Es gibt also doch wohl noch eine große Unbekannte in der Stoffwechselregulation des Organismus. Zu 75% ist Korpulenz überdies erblich, wobei die Anzahl der Fettzellen maßgeblich ist, die das ganze Leben über gleich bleibt. Die Weichen für Anfälligkeit für Übergewicht werden also auch in der Wachstumsphase im Kindesalter gestellt.

Wird eine Gewichtsabnahme angestrebt, so ist in allen Fällen eine hypokalorische Kostform angesagt. Der menschliche Organismus arbeitet mit Kohlenhydraten als Energielieferant. Er benötigt diese für seinen Brennstoffwechsel. Bestimmte Organe wie z.B. das Gehirn oder das Herz können nur Glucose verbrennen. Fehlt nun bei einer Schlankheitskur der Kohlenhydratanteil, wie es z.B. bei eiweißreichen Diäten der Fall ist, so greift der Körper zunächst auf die körpereigenen Glycogenreserven zurück, welche in der Leber und zu geringerem Anteil auch im Muskel vorliegen. Diese Speicher sind allerdings sehr begrenzt und nach wenigen Tagen erschöpft. Interessant ist die Tatsache, daß 1 g Glycogen 4 g Wasser bindet und es somit beim Abbau des Glycogens auch zu einer Mobilisierung von Wasser kommt, was die rasche Gewichtsabnahme zu Beginn einer Kur erklärt. Sind die Glycogenspeicher geleert, so greift der Körper auf Eiweiß zur Erhaltung des Betriebsstoffwechsels zurück. Fehlen Kohlenhydrate im Betriebsstoffwechsel, so kann Fett nur ungenügend abgebaut werden und es kommt zur Ketonkörperbildung. Dies ist besonders bei Diätformen mit hohem Eiweißanteil und unzureichender Kohlenhydratzufuhr von Bedeutung.

Die vorgeschlagenen Diätformen lassen sich zumeist in drei Gruppen einteilen: in *eiweißreiche*, *kohlenhydratreiche* und *fettreiche*, wobei letztere eher in der Minderzahl sind. Außerdem gibt es noch spezielle Kostformen, wie die *Makrobiotik* und die *Breußsche Saftkur*, die aufgrund ihrer Exzentrizität eine Sonderstellung einnehmen und ebenfalls hier am Anfang besprochen werden sollen.

Makrobiotik

Die *Makrobiotik nach Zen* entstammt aus dem asiatischen Kulturkreis und wurde in der westlichen Welt insbesondere von Georges *Oshawa* verbreitet. Ihrer philosophischen Anschauung zufolge wird die Ernährung in Yin- und Yang-Komponenten eingeteilt. Tierische Produkte entsprechen dem Yang-Prinzip, Zerealien dem des Yin. Verboten sind Konservierungsstoffe, Zucker, künstlicher Dünger oder Insektizide. An Gemüse sollen nur einheimische Produkte nach Jahreszeit verzehrt werden.

Die Stadien von Yin und Yang werden eingeteilt in Grade von -3 bis +7, die steigenden Gehalt an Zerealien enthalten von 10% (-3) bis 100% (+7), wobei die höheren Stufen aufgrund der Einseitigkeit als gefährdend abzulehnen sind. Die Verordnung der Kost einer bestimmten Stufe erfolgt nach Yin- und Yang-Gehalt des Krankheitsbildes. Äußerst bedenklich ist die Empfehlung von 30-50 g Salz pro Tag, wobei überdies eine Limitierung von Getränken erfolgt. Auch verdorbenes oder schimmeliges Getreide ist erlaubt.

Bei Einhaltung der strengen Diätvorschriften wird die Heilung von vielfältigen Krankheiten in Aussicht gestellt, unter anderem Ekzeme, Fieber, Gonorrhoe, Hämophilie, Leukämie, Schizophrenie, Parkinson, Polio etc. Neben diesen doch etwas fragwürdigen Behauptungen ist die Kost aufgrund ihres Salzgehaltes und der Eintönigkeit, welche eine Gefahr für die Versorgung mit Vitaminen und Mineralien darstellt, *abzulehnen*. Insbesondere die Grade +3 bis +7 sind als gefährlich einzustufen. Für Krebs als Yin-Krankheit wird die nur aus Zerealien bestehende Stufe 7 vorgeschrieben.

Eine Weiterentwicklung der Makrobiotik ist die *Kushi-Diät*, die etwas gelockertere Kostformen gestattet. Die Eiweißzufuhr wird durch Fischverzehr (zweimal pro Woche) bestritten. Außerdem besteht die Ernährung aus ca. 50-60% Zerealien, wie Hafer, Roggen, Mais, Hirse, Weizen u.a. Milch wird abgelehnt ebenso wie Eier, Milchprodukte, Fleisch und Geflügel.

Insgesamt ist die Kushi-Diät jedoch ebenso wie die Makrobiotik - vom ernährungsphysiologischen Standpunkt aus betrachtet - nicht empfehlenswert und keinesfalls für eine Langzeitkostform geeignet, obwohl dies von den Anhängern immer in recht dogmatischer Weise gefordert wird.

Saftkur nach Breuss

Die *Saftkur nach Breuss* geht zurück auf den österreichischen Naturheilkundigen Rudolf Breuss, geb. 24.06.1899, welche er als „Krebs-Kur total" bezeichnete. Tumorpatienten, insbesondere Patienten mit Leukämie, sollen seinen Angaben zufolge ein 42tägiges Saftfasten unter strenger Karenz fester Nahrung durchführen. Zusätzlich zu den naturreinen Säften (aus roter Beete, Karotten, Sellerie, Rettich und Kartoffeln) aus biologischem Anbau werden bestimmte Kräutertees gereicht und sorgfältige Waschungen des Körpers vorgenommen. Zudem wird der Ausschaltung von Geopathien wie Wasseradern oder Erdstrahlen große Bedeutung beigemessen. Breuss stellt die These auf, daß ein Tumor nur von fester Nahrung lebe und durch die Saftkur quasi ausgehungert werden könne. In einer Broschüre schildert der Autor seine Erfolge an über 40.000 Patienten, die er erfolgreich behandelt haben will.

Vom medizinisch-wissenschaftlichen Blickwinkel aus ist die Breuss-Kur jedoch nur mit großer Zurückhaltung zu betrachten. Es ist gewiß nicht sinnvoll, einem kachektischen Patienten noch eine derartig drastische „Kur" zuzumuten. Zudem zeigt die Erfahrung, daß - wenn auch während oder unmittelbar nach der Kur eine Stase in der Tumorprogredienz auftreten mag - nach Wiederbeginn der Nahrungsaufnahme der Tumor sich sein Recht holt und oft explosionsartig wächst.

Ein positiver Aspekt der Kur ist sicherlich die Rückbesinnung des Patienten auf eine gesunde, ernährungsbewußte und disziplinierte Lebensweise mit viel körperlicher Betätigung.

Nicht zu unterschätzen ist auch das positive Denken, welches man in eine solche Umstellung der Lebensgewohnheiten einbringt.

Makrobiotik, *Kushi-Diät* oder die *Breuss-Kur* sind Behandlungsformen, die über die Zielsetzung der bloßen Gewichtsreduktion weit hinausgehen und einen philosophischen Hintergrund haben, also alle Lebensbereiche miteinbeziehen.

Folgende Kostformen dienen eher dazu, ein breiteres Publikum zu gewinnen, da „nur" eine Diät gefordert wird.

Extreme Diäten sind z.B. die *Ananas-Diät* oder die *Apfel-Diät*. Die *Ananas-Diät* erlaubt nur frische Ananas oder deren Saft - davon bis zu 2 kg pro Tag für die Dauer von drei bis vier Tagen oder länger. Es ist gut vorstellbar, daß nach Ablaufen dieser Frist das Verlangen nach Ananas für längere Zeit gestillt sein dürfte.

Mangelzustände sind aufgrund der kurzen Diätzeit nicht zu befürchten, zumal die Ananas reich an Vitaminen, Mineralien und Aminosäuren (davon 8 essentielle) ist.

Ältere übergewichtige Personen mit Gelenkbeschwerden und Steifigkeit profitieren von den zahlreichen Enzymen, die zur Regenerierung des Bindegewebes beitragen und das Immunsystem stimulieren.

Die *Apfel-Diät* sieht ähnlich aus: bis zu einem Dutzend Äpfel sollen verzehrt werden. Der Apfel enthält sämtliche Vitamine außer B12 und viele Mineralien.

Vorteile der Apfeltage sind die Steigerung der Darmmotilität und der Beitrag zur Cholesterinsenkung aufgrund des hohen Gehalts an Pektin, welches Cholesterin zu binden vermag. Unangenehme Nebenwirkungen in Form von Blähungen und Diarrhoe können allerdings auftreten. Aufgrund der Eintönigkeit sind auch die Apfeltage nur als Schalttage geeignet.

Das gleiche Schema läßt sich auch auf die *Eier-Diät* (bis zu 6 Eier pro Tag), die *Quark-Tage* (nur Quark über 2-3 Tage, allenfalls etwas Knäcke oder Salat als Beilage), die *Milch-Diät* (bis zu 3 l Milch pro Tag) oder die *Bier-Tage* (2,5 l) anwenden.

Weitere Diätformen, von denen eher abzuraten ist, sind die *Atkins-Diät* sowie die *Lutz-Diät*. Beide beruhen auf einer fett- und eiweißreichen Ernährungsform, wobei die Nährstoffrelation 40-45% Fett, 40-50% Eiweiß und 20-25% Kohlenhydrate beträgt.

Eiweiß als Nährstoff hat eine spezifisch-dynamische Wirkung: es trägt in entscheidendem Maße zur Stoffwechselsteigerung bei. Dies ist darauf zurückzuführen, daß zur Resynthese von 1 Mol ATP beim Abbau der Nährstoffe mehr Eiweiß- als Fett- oder Kohlenhydratkalorien nötig sind.

Eine hypokalorische Kost mit hohem Eiweißanteil eignet sich zwar gut zum Abnehmen, da die Glycogenspeicher rasch geleert werden, birgt aber ein gesundheitliches Risiko, da ein starker Eingriff in den Stoffwechsel erfolgt. Es entstehen große Stoffwechselrückstände als Abbauprodukte, welche die Niere belasten. Eine reichliche Flüssigkeitszufuhr ist also unabdingbar. Der erhöhte Anfall von Harnsäure kann zu Gichtanfällen führen.

Atkins-Diät

Die *Atkins-Diät* geht von folgender Aussage aus: es gibt keine Eiweißdepots im Körper, sehr wohl aber Depots für Fett und Kohlenhydrate. Wenn also viel Eiweiß und wenig Kohlenhydrate zugeführt werden, so kommt es zu einem raschen Abnehmen ohne Hungergefühl, Leistungsschwäche oder Niedergeschlagenheit. Kohlenhydrate spielen also in der Ernährung eine untergeordnete Rolle und sind verpönt, so z.B. Kartoffeln, Reis und Brot.

Hierin ist jedoch ein Denkfehler enthalten, denn der Organismus braucht doppelt soviel Energie, um 1 g Körperfett aus Kohlenhydraten aufzubauen wie wenn dies mit Nahrungsfett erfolgen soll. Wenn also Kohlenhydrate (= Glucose) für den Betriebsstoffwechsel fehlen, werden die Fettdepots mobilisiert, bei deren Abbau, der in Abwesenheit von Glucose nur unvollständig erfolgt, Ketone entstehen. Überschreiten diese einen Grenzwert, so kommt es zur Ketose. Sie führt zur Appetitminderung. Im Dickdarm wird aus unverdautem Eiweiß tierischer Herkunft Ammoniak freigesetzt, was Übelkeit und Abneigung gegen Nahrungszufuhr verursacht. Bei erhöhtem Ketonspiegel werden auch euphorische Zustände beobachtet.

Ein Vorteil der *Atkins-Diät* ist die rasche Sättigung infolge des hohen Fett- und

Eiweißanteils. Dies wiegt jedoch die Nachteile bei weitem nicht auf: durch den hohen Fleischgehalt wird das Auftreten von Gicht begünstigt, der Mangel an Ballaststoffen führt zu Obstipation und Diverticulose; auch Dickdarmkrebs kann begünstigt werden. Die ständige Erhöhung der Fettsäurekonzentration im Blut führt zur Ketose; hält diese über längere Zeit an, so kann es zur Herzmuskelverfettung kommen. Durch die hohen Fettsäurewerte i.S. können Herzrhythmusstörungen und beschleunigte Blutgerinnung auftreten. Der hohe Cholesteringehalt der Kost letztendlich begünstigt bekanntermaßen das Auftreten einer KHK. Als Dauerkost ist die *Atkins-Diät* abzulehnen.

Lutz-Diät

Die *Lutz-Diät* geht auf den österreichischen Arzt Dr. Wolfgang Lutz zurück, der besonders durch sein Buch „Leben ohne Brot" populär wurde. Die zentrale Aussage lautet dahingehend, daß die Zufuhr von Kohlenhydraten unphysiologisch ist, da jedes Zuviel an Kohlenhydraten in Depotfett umgewandelt wird. In der von ihm entwickelten Diät sind lediglich 60 bis 70 g Kohlenhydrate gestattet, der Rest der Nährstoffe wird in Form von Fett und Eiweiß zugeführt.

Auch dieser Diät ist anzulasten, daß durch den Ballaststoffmangel Verdauungsstörungen begünstigt werden und die hohe Eiweiß- und Fettzufuhr Gicht sowie Arteriosklerose hervorrufen können.

Hollywood-Diät, Mayo-Diät u.ä.

In ähnliche Richtungen tendieren die *Hollywood-Diät* und die *Mayo-Diät.* Erstere geht in die 20er und 30er Jahre zurück, ist sehr eiweißreich und fettarm. „Unfeine" Kohlenhydrate wie Reis, Teigwaren und Kartoffeln sind verpönt. Die Tageskalorienmenge beläuft sich auf ca. 600–800 kcal. Die Kur ist also nicht länger als ca. 14 Tage ohne größere Beeinträchtigung des Allgemeinzustandes durchzustehen. Zudem sind Mineralstoff- und Vitamingaben nötig. Nierenkranke, Menschen mit viel körperlicher Aktivität sowie Streßanfällige, die einen erhöhten Vitamin- und Mineralverbrauch haben, sind für diese Kost nicht geeignet. Die *Hollywood-Diät* ist heute als überholt anzusehen.

Die *Mayo-Diät* ist eine eiweißreiche Diät mit ca. 1.000–1.500 kcal mit 50% Eiweißanteil. Auf Fett muß verzichtet werden. Allerdings sind bis zu 3 Eier zum Frühstück vorgesehen, was bei Risikopatienten zu starker Lipiderhöhung führen kann. Die Diät ist allenfalls für ca. 2 Wochen geeignet.

Diäten von ähnlichem Aufbau sind z.B. die *Cooley-Kur* mit ca. 50–55% Eiweiß und Verzicht auf Fett und Zucker, die *Gayelord-Hauser-Kur* mit 50% Eiweiß und zusätzlicher Verabreichung von Vitaminen und Mineralstoffen in Form von Lebertran (Vit. A + D + Fettsäuren), Weizenkeimöl (Vitamin B und E) und Bierhefe (Vitamin B und 16 Aminosäuren). Auch eine relativ attraktive *Hähnchen-Diät* wurde erfunden.

Hält man sich nun vor Augen, daß ein Patient von einer Diät auch lernen soll, so ist es sicherlich nicht sonderlich ratsam, Diäten obigen Musters zu empfehlen. Intention des Arztes soll ja sein, daß der Patient lernt, mitzudenken und zu entscheiden, was für seinen Körper nützlich und sinnvoll ist. Es soll ein langzeitiger Effekt erzielt werden, damit der Patient nach Abschluß der Kur nicht wieder in seine alten Gewohnheiten zurückfällt.

Eigenwillige Kostformen, die je nach individuellen Gegebenheiten eingesetzt werden, sollen in der Folge vorgestellt werden. Hierzu zählen z.B. die *Haysche Trennkost*, das *fit-for-life-Programm* und die *Köhnlechner-Trenn-Diät*.

Haysche Trennkost

Die *Haysche Trennkost* schreibt vor, daß Kohlenhydrate und Eiweiß nicht bei der gleichen Mahlzeit verzehrt werden sollen. Das Verhältnis von säurebildender zu basenbildender Kost soll 2:8 betragen, 1/5 der Nahrung soll aus Brot, Stärke, Fleisch, Eiern und Käse bestehen.

Die Theorie sagt, daß Kohlenhydrate besser in einem alkalischen Magenmilieu verdaut werden, während für die Eiweißaufspaltung ein Magensaft mit höherem Säureanteil nötig sei. Esse man Kohlenhydrate zusammen mit Eiweiß, so behinderten sie sich gegenseitig an der Verdauung durch Neutralisierung der Verdauungssäfte. Werde nämlich zu einer Kohlenhydratmahlzeit Saures verzehrt, so werde das Speichelferment Ptyalin neutralisiert, Stärke gelange unverdaut über den Magen in den Dünndarm, wo sie vergoren werde. Analoge Gründe werden für die Eiweißverdauung angegeben. Für diese sei in erster Linie das Pepsin des Magens verantwortlich, welches nicht in ausreichender Menge produziert werde, da die Kohlenhydratverdauung ein eher basisches Milieu verlange. Somit komme es dann im Dünndarm zur Fäulnisdyspepsie.

Heutige wissenschaftliche Erkenntnisse können die Theorien Hays nicht bestätigen. Sowohl im Magen als auch im Dünndarm existieren nebeneinander Enzyme, welche die Kohlenhydrate aufspalten und solche, die Eiweiß verstoffwechseln. Sie arbeiten also sowohl im basischen als auch im sauren Bereich. Die Magensaftproduktion richtet sich in einem fein abgestimmten pH-Wert nach der Zusammensetzung des jeweiligen Nahrungsangebotes und schwankt beim Gesunden nur innerhalb einer minimalen Breite.

Als zweites Gegenargument gegen die Aussage Hays gilt, daß es kaum möglich ist, eine Trennung von Eiweiß und Kohlenhydraten zu erzielen, da viele Obst-, Gemüse- und Getreidesorten einen nicht unerheblichen Anteil an Eiweiß enthalten und ebenso tierische Produkte neben Eiweiß auch Kohlenhydrate enthalten können (z.B. Milch).

Hay empfiehlt morgens bzw. mittags eine Kohlenhydratmahlzeit und abends die Eiweißmahlzeit. Wie oben erläutert wurde, steigert Eiweiß den Betriebsstoffwechsel und bringt eine rasche Sättigung. Insofern wäre es eher sinnvoll, die Eiweißmahlzeit in den Morgen zu verlegen, da diese gleich für den Betriebsstoffwechsel verwendet wird, während am Abend die Kohlenhydratmahlzeit besser verdaulich ist.

Vorteil der *Hayschen Trennkost* ist der hohe Anteil an Obst, Rohkost und Gemüse, was weitgehend konform mit den heutigen Ernährungsempfehlungen ist. Wenngleich Hays Theorien wissenschaftlichen Prüfungen nicht standhalten, so scheinen doch manche Patienten von der Kostform zu profitieren, insbesondere was dyspeptische Beschwerden oder Meteorismus anbelangt. Vielleicht findet sich noch eine plausible Erklärung hierfür.

Eine Weiterentwicklung der *Hayschen Trennkost* ist die sogenannte *Köhnlechner-*

Trenn-Diät. Köhnlechner reduziert jedoch im Gegensatz zu Hay den Kohlenhydratanteil der Nahrung drastisch auf ca. 10%, während der Eiweißgehalt der Nahrung stattliche 60% und der des Fettes 30% ausmachen soll. Insofern ist diese Ernährungsform bestenfalls als kurzfristige Kur anzuwenden und nicht als Dauerdiät geeignet.

fit-for-life-Programm

Das *fit-for-life-Programm* wurde in den USA von Harvey und Marilyn *Diamond* entwickelt und erreichte dort einen großen Grad an Popularität. Es geht über normale Abspeckdiäten hinaus und beinhaltet detaillierte Anleitungen hinsichtlich der Lebensführung, um so neue Energien zu erschließen und mehr Freude am Leben zu gewinnen.

Auch in dieser Bewegung findet sich ein komplexes Gedankengerüst hinsichtlich der Körpercyclen (Nahrungsaufnahme: 12.00 - 20.00 Uhr; Ausnutzung: 20.00 bis 4.00 Uhr früh; Ausscheidung: 4.00 Uhr früh bis 12.00 Uhr) und der idealen Zusammensetzung der Nahrung, die einen möglichst hohen Wasseranteil haben solle, was am idealsten im Obst verwirklicht sei. Dies leite sich aus holistischer Sicht von der Beschaffenheit unserer Erde und unseres Organismus ab, die zu jeweils 70% aus Wasser bestehen - so wie das Obst auch.

Obst, Gemüse und Salate werden als „Sonnenkost" und Brot, Fleisch, Getreide und Milchprodukte als „konzentrierte Nahrung" bezeichnet. Diese sollen - wie auch bei der Trennkost - nicht zusammen verzehrt werden, da sonst die Verdauung beeinträchtigt werde, im Magen entweder Fäulnis oder Gärung entstünden und den Därmen ein übelriechender Brei zugemutet werde, der den Körper belaste (sich Gärung oder Fäulnis als bakteriell verursachte Prozesse im keimarmen Magen vorzustellen, erfordert doch einige Phantasie).

Was Getränke anbelangt, so wird empfohlen, dampfdestilliertes Wasser zu verwenden, da die anorganischen Bestandteile des üblichen Wassers sich mit Cholesterin verbinden würden und zur Bildung von Plaques an den Gefäßwänden beitrügen. - Wie man sieht, sind offensichtlich den para-physiologischen Erklärungen der Diätapostel keine Grenzen gesetzt ...

Hinsichtlich der Nahrungsaufnahme gelten strenge Regeln: Obst soll nur auf nüchternen Magen verzehrt werden und zwar am besten in den Vormittagsstunden bis 12.00 Uhr. Dies trage zum einen wesentlich zum Gewichtsverlust bei, zum anderen fördere es die Entschlackung des Organismus. Kaffee und Stimulantien sind verpönt. Am Abend dürfen endlich eiweißhaltige Speisen zugeführt werden.

Ein weiteres Standbein des Programms ist ein konsequentes Bewegungstraining, welches z.B. in Form eines strammen Morgenspaziergangs erfolgen kann. Dies hat den physiologischen Effekt, daß eine Steigerung des Grundumsatzes herbeigeführt wird, die über 12 Stunden nach Belastung noch vorhält. Übt man sich also in regelmäßiger, wenn möglich morgendlicher körperlicher Betätigung, so kann man auf diese Weise den Betriebsstoffwechsel steigern und mehr Kalorien verbrauchen.

In vielen Zügen hat das *fit-for-life-Programm* auffallende Ähnlichkeit mit Bircher-Benners 10 Ordnungsgesetzen des Lebens, in welchen er ebenfalls den besonderen Wert der „Sonnenlicht-Nahrung" und den Heilwert der Frischkost hervorhob. Die pflanzliche Nahrung liefere chemisch gebundene Sonnenenergie. Licht und Sonne sind bei Bircher-Benner ebenso wichtig wie körperliche Betätigung. Somit entpuppt sich Diamonds Diät als moderne Rohkostvariante unter Neuauflage schon lange bekannter Kostformen und Verknüpfung mit Aspekten der *Hayschen Trennkost.*

Insgesamt ist das *fit-for-life-Programm* - läßt man die z.T. haarsträubenden Erklärungsversuche beiseite - jedoch eine Kostform, die durchaus bei geeigneten Personen erfolgreich eingesetzt werden kann - z.B. bei Berufstätigen, die die Hauptmahlzeit nur am Abend einnehmen können bzw. nicht umstellen wollen. Sie versorgt den Körper mit ausreichend Vitaminen und Mineralien sowie Ballaststoffen bei hypokalorischer Bilanz.

Kohlenhydratreiche Diäten

In den nun folgenden Abschnitten sollen einige kohlenhydratbetonte Diäten beschrieben werden. Vom Wirkmechanismus ist eine kohlenhydratreiche Kost die physiologischste Ernährung, da sie den Stoffwechsel am wenigsten belastet und verändert. Bei einer normalen Mahlzeit mit Fett, Eiweiß und Kohlenhydraten werden die Kohlenhydrate bereits im oberen Teil des Dünndarms resorbiert, während Fett und Eiweiß eine längere Verweildauer im Magen haben und zuletzt verdaut werden. Vorteil der kohlenhydratreichen Kost ist die reichliche Zufuhr an Vitaminen und Mineralien sowie an wertvollen komplexen verzweigtkettigen Kohlenhydraten. Eine reine Kohlenhydratdiät enthält 85-90% Kohlenhydrate, der Rest entfällt auf Fett und vorwiegend pflanzliches Eiweiß, wie z.B. aus Bohnen und Kartoffeln. Sie ist risikoarm und gut durchführbar.
Bei den Kohlenhydratdiäten gibt es mehrere Varianten:

Kartoffeldiät
Die Kartoffel als Grundnahrungsmittel enthält viel Vitamin C, 19 verschiedene Aminosäuren (darunter alle 8 essentiellen Aminosäuren), d.h. viel Eiweiß, sowie Vitamine der B-Gruppe außer Vitamin B 12. Sie enthält viele Ballaststoffe und komplexe Kohlenhydrate in Form von Stärke. Durch ihren hohen Kalium-Gehalt wirkt sie stark diuretisch. Nachdem 1 Pfund Kartoffeln nur 400 kcal enthält, aber gut sättigt, läßt sich mit einer *Kartoffeldiät* rasch und relativ problemlos abnehmen. Die Glycogenspeicher des Körpers bleiben erhalten und es entsteht kein Eiweißmangel, so daß gezielt die Fettdepots angegangen werden.

Reisdiät
Reis eignet sich - wie die Kartoffel - hervorragend als Basisprodukt für eine Reduktionsdiät. Er enthält 78% Kohlenhydrate, 7% Eiweiß und 2% Fett. Er hat zwar weniger Vitamine und Mineralien als die Kartoffel, enthält aber mehr Fett und Eiweiß, vorausgesetzt man wählt den braunen Vollreis. Er ist zudem sehr natriumarm und wirkt diuretisch. Die Reisdiät ist sehr vielseitig und kann gut über längere Zeit hinweg durchgeführt werden.

Ballaststoffdiät

Erst 1970 rehabilitierte der Brite Denis *Burkitt* die bislang als wertlos eingestuften Ballaststoffe, indem er die Kostformen und Krankheiten afrikanischer Völker mit denjenigen der sogenannten zivilisierten Welt verglich. Er stieß auf gravierende Unterschiede der Inzidenz von Darmkrankheiten wie Obstipation, Colon irritabile, Colitis, Darmkrebs und Hämorrhoiden, Gallensteinen, Herzkrankheiten, Karies u.a. Dies führte er auf die ballaststoffarme Kost der westlichen Länder zurück und entwickelte eine ballaststoffreiche Diät zur Prävention von sogenannten Zivilisationserkrankungen. Die Kost ist medizinisch unbedenklich, gut auf längere Zeit durchzuführen und bietet, bei einer Kalorienbegrenzung auf 800-1.500/die, auch eine gute Möglichkeit, abzunehmen.

Ein Nachteil der Ballaststoffdiät ist das Auftreten von Blähungen, Diarrhoe, Übelkeit und Roemheldscher Symptomatik, insbesondere wenn die Umstellung zu rasch erfolgte. Auf Zucker sollte während einer ballaststoffreichen Kost verzichtet werden, da dieser von den Ballaststoffen adsorbiert wird und in den unteren Darmabschnitten unter Entwicklung lästiger Blähungen vergoren wird.

Auf die Engländerin Audrey *Eyton* geht die *F-Plan-Diät* (F steht für fiber = Faser) zurück, welche 70-80% Kohlenhydrate enthält und die Kalorienzufuhr auf 1.000 kcal begrenzt. Es werden bis zu 50 g Ballaststoffe pro Tag verzehrt, was zu oben genannten Problemen führen kann. Durch die Bindung von Gallensalzen im Darm wird die Aufnahme von Fett in den Stoffwechsel gebremst, zudem wird die Nährstoffausnutzung des Darminhaltes durch die beschleunigte Passage gebremst. Die *F-Plan-Diät* enthält viel frisches Obst und Gemüse sowie ein morgendliches Pflichtmüsli und ist somit als typische Rohkost einzustufen.

Ähnlich wie die Ballaststoffdiät ist die *Dr. Haas-Diät* aufgebaut, welche einen Kohlenhydratanteil von 70-80% hat.

Das *Pritikin-Programm* bietet eine Kohlenhydratkost mit wenig Eiweiß, Fett und Natrium an; zugleich wird zur Anhebung des Grundumsatzes ein Bewegungsprogramm durchgeführt. Die Kost ist extrem fettarm (nur 10%) und enthält nur 650-1.000 kcal/die. Als Langzeitdiät ist sie weniger geeignet, da oft Hungergefühle auftreten können und die Kost recht eintönig wird. Sie soll zu 80% aus komplexen Kohlenhydraten wie Reis, Brot, Kartoffeln oder Vollkornnudeln bestehen. Verboten sind Zucker, Salz und Alkohol.

Der Ernährungswissenschaftler Erich *Menden* entwickelte eine Reduktionskost mit hohem Brotanteil (46%) und ca. 1.200-1.500 kcal/die. Neben einer guten Gewichtsabnahme kommt es bei der *Brotdiät* auch zu einer erfreulichen Senkung der Cholesterin- und Triglyceriden-Werte. Hungergefühl tritt eher selten auf.

Bei einer *Obst-Kur* werden viele wertvolle Vitamine, Mineralien und Ballaststoffe zugeführt. Da der im Obst enthaltene Fruchtzucker rasch verstoffwechselt wird, kommt es zu einem Blutzuckeranstieg, so daß Hungergefühle nicht auftreten. Es entsteht ein gutes Sättigungsgefühl und dennoch werden nur wenige Kalorien zugeführt. Analoges gilt für die *Gemüsediät*, welche auch langfristig gut geeignet ist.

Zusammenfassend kann gesagt werden, daß kurzfristige Diäten nur als Einstieg für eine längerfristig angelegte Umstellung der Ernährungsgewohnheiten geeignet sind. Hierfür sind am ehesten kohlenhydratbetonte und ballaststoffreiche Kostformen geeignet, da sie am wenigsten in den Stoffwechsel eingreifen und vielfältigen Körperfunktionen nützlich sind, insbesondere im Hinblick auf Darmerkrankungen und Stoffwechselstörungen wie Hyperuricämie und Hyperlipidämie.

6.5 Kostformen bei speziellen Krankheitsbildern

Bei *Herz-Kreislauf-Krankheiten* hat sich besonders die von *Zimmermann* entwickelte *Kartoffeldiät* bewährt. Bei der Kartoffelkur erhält der Patient 500 g Pellkartoffeln auf zwei Mahlzeiten verteilt mit 20 g Butter, Kräutern, Salaten und gekochten Gemüsen. Alle Nahrungsbestandteile müssen streng salzlos zubereitet werden. Eine Kurbehandlung wird ca. 7 bis 14 Tage lang durchgeführt. Während der ersten Tage kommt es zu einer verstärkten, jedoch schonenden Diurese (1-2 l pro Tag).

Die Kartoffel ist bei relativer Kochsalz- und Calciumarmut reich an Kalium und Phosphor und ein bedeutender Träger von Vitamin C und Spurenelementen (Kupfer, Zink, Bor, Fluor). Mit ca. 500 bis 700 Kalorien stellt das Kartoffelfasten eine hochunterkalorische Ernährung dar, die andererseits aber einen optimalen Sättigungsgrad mit sich bringt. Wie jede andere Fastenbehandlung erfordert die Kartoffeldiät einen strengen Fastenaufbau.

Morgens werden zwei Scheiben salzloses Knäckebrot zu Tee gereicht. Die Kartoffeldiät kann aufgrund der Vielseitigkeit der Kartoffel sehr variabel gestaltet werden. Hierzu ein Beispiel:

Kartoffeldiät
Von W. Zimmermann

1. Tag:
Mittag:
300 g Kartoffeln in der Schale, 10 g Butter
Paprika-Blatt-Salat mit Zitronensaft und Kräutern
Abend:
200 g Kartoffeln als Suppe, Majoran, 10 g Butter
1 Tomate

2. Tag:
Mittag:
Kartoffelbrei von 300 g Kartoffeln mit Wasser, gedünstete Tomaten mit 10 g Butter
Abend:
200 g Kartoffeln in 10 g Butter geschwenkt, Gurkensalat mit Zitrone und Dill

3. Tag:
Mittag:
300 g Kartoffeln gepreßt mit 1 Ei verrührt, auf ein Blech gespritzt und überbacken, Lauch mit 10 g Butter und Kräutern gedünstet

Abend:
200 g gekochte Kartoffeln in Stifte geschnitten, im Ofen überbacken, 10 g Butter mit gewiegtem Borretsch und Sojamehl verrührt, geriebener Rettich

4. Tag:
Mittag:
300 g Kartoffeln in Würfeln mit 10 g Butter gedünstet, in Petersilie geschwenkt, Endiviensalat mit Gurkenscheiben und Zitronensaft
Abend:
200 g Kartoffelschnee, 10 g Butter, frische Kräuter, Tomatensalat

5. Tag:
Mittag:
300 g Kartoffeln zur Suppe mit 10 g Butter, Kräutern, Kressesalat mit Zitrone
Abend:
200 g Schälkartoffeln mit Kümmel, 10 g Butter, frische Kräuter, Feldsalat

6. Tag:
Mittag:
300 g gekochte Kartoffeln gepreßt mit Eigelb verrührt, gespritzt und überbacken, Paprika mit 10 g Butter gedünstet
Abend:
200 g rohe Kartoffeln halbieren, mit 10 g Butter bestreichen, mit Kümmel bestreuen, im Ofen backen, Endiviensalat mit Zitronensaft

Alle Mahlzeiten werden ohne Salz zubereitet!

Eine Entwässerung des Gewebes und Entlastung von Herz und Kreislauf läßt sich auch durch die *Kempnersche Reisdiät* erzielen. Reis enthält wie die Kartoffel wenig Natrium, daneben geringe Mengen Fett und Eiweiß. Dabei ist die Kalorienzufuhr bei dieser Kost ausreichend, so daß sie auch ambulant durchgeführt werden kann. Eine Tageskost besteht aus 250 bis 300 g Reis (Trockengewicht), 750 bis 1.000 ml Flüssigkeiten in Form von Fruchtsäften oder Obst und 100 g Zucker. Der Reis wird streng salzlos zubereitet.

Saftfasten eignet sich ebenfalls bei Herz-Kreislauf-Krankheiten. Es stellt eine schlacken- und brennstoffarme Diätform dar, die praktisch fettfrei ist und nur minimale Mengen an Eiweiß und Natrium enthält. In der Regel werden 5 bis 6 mal pro Tag 250 ml Rohsäfte (Apfel-, Birnen-, Orangen-, Traubensaft etc.) verabreicht. Der Brennwert dieser Säfte liegt unter 500 Kalorien pro Liter.

Zur Behandlung des *Diabetes mellitus*, insbesondere bei drohender oder bestehender Acidose, eignen sich die *Hafertage* nach *von Noorden*. Dabei werden während 2 bis 3 Tagen pro Tag 150 bis 180 g Haferflocken, verteilt auf 4 bis 5 Mahlzeiten als Suppe oder Brei, mit einem geringen Zusatz an Butter verabreicht. Die günstige Wirkung bei Acidosebereitschaft beruht auf der Eiweiß- und Fettarmut der brennwertarmen, zugleich aber verhältnismäßig kohlenhydratreichen Kost. Eine ähnlich günstige Wirkung läßt sich auch mit anderen Getreideprodukten (Reis, Grieß etc.) erzielen.

Chronisch rezidivierende *Harnwegsinfekte* können diätetisch mittels der *Schaukeldiät* beeinflußt werden. Diese beruht auf einer abwechselnden Alkalisierung (besonders durch Gemüse, Kartoffeln und Obst) und Ansäuerung (besonders durch eiweißreiche Kost: Fleisch, Fisch, Geflügel, Eier) des Urins, wodurch das Wachstum pathogener Keime (E. coli, Proteus etc.) gehemmt wird. Schleimhautreizende Gewürzstoffe, die über die Nieren eliminiert werden, sind zu meiden.

Tabelle 6.3: Schaukelkost

alkalisch (beginnen)	*sauer*
Kartoffeln (täglich) Kohl, Kraut, Bohnen (weiß), Karotten, Spinat, Löwenzahn, Oliven	eiweißreiche Kost Fleisch und Brühe, Fisch Geflügel schwach: Eier, Wurst
Feigen (getrocknet), Datteln (getrocknet), Mandeln, Paranüsse	Walnüsse
Rosinen, Obst (außer Zitrus) Obstsaft, Kompott, Gemüse, Gemüsewasser (Saft)	Quark und Käse (fette Sorten), Sahne, Sauerrahm
Mager-Joghurt, Buttermilch Milch	Reis, Nudeln, Haferflocken Brot, Vollkornprodukte
Zucker	Preiselbeeren, Heidelbeeren, Pflaumen, Nüsse, Kakao
wenig Fett	süßer Mais, Rosenkohl, Artischocken, Spargelspitzen
keine: Preiselbeeren, Pflaumen, Heidelbeeren, Rosenkohl, Artischocken, süßer Mais, Spargelspitzen	*keine:* Süßigkeiten, Marmelade, Honig, Essig, Kaffee, kohlensäurehaltige Getränke
Brot, Zerealien, Mehlspeisen, Fleisch	
wenig: Salz, Paprika, Senf	*wenig:* Pfeffer, Essig, scharfe Gewürze

Bei chronischer Niereninsuffizienz läßt sich die Stickstoffbilanz durch die *Kartoffel-Ei-Diät* nach *Kluthe* und *Quirin* im Gleichgewicht halten. Hierbei macht man sich die gute Ergänzungswertigkeit von Ei- und Kartoffeleiweiß zunutze. Eine Mischung aus 36% Eierstickstoff und 64% Kartoffelstickstoff ergibt eine höhere biologische Wertigkeit (136) als Vollei (100), d.h. zur Deckung des Eiweißbedarfes werden weniger Proteine benötigt und somit eine verminderte Stickstoffausscheidung erzielt; durch Einhaltung dieser Kost kann die Dialyse bis zu fünf Jahre hinausgezögert werden. In praxi bedeutet dies ca. 1 Ei auf 500 g Kartoffeln; es sollte täglich ein Kartoffel-Ei-Gericht, wenn möglich mittags, verzehrt werden. Eine gute Ergänzung haben auch Bohnen: Ei im Verhältnis 1:1, Milch: Weizen 3:1, Eiereiweiß: Weizeneiweiß 3:2.

Magen-Darm-Erkrankungen bieten ebenfalls breite Einsatzmöglichkeiten für diätetische Maßnahmen.

Obstipation

Bei Obstipation bewährt sich eine ballaststoffreiche Vollwertkost (s.o.). Sollte die Ernährungsumstellung auf diese Kost nicht genügen, so bietet sich die Zufuhr von Einzelstoffen an. Bei vielen Patienten setzt bereits ein morgens nach dem Aufstehen genossenes Glas kalten, evtl. kohlensäurehaltigen Wassers über den gastrokolischen Reflex den gewünschten Reiz. Saftige Obstsorten wie z.B. Pfirsiche, Melonen, Pflaumen, Äpfel, Birnen, Stachelbeeren und Weintrauben bewirken durch ihren Obstsäuregehalt in Verbindung mit dem hohen Wasseranteil und den leicht fermentierenden Zuckerstoffen einen Peristaltikreiz. In getrockneten Pflaumen ist z.B. 2,75% freie Säure enthalten. Zudem wirkt der hohe Gehalt an Diphenylisatin laxierend. Die über Nacht eingeweichten Pflaumen können z.B. zusammen mit einem Müsli verzehrt werden.

Äpfel enthalten in ihrer Schale das quellungsfähige *Pektin*, ebenso Feigen, Zitrusfrüchte, Beeren- und Kernobst sowie Bananen.

Quellstoffe mit hoher Wasseradsorptionsfähigkeit sind grobflockige Weizenkleie (1-2 Eßlöffel mehrmals täglich mit reichlich Flüssigkeit), Leinsamen (Lini semen) und Flohsamen (Psyllii semen) von Plantago arenaria; in den beiden letzteren sind auch Schleimstoffe enthalten (Leinsamen) und sie wirken somit auch als Gleitmittel. Auch Sesamsaat und Sojakleie werden als Füllstoffe eingesetzt.

Milchsäurehaltige Produkte verkürzen die Transitzeit; die Umstimmung der Darmflora fördert die Darmmotilität. Geeignet sind gesäuerte Milchprodukte (Butter-, Sauermilch, Bioghurt, Kefir etc.), Sauerkraut und saure Gurken.

Ein *osmotischer Effekt* wird über Milchzucker bewirkt, der zudem zu Milchsäure vergoren wird.

An *Gleitmitteln* bieten sich Fette und Öle an sowie Nüsse, Oliven-, Lein- und Erdnußöl (abends 1 Eßlöffel).

Eine Sonderstellung nimmt *Chufas*, die Erdmandel, ein, die aus der Knolle von Cyperus esculentus, Sauergras, gewonnen wird. Chufas enthält bis zu 30 g Ballaststoffe/100 g und außerdem noch ungesättigte Fettsäuren und essentielle Aminosäuren sowie ca. 40% Kohlenhydrate. Es wird mit Obst und Flüssigkeit als Müsli gereicht. Die Wirkung der Ballaststoffe läßt sich über die Erhöhung des Stuhlvolumens, Beschleunigung der Transitzeit und Erniedrigung des intraluminären Drucks erklären. Außerdem wird der pH-Wert erniedrigt; Gallensalze können gebunden werden und dadurch zu einer Senkung des Cholesterins führen. Des weiteren können toxische Substanzen adsorbiert werden.

Burkitt et al. stellten in ihrer *Fiber-Hypothese* eine Liste für Krankheiten infolge mangelnder Ballaststoffzufuhr zusammen: hierin finden sich Obstipation, Appendicitis, Diverticulose, Colon irritabile, Hämorrhoiden, Colitis ulcerosa, M.Crohn, Dickdarmpolypen, Dickdarmkarzinome, Hiatushernien, Cholesteringallensteine, Adipositas, Hypertonie, Diabetes mellitus etc.

Gastritis

Eine Gastritis, der „verdorbene Magen", kann durch Exzesse jedweder Genese (z.B. fette und üppige Mahlzeiten, Alkoholabusus), verdorbene Speisen, zu heiße oder zu kalte Getränke, ausgelöst werden. Nicht zu vergessen ist die psychogene Gastritis - die Redewendungen „etwas liegt ihm im Magen", „er hat es noch nicht verdaut" sind allen geläufig.

Als Primärmaßnahme von der diätetischen Seite wird ein ca. 2tägiges *Teefasten* angesetzt. Geeignet sind hierfür Kamille, Fenchel, auch dünner Schwarztee oder Mate, Teemischungen aus Zinnkraut, Lindenblüten, Bitterklee, Engelwurz, Tausendgüldenkraut etc. Eine antiphlogistische Wirkung haben *gepreßter Weißkohlsaft* (Brassica oleracea) oder *gepreßter Kartoffelsaft*. Dieser auch bei Hyperacidität gut wirksame Preßsaft wird aus rohen, ungeschälten Kartoffeln hergestellt. Unmittelbar nach dem Pressen wird morgens 1/2 Glas davon getrunken. *Süßholz* (Glycyrrhiza glabra), uns besser bekannt als Lakritze, wirkt antiödematös. Süßholz eignet sich - auch wegen seines angenehmen Geschmacks - gut für Teemischungen.

Nach dem Teefasten geht man auf eine *Schleimkost* über; besonders bewährt ist hier Haferschleim, 3stündlich 1 Tasse, und auch Reis-, Gerstenschleim, Weizenschrotbrei und Leinsamen. Es entsteht eine kolloidale Lösung, die ein gutes Pufferungsvermögen hat. Eine gute schleimhautberuhigende Wirkung hat die Suppe aus *passierten Karotten* (1 Pfund in wenig Salzwasser gekocht, gequetscht - mehrmals täglich einige Eßlöffel).

Die *Milch-Sahne-Alkali-Diät* nach *Sippy* basiert auf dem Prinzip der Neutralisierung des Magensaftes. In Milch sind hochwertiges Eiweiß und leichtverdauliches, gut emulgiertes Fett enthalten. Eiweiß besitzt eine gute Pufferkapazität, Fette hemmen die Säuresekretion und Magenmotilität. Da der Pufferungseffekt nicht lange anhält, soll stündlich ein Milch-Sahne-Gemisch getrunken werden (oder stündlich 1 Eßlöffel kalte flüssige Sahne); zudem sollen alkalisierende Gemüse verzehrt werden.

Bei der Gastritis empfiehlt sich die *häufige Einnahme kleiner Mahlzeiten* unter Karenz von Reizstoffen (Coffein, Alkohol, Knoblauch, Paprika, Meerrettich, Senf, Salz- und Rauchfleisch). Wichtig sind gutes Kauen und Einspeicheln der Nahrung. Nach dem akuten Stadium wird auf eine *gastroenterologische Basisdiät* übergegangen: sie entspricht einer leichten Vollkost unter Meidung von Hülsenfrüchten, frittierten Speisen, Fetten, Backwaren, harten Eiern, verschiedenen Kohlsorten, frischem Obst etc. Raffinierte Zucker sollten gestrichen werden, da sie die Magenschleimhaut reizen und überdies über die erhöhte Insulinausschüttung die Salzsäureproduktion steigern und somit eine Gastritis und Ulcera unterhalten können. Vollkornprodukte sollen in der Nahrung integriert werden.

Zur Behandlung der *chronischen Gastritis* eignen sich umstimmende Kuren, z.B. Heilfasten, Mayr-Kur u.a. Für die Dauerernährung gilt, daß der Magen nicht zu Höchstleistungen getrieben werden soll, d.h. zu meiden sind: gewürzte und scharf gebratene Speisen, erhitzte Fette, Kaffee und Schnäpse auf nüchternen Magen, Zitrusfrüchte, besonders bei Mahlzeiten mit niedrigem Eiweißgehalt. Durch eiweißreiche Mahlzeiten ist die H-Ionenkonzentration geringer als bei kohlenhydratreichen - deshalb sind Milchprodukte sehr wichtig. Auch Eier, weiches Fleisch, Fisch und Fette wirken säurehemmend. Gut gekaute feste Nahrung ist gegenüber flüssiger Kost vorzuziehen. Außerdem versteht sich von selbst, ein Rauchverbot zu erteilen.

Ulcus ventriculi et duodeni

Hier werden die unter *Gastritis* beschriebenen Maßnahmen fortgeführt. Nach einem anfänglichen Teefasten (Lindenblüten-, Ringelblumen-, Schafgarben-, Hirtentäschelkrauttee) wird auf eine Breikost übergegangen. Auch bei Ulcera sollen verstärkt Milchprodukte und säurehemmende Fette verzehrt werden. Fett von lebenden Tieren (Butter, Sahne) wirkt neutralisierend und hemmend auf den N. Vagus; geeignet sind aber auch z.B. Ölsardinen. Es empfehlen sich häufige, kleine Mahlzeiten unter der Karenz von Reizstoffen (Kaffee, Cola, hochprozentiger Alkohol, kohlensäurehaltige Getränke, saure, geräucherte und salzhaltige Speisen). Besondere Bedeutung kommt dem Verzehr von Frischkost und frischen Gemüse- oder Obstsäften zu - hierzu eignen sich vor allem Rettich-, Weißkohl-, Rotkohlsaft, die den sogenannten „Anti-Ulcus-Faktor" enthalten. Sehr bewährt ist die Verabreichung eines morgendlichen halben Glases von rohem Kartoffelsaft, welcher Gastritis wie Ulcera innerhalb kurzer Zeit zum Abheilen bringt.

Subacidität und Magenatonie

Anders als bei hypersekretorischen Gastropathien muß hier der Magen zu vermehrter Aktivität stimuliert werden. Hier kann man sich die in vielen Nahrungsmitteln enthaltenen *Säurelocker* zunutze machen. Rohgemüse z.B. verursacht starke Speichelsekretion und Magensaftproduktion. Es bietet sich also an, vor den Mahlzeiten einen Rohkostsalat zu reichen. Enthält dieser auch noch *Bitterstoffe* (z.B. Chicoree, Radicchio, Ruccola, Trevisano, Endivien), so läßt sich die Wirkung noch steigern. *Amara* (Bitterstoffe) sind auch in Enzian (Gentianae radix), Wermut (Artemisia absinthium) und anderen Pflanzen enthalten. Chinarinde kann als Tinktur oder Wein gereicht werden, auch die Darreichung in chininhaltigen Wässern, 1/4-1/2 Stunde vor dem Essen, ist empfehlenswert. Die Wirkung der Amara ist am größten bei Verabreichung als Extrakt. Direkt auf die Zunge gegeben haben sie eine bessere Wirkung als Dragees, da über dem N. glossopharyngeus die encephale Phase der Magensaftsekretion beeinflußt wird. An Amara sind auch noch Centaurium, Menyanthes, Marsdenia Condurango, Citrusarten und Citrusschalen bekannt.

Acra, Scharfstoffe, sind in vielen Gewürzen enthalten, z.B. in Ingwer (Zingiber officinalis), Paprika, Pfeffer, Chillies. Auch Safran ist als mildes Tonicum anzusehen. Nicht zu vergessen sind die zahlreichen Aperitifs, in denen meist Amara in Auszügen enthalten sind. Zu beachten ist, daß sie in ausreichendem zeitlichem Abstand zu den Mahlzeiten serviert werden.

Meteorismus

Beim Meteorismus muß man sich zunächst über die vielschichtigen Möglichkeiten der Genese Klarheit verschaffen - hier können Leber-Pancreas-Erkrankungen, Dysbakterie, intestinale Mycose (besonders Candida albicans), Hypacidität, Aerophagie und Durchblutungsstörungen zum Tragen kommen. Wichtig ist die Eßtechnik mit mehreren kleinen Mahlzeiten, die gründlich gekaut und eingespeichelt werden müssen, um so die Vorverdauung im Mund zu begünstigen. Leicht Verdaulichem sollte der Vorzug gegeben werden; zellulosereiche Nahrung und blähende Speisen (Hülsenfrüchte, Kohl, Kraut, Pilze, unreifes Obst) sollten gemieden werden. Durch die Vergärung der Zellulose entstehen leicht Gase wie CO_2, Methan und Wasserstoff im proximalen Kolon. Aber auch durch Eiweißfehlverdauung kann es im distalen Kolon zur Fäulnis mit Freisetzung von Ammoniak, Methan, Kohlensäure, Wasserstoff und Schwefelwasserstoff kommen. Die Ernährung sollte demnach abwechslungsreich gestaltet werden; durch den Genuß von Obst- und Gemüsesäften kann die negative Wirkung der Zellulose ausgeschaltet werden.

In der Küche macht man sich die verdauungsfördernde Wirkung vieler Gewürze und Kräuter zunutze, so z.B. von Basilikum, Dill, Koriander, Kümmel, Liebstöckel, Melisse und Majoran. Ätherisch-ölhaltige Karminativa wie Anis, Fenchel, Kamille, Pfefferminze und Wermut sind ebenfalls wirksam.

Reichhaltig ist das Angebot an Digestifs. Alkohol als solcher übt bereits eine schwache Säurereizung auf den Magen aus; in Verbindung mit Anis-, Kümmel-, Wacholder-, Pfefferminzextrakten u.a. stimuliert er die Funktion der Verdauungsdrüsen.

Durchfallerkrankungen

An erster Stelle steht natürlich die Abklärung der causa. Es ist an Infektionen, Malabsorption, Sprue, Allergie, M.Crohn, Antibiotika-Enteritis, Z.n. Vagotomie, Cholecystektomie und Dünndarmresektion zu denken.

Bei der akuten unspezifischen Enteritis wird ein 2tägiges Teefasten verordnet. Hierbei kommen gerbstoffreiche, adstringierende Tees zur Anwendung (Mate, Schwarztee, getrocknete Brombeer-, Erdbeer-, Pfefferminzblätter, Kamillenblüten, Heidelbeertee). Eine besonders gute adstringierende Wirkung hat Tormentillpulver (Rohrwurz, Blutwurz): 1 Eßlöffel auf 1 l Wasser wird 15 Minuten gekocht, davon mehrmals täglich 1 Tasse getrunken. Ähnlich wirken Wacholderbeerabkochungen, Tees von Malve und Kalmus sowie Heidelbeersaft. Ein weiteres Rezept besteht darin, tanninhaltigen Rotwein zu erhitzen, auf 18° akühlen zu lassen und zusammen mit Tinct. Gentianae und Tinct. Tormentillae zu reichen.

Vielfach angewendet wird auch die *Rohapfeldiät* nach *Heisler* und *Moro*: 250 bis 300 g Äpfel werden mit der Schale gerieben, mit Zitronensaft beträufelt und verzehrt. Dies sollte fünf bis sechs mal täglich erfolgen, so daß eine Menge von ca. 2 kg Äpfeln erreicht wird. Das Pektin der Äpfel quillt im Darm aus; toxische Substanzen können adsorbiert werden. Pektinreich sich auch Bananen und Zitrusfrüchte. Gleichsinnige Wirkung findet sich in der *Karottendiät*, bei der für 1-2 Tage 1 Pfund gekochte und passierte Karotten in kleinen Portionen über den Tag verteilt gereicht werden. Beim Kostaufbau sollte zunächst Haschiertes und Passiertes serviert werden, um den Darm vorerst noch zu entlasten.

An dieser Stelle noch ein Rezept für den *Heidelbeertrank*: 60 g getrocknete Heidelbeeren werden auf 1 l kaltes Wasser gegeben, 5 Minuten gekocht, 10 Minuten ziehen gelassen, ausgepreßt, abgeseiht, und der Saft wird über den Tag verteilt getrunken. Ebensogut kann man auch getrocknete Heidelbeeren kauen.

Colon irritabile

Das Reizkolon, meist eine Erkrankung vegetativ stigmatisierter Frauen, wird mit ballaststoffreicher Kost unter Berücksichtigung individueller Unverträglichkeiten behandelt. Alkohol und Nikotin sollten gemieden werden, für ausreichend Bewegung ist zu sorgen. Bei Obstipation werden Füll- und Quellmittel verordnet (z.B. Kleie, Leinsamen), aber keine Laxantien. Zudem sollte Vollkornbrot zugeführt werden. Als Tees bieten sich der sedierende Kamillentee und der karminative Kümmeltee an.

M.Crohn

Aufgrund der noch mangelhaften Kenntnisse über die Genese des M.Crohn sind auch folgende Überlegungen der diätetischen Einflußnahme weitgehend hypothetischer Natur. Festzustehen scheint, daß die Verbreitung besonders in den westlichen Industrieländern stattfindet; eine Korrelation zu ballaststoffarmer Ernährung und erhöhtem Zucker- und Süßigkeitenkonsum bei prädestinierten Menschen scheint gegeben zu sein.

Nach einer Studie von *Guthy* ist ein kausaler Zusammenhang zwischen Verzehr gehärteter Fette und der M.Crohn-Inzidenz denkbar. Diese liegt in Schweden (bei einem Margarinekonsum von 18,2 kg/a) deutlich höher als z.B. in Frankreich (Margarinekonsum 3,7 kg/a). Bei Milchunverträglichkeit sollten Milchprodukte weggelassen werden. Während der Akutphase verordnet man eine ballaststoffarme, evtl. eiweißfreie Diät mit Reis als Grundnahrungsmittel. In der Remission soll der Aufbau zu einer ausgewogenen Vollwertkost erfolgen.

Aus der Volksheilkunde ist der Gebrauch von Muskatnuß bei der Diarrhoe des M.Crohn bekannt. Muskatnuß besitzt einen hemmenden Einfluß auf die Prostaglandinsynthese und bremst die durch Prostaglandine verursachte Diarrhoe. Die Möglichkeit der Behandlung mit Bitterstoffdrogen sollte auch beim M.Crohn wahrgenommen werden, z.B. mit Aloe, Gentiana, Millefolium, Artemisia absinthium, China. Zudem kann morgens ein darmregulierendes Chufasmüsli gereicht werden.

Colitis ulcerosa

Die diätetische Behandlung bewegt sich vornehmlich auf symptomatischer Ebene, besteht also in einer relativ schlackenarmen Kost mit leicht verdaulichen Speisen in der Akutphase. Die Rezidivquote und die entzündlichen Veränderungen der Kolonschleimhaut sind größer, wenn Kuhmilch in der Nahrung enthalten ist; aufgrund der Entzündung des Darms ist die Aktivität des milchzuckerspaltenden Enzyms Lactase verringert, so daß Milchprodukte nicht ausreichend verstoffwechselt werden können. Ein akuter Schub kann somit unter Milchkarenz schneller abklingen.

Malignome durch unsere Ernährung

Leider sind auch in unserer Nahrung Schadstoffe und cancerogene Substanzen enthalten, wobei sicherlich noch nicht alle Stoffe analysiert sind. Wir kennen jedoch eine Reihe von krebserregenden Stoffen, die man meiden sollte.

Zunächst seien die *Mycotoxine* - besonders Aflatoxin aus Aspergillus flavus, Aspergillus parasiticus - erwähnt, die vor allem in feuchten Erdnüssen und feuchtem Getreide sowie in schimmligem geschnittenem und verpacktem Brot enthalten sind.

Benzpyrene sind polycyclische aromatische Kohlenwasserstoffe, die bei der Be- und Verarbeitung von Lebensmitteln entstehen. Sie sind in geräucherten Fleisch- und Fischsorten sowie in Salaten zu finden. *Nitrosamine* entstehen aus Nitrat und kommen in verschiedenen Gemüsen, Treibhausware, Spinat, roter Beete, Kohl, gepökeltem Fleisch und Trinkwasser aus geringer Brunnentiefe, welches durch nitrathaltige Dünger verseucht ist, vor.

Bei Alkoholikern fällt die hohe Inzidenz an Carcinomen von Mundhöhle, Kehlkopf und Ösophagus auf, welche der unmittelbaren Schleimhautnoxe des *Alkohols* zuzuschreiben ist.

Ein *zu hoher Fettanteil* der Ernährung fördert den hohen Gallensäuregehalt des Stuhls, so daß die Vorstufe fakultativer Carcinogene erreicht wird. Durch erhöhten Fettverzehr steigt auch die Verstoffwechslung von Steroiden durch die Darmflora. Die übermäßige Zufuhr von *tierischen Fetten* löst Immunreaktionen aus und beeinflußt Prolactinfreisetzung und Östrogenstoffwechsel. Dies ist bei Mammacarcinomen, aber auch bei Kolonpolypen und -malignomen von Bedeutung.

Überhöhter Proteinverzehr begünstigt die Bildung von Fäulnistoxinen aus enteraler Eiweißzersetzung, so z.B. von *Ammoniak* und *biogenen Aminen.*

Der Carcinogenese durch Lebensmittel kann durch erhöhten Ballaststoffverzehr begegnet werden: es resultiert ein erhöhtes Stuhlvolumen mit geringerer Konzentration der Carcinogene. Durch die beschleunigte Transitzeit wird die Kontaktzeit mit der Darmwand verkürzt, toxische Substanzen, Schwermetallionen und Carcinogene können adsorbiert und ausgeschieden werden. Außerdem produzieren die Darmbakterien bei einer ballaststoffreichen Ernährung weniger Carcinogene. Durch eine vegetarische Ernährung werden eine hohe Kaliumzufuhr und eine niedrige Natriumzufuhr erzielt, woraus eine gesteigerte Aldosteronfreisetzung mit Hemmeffekt auf das Wachstum maligner Tumoren resultiert. Zur Therapie und Prophylaxe von Malignomen sollte viel Frischkost zur Immunstimulation verzehrt werden; außerdem sollte der Fettkonsum eingeschränkt werden, besonders was tierische Fette anbelangt. Beim Verzehr gesäuerter Milchprodukte sollte auf die rechtsdrehende Milchsäure geachtet werden, da sie besser verstoffwechselt wird. Subsummierend ist also eine ausgewogene, vorwiegend lactovegetabile Kostform für die Prävention von Tumoren und versuchsweise Therapie bei Erkrankungen zu befolgen.

Teerezepte bei Magen-Darm-Erkrankungen

Hyposekretion des Magens/Chronische subacide Gastritis

Rp. Rhiz. Calami (Kalmus)
Fol. Trifolii fibr. (Bitterklee)
Rad. Gentianae (Enzianwurzel)
Pericarp. Aurantii (Pomeranzenschalen) aa 15,0
Herb. Centaurii (Tausendgüldenkraut)
Herb. Absinthii (Wermut) aa 20,0
M.f.spec.

D.S. 1 Tl voll mit einer Tasse kochendem Wasser überbrühen und einige Minuten ziehen lassen

Gastrokardialer Symptomenkomplex

Rp.	Flor. Caryphylli (Gewürznelken)		
	Flor. Lavendulae (Lavendelblüten)	aa	10,0
	Fol. Menthae pip. (Pfefferminzblätter)		15,0
	Fol. Salviae (Salbeiblätter)		10,0
	Herb. Majoranae (Majoran)		15,0
	Herb. Serpylli (Quendel)		
	Rad. Angelicae (Angelikawurzel)		
	Rhiz. Calami (Kalmus)		
	Rhiz. Zedoariae (Zitwer)	aa	10,0
	M.f. spec.		
D.S.	Nach dem Essen 1/2 - 1 Tasse des Aufgusses trinken		

Meteorismus und Magenkrämpfe

Rp.	Fruct. Anisi (Anis)		
	Fruct. Foeniculi (Fenchel)		
	Fruct. Carvi (Kümmel)	aa	10,0
	Fol. Menthae pip. (Pfefferminzblätter)	ad	50,0
	M.f.spec.		
D.S.	1 Tl voll mit 1 Tasse Wasser kalt ansetzen und aufkochen		

Diarrhoe

Rp.	Cort. Quercus (Eichenrinde)		
	Rhiz. Tormentillae (Tormentillwurzel)	aa	10,0
	Fol. Myrtilli (Heidelbeerblätter)		
	Fruct. Myrtilli (Heidelbeerfrüchte)	aa	15,0
	Flor. Chamomillae (Kamille)	ad	100,0
	M.f.spec.		
D.S.	mehrmals täglich schluckweise 1 Tasse der Abkochung. 1 Tl voll mit 1 Tasse Wasser kalt ansetzen, einige Stunden ziehen lassen und aufkochen		

Gastritis mit Leberbeteiligung

Rp.	Herb. Centaurii (Tausendgüldenkraut)		20,0
	Fol. Menthae pip. (Pfefferminzblätter)	ad	100,0
	M.f.spec.		
D.S.	1/2 Stunde vor dem Essen 1 Tasse des Aufgusses.		

6.6 Nutritive Allergien

Die nutritiven Allergien stellen ein undankbares Gebiet sowohl der Schulmedizin als auch in den Naturheilverfahren dar. Dies liegt vor allem in der Diagnostik, wobei hier in *primäre Allergien* (entweder IgE-vermittelte Sofortreaktion vom Typ I, aber auch Typ III oder IV mit verzügerter Reaktion) und nicht-immunologische Reaktionen, also *Pseudo-Allergien*, Intoleranz und Toxizität unterschieden wird.

Häufig wird die Beobachtung gemacht, daß zu Beginn einer allergischen Erkrankung laut Testung nur wenige Stoffe ermittelt werden, auf die der Patient reagiert: im weiteren Krankheitsverlauf werden diese jedoch immer mehr, so daß das Entscheidende nicht der allergene Stoff zu sein scheint, sondern die ständig zunehmende Veränderung der Abwehrlage. Bei der Testung wird also eher die Reaktionslage des Organismus geprüft, weniger die Allergene.

Der Zustand und die Funktion der Haut-Schleimhaut-Schranke spielen bei der Auslösung allergischer Reaktionen eine wichtige Rolle. An der inneren Oberfläche erfolgt die Funktionssicherung über das MALT (auch GALT, BALT, s. S. 186). Pseudoallergene sind chemische Substanzen, die ihren Angriffspunkt direkt an den Mastzellen haben, wo sie durch direkten Reiz die Entzündungsmediatoren (Histamin, Leukotriene, Prostaglandine, Plättchen-aggregierender Faktor) freisetzen.

Man unterscheidet zudem *direkte* und *systemische Reaktionen*. Bei ersteren treten die Krankheitserscheinungen direkt am Kontaktort (Magen-Darm-Trakt) auf und verursachen z.B. eine Diarrhoe, bei letzteren geht es um Allergien, die fern vom Kontaktort Erscheinungen verursachen (z.B. Asthma, Rhinitis, Gelenkerkrankungen, Ekzeme, Urticaria, Glottisödem, Migräne).

Bei der *Diagnostik* spielt die Vorgeschichte die größte Rolle. Der Patient soll eventuell Tagebuch über die zugeführten Speisen führen. Die Hauttestung ist nachgeordnet. Hat man ein bestimmtes Nahrungsmittel in Verdacht, so kann ein oraler Provokationstest durchgeführt werden, was unter Umständen (z.B. bei Neigung zu Ödemen oder asthmatischen Reaktionen) in der Klinik erfolgen sollte. Als weitere Möglichkeit gibt es die intragastrale Provokation unter endoskopischer Kontrolle; beweisend gelten hier Schleimhautläsionen, was sogar zu Blutungen führen kann. Pseudo-Allergien sind nicht über den Hauttest erfaßbar.

Im gesunden Organismus ist die normale Reaktion auf ein Nahrungsmittel die *Toleranz*, d.h. es kommt zu keiner Antikörperproduktion nach der oralen Zufuhr eines Stoffes. Einen Hinweis für das Vorliegen einer primären Allergie erhält man daraus, daß bereits Spuren des Allergens zu einer Reaktion führen (z.B. Muttermilchallergie). Bei der sekundären Allergie werden große Mengen potentiell allergener Substanzen in den Kreislauf aufgenommen, so daß eine Immunantwort auf die absorbierten Antigene ausgelöst wird; es kommt zu einer Alarmreaktion durch Überforderung des Systems.

Was die Häufigkeit anbelangt, so sind Pseudo-Nahrungsmittelallergien dreimal häufiger als primäre Nahrungsmittelallergien. Einen anamnestischen Hinweis auf das Vorliegen einer Pseudo-Nahrungsmittelallergie geben Symptome wie z.B. Kopfschmerzen nach Wein/Käse/Hefe, Flush/Erythem nach Alkohol oder histaminhaltigen oder -freisetzenden Nahrungsmitteln, chronische Urticaria, sofortige Rhinitis/Asthma nach CO_2-haltigen Getränken (Metabisulfit), langsame Rhinitis/Asthma nach Benzoesäuren, Farbstoffen (Citrusfrüchte, Gemüse, Aperitifs, Digestiva). Einen Überblick über häufige allergieauslösende Substanzen in Nahrungsmitteln vermittelt die Tabelle 6.4. Zudem sind in Tabelle 6.5 zwei Formen der Kuhmilchallergie gegenübergestellt.

Als Ursachen für die vermehrte Antigenpenetration über den Mucosablock kommen mehrere Möglichkeiten in Betracht:

- *Unreife* des Darmes: Der Neugeborenendarm verfügt noch nicht über ein immunologisches Diskriminierungsvermögen. Somit können Makromoleküle über die

Tabelle 6.4: Vasoaktive Amine in Nahrungsmitteln

Amine	Nahrungsquelle
Serotin	Käse
Histamin	vergorener Käse, geräucherter Hering (roh), Thunfisch (in Dosen)
Tyramin	Cheddar-Käse, Camembert, Hefe, Hering, Erdnüsse, Avocado
Octopamin	Zitrusfrüchte
Phenylethylamin	Schokolade
Dopamin	Schokolade
Dihydroxyphenylalanin	weiße Bohnen

Quelle: Wright, Robertson, 1987

Schleimhautzellen mittels Endozytose aufgenommen und unverändert in die Lymphbahn gegeben werden. Dieser Vorgang ist nach dem dritten Lebensmonat abgeschlossen (closure).

- *sIgA-Defizit:* Es kommt zu einer vermehrten Resorption antigener Makromoleküle, da der vorgelagerte „Immunschild" fehlt. 15-30 Min. nach oraler Aufnahme können vermehrt zirkulierende Antigen-Antikörper-Komplexe (IgG, IgE) nachgewiesen werden. Bei einem Defizit an sekretorischem IgA wird die orale Toleranz auf Nahrungsmittel verzögert entwickelt. 40% der Atopiker haben einen sIgA-Mangel.
- *Zöliakie:* Die Enzym-Mangel-Hypothese wird heute kontrovers diskutiert. Die Darmschleimhaut weist eine erhöhte Permeabilität für Moleküle mit Antigen- und Hapten-Charakter auf. In der Dünndarmschleimhaut werden Antikörper gegen Gluten produziert; diese reagieren mit den Epithelzellen und führen zu einer Gewebeschädigung und zur Zottenatrophie. Es besteht eine Assoziation zu HLA B 8 und HLA DR 3.
- *Milchallergie:* Man unterscheidet zwischen primärer und erworbener Milchallergie. Bei der primären Allergie kommt es zu Erscheinungen wie Milchschorf und anderen allergischen Reaktionen, bei der erworbenen kann man z.B. Colitiden und auch M. Crohn vorfinden.
- *Darmschleimhautentzündungen:* Sie erhöhen die Permeabilität für humorale Antigene und fördern somit die Auslösung immunologischer Reaktionen.
- *Pseudo-Allergien:* Man unterscheidet drei Hauptmechanismen:
  a) excessive Aufnahme biogener Amine
  b) unspezifische Freisetzung von Mediatoren durch Mastzellen in der Mucosa
  c) Interferenzen mit dem autonomen Nervensystem
  (May, 1990)

Therapie der Nahrungsmittelallergien

Ein mühseliger Weg in der Behandlung der Nahrungsmittelallergien führt über die *Eliminationsdiät.* Die Nahrung wird auf Kartoffeln und/oder Reis und Mineralwasser reduziert, und zwar solange, bis die Erscheinungen abgeklungen oder zumindest soweit gebessert sind, daß man neue Reaktionen auf Allergene diagnostizieren kann. Diese Periode kann sich über mehrere Tage hinweg erstrecken. Im Anschluß daran

Tabelle 6.5: Zwei Formen der Kuhmilchallergie - Charakteristika

Antigenaufnahme	via Brustmilch	direkt oral
Allergenmenge	Spuren	groß
Hauttest	+	-
RAST	+	-
IgE	erhöht	normal
klin. Sofortreaktion	++	-
verzögerte Reaktion	-	++
„Reaktivität"	atopisch	nicht atopisch

Quelle: Gerrard, J.W., in: Food Allergy and Intolerance by J. Brostoff and S.J. Challacombe: Baillère Tindall, London 1987

wird eine Aufbau- und Suchdiät durchgeführt, um Nahrungsmittelallergene herauszufinden. Schritt für Schritt wird ein neues Nahrungsmittel zugeführt, wobei nicht mehr als ein neues Nahrungsmittel pro Tag hinzutreten sollte, damit auch verspätete Reaktionen richtig interpretiert werden können. Meist stellen sich einige wenige Hauptallergene mit heftigen Reaktionen heraus (z.B. Milch, Eier, Weizen o.ä.) und mehrere Nebenallergene mit schwächeren Reaktionen. Erfahrungsgemäß bilden sich Nebenallergien unter konsequenter Karenz der Hauptallergene in der Regel zurück.

Oft bietet eine *Fastentherapie* einen guten Umstimmungseinschnitt bei Nahrungsmittelallergien, bevor man mit *immunmodulierenen Therapien* wie z.B. Symbioselenkung, Autovakzine und Eigenbluttherapie beginnt. Bei letzterer wird durch homöopathische Aufbereitung von Eigenblut nach *Imhäuser* und oraler Einnahme über einen längeren Zeitraum hinweg quasi eine autologe Desensibilisierung durchgeführt; eine andere Möglichkeit der Eigenbluttherapie besteht darin, venös entnommenes Blut in steigenden Mengen (0,5 bis 5 ml) intramuskulär zu applizieren. Dies kann auch in Verbindung mit Acidum formicicum D 30 in einer Mischspritze erfolgen.

Literatur

Anemüller, H.: „Das Grunddiätsystem", 2. Auflage 1983, Hippokrates Verlag Stuttgart

Beck, E.O.: „Naturgemäße Behandlung akuter Erkrankungen", Haug Berlin 1939

Blessing, J.: Apotheker-Journal 4 (1980)

Bohn, W.: „Magen- und Darmkrankheiten", Gesundheitsverlag Bad Wörishofen 1932

Bircher-Benner, M.: „Ernährungslehre", Wendepunktverlag Zürich 1924

Breuss, R.: Krebs - Leukämie, Eigenverlag, Bludenz, 1986

Consilium cedip Naturheilweisen, 3. Auflage 1988, Med. techn. Verlags- und Handelsgesellschaft mbH München

Demling, L.: „Der kranke Magen", Urban & Schwarzenberg München 1970

Diamond H. u. M.: Fit fürs Lebens - fit for life, Goldman Verlag, 15. Auflage 7/91

Forth, W.; Henschler, D.; Rummel, W.: Allgemeine und spezielle Pharmakologie und Toxikologie, 3. Auflage 1980, BI Wissenschaftsverlag, Zürich.

Gergeley, St.: „Diät - aber wie?" Piper München 1984

Hänsel, R.; Haas, H.: „Therapie mit Phytopharmaka“, Springer Berlin 1984
Irmler, B.: „Diätbehandlung bei Magen-Darm-Krankheiten“, natura med. 10/1988
Kasper, H.: „Ernährungsmedizin und Diätetik“, 5. Auflage 1985, Urban & Schwarzenberg München
V. Körber; Männle, Leitzmann: „Vollwerternährung“, 6. Auflage 1987, Haug Heidelberg
Körfgen; Zimmermann, W.: „Hautkrankheiten und ihre biologische Behandlung“, Haug Heidelberg 1967
Langosch, A.: „Einfluß der Ernährung, insbesondere der Rohkost, auf Darmflora und Infektabwehr.“ Inauguraldissertation, LMU München (Großhadern) 1984
V. Leyden, E.: „Handbuch der Ernährungstherapie und Diätetik“, Thieme Leipzig 1898
Löffler et al.: „Physiologische Chemie“, Springer Heidelberg 1979
Lützner, H.: „Wie neugeboren durch Fasten“, 24. Auflage 1990, Gräfe und Unzer München
Maass, C.: „Möglichkeiten der mikrobiologischen Therapie bei Nahrungsmittelallergien“, Ärztezeitschrift für Naturheilverfahren, Heft 9/1990
May, W.: „Pathophysiologische Grundlagen für Nahrungsmittelunverträglichkeiten und -allergien“, Die Heilkunst, 4/1990
N.N.: „Pseudonahrungsmittelallergien“, Gesundes Leben 6/1988, S. 6
Oberbeil, K.: Der Diättest, Stedtfeld Verlag GmbH, Münster, 1991
Rauch, E.: „Die Darmreinigung nach Dr. F.X. Mayr“, 36. Auflage 1986, Haug Heidelberg
Rauch, E.: „Diagnostik nach F.X. Mayr“, 5. Auflage 1984, Haug Heidelberg
Ritter, U.: „Naturheilweisen“, Sonntag Regensburg 1982
Schmidt, R.F.; Thews, G.: „Physiologie des Menschen“, 19. Auflage 1977, Springer Berlin
Welsch, A.: „Krankenernährung“, 5. Auflage 1986, Thieme Stuttgart
Zimmermann, W.: „Gewicht - leicht gemacht“, Sonntag Regensburg 1987

7 Symbioselenkung

Die Symbiose: Definition und Bedeutung der intakten Funktion

Der Darmtrakt mit einer inneren Oberfläche von 150–200 qm (gegenüber ca. 2 qm Körperoberfläche) stellt das größte Kontaktorgan des Menschen zur Außenwelt dar. Er ist mit ca. 10^{14} Keimen besiedelt, also 10^2 mal so vielen Organismen als der Körper Zellen hat. Das Keimspektrum umfaßt 400–500 verschiedene Spezies und Subspezies. Es muß also ein intaktes Verhältnis vom Wirtsorganismus zur Darmflora bestehen, damit die Körperfunktionen aufrechterhalten werden können. Dieses harmonische Nebeneinander, welches sich in jahrtausendelanger Evolution entwickelt hat und sowohl dem Wirt als auch den Keimen in wechselseitigem Nutzen zugute kommt, bezeichnet man als *Symbiose.*

Obgleich bereits zu Beginn des Jahrhunderts *Nissle* Forschungen über die Darmflora anstellte und *Kolb* 1955 mit seinen mikroökologischen Untersuchungen an die Öffentlichkeit trat, konnte das Thema „Symbioselenkung“ in der wissenschaftlich orientierten Medizin keinen rechten Fuß fassen.

Erst mit Zunahme von Problemerkrankungen, wie sie z.B. im Rahmen von Antibiotikabehandlungen oder Strahlentherapien auftreten, wandte sich das Interesse wieder verstärkt den physiologischen Darmbewohnern zu.

Kolb differenzierte 1955 die Begriffe der *Eubakterie* und *Dysbakterie.* Unter Eubakterie versteht man die qualitativ und quantitativ normal zusammengesetzte lokalspezifische physiologische Bakterienbesiedlung; Dysbakterie bedeutet eine Verschiebung des Keimspektrums, welche z.B. durch Ernährungsmodalitäten hervorgerufen werden kann: bei überwiegender Fleischernährung kommt es zu einer Verschiebung zugunsten von Koliarten, bei kohlenhydratbetonter Ernährung zugunsten der Enterokokken.

Als *Eubiose* bezeichnet man die statistische Norm der züchtbaren Faecalflora gesunder Menschen, welche sich in Hauptflora, Begleitflora und Restflora unterteilt. Die *Hauptflora* besteht aus obligat anaeroben Keimen (v.a. Bifidobakterien, Bacteroides), welche apathogen sind und 90% der Gesamtflora ausmachen. In der *Begleitflora* finden sich aerobe Keime wie Coli, Enterokokken und Lactobacillen, welche dem Körper ebenfalls nützlich sind, aber potentiell pathogen sein können und ca. 10% der Darmflora stellen. In der *Restflora,* welche insgesamt weniger als 1% der Gesamtflora ausmacht, werden pathogene und schädliche Keime wie Proteus, Clostridien, Hefen und Staphylokokken sowie aerobe Sporenbildner nachgewiesen (s. Tabelle 7.1).

Bei den meisten Menschen umfaßt also die Bakterienpopulation zu den meisten Zeiten auch Mikroorganismen, die üblicherweise als pathogen eingestuft werden.

Die Verteilung der Bakterien im Gastrointestinaltrakt ist aus Tabelle 7.2 zu entnehmen.

Etwa 1/3 der Faecesmasse entfällt auf abgestoßene Darmbakterien. Untersuchungen der Faeces geben nur indirekt Aufschluß über die sessile Kolonflora. Das Anaerobier/

Tabelle 7.1:

Hauptflora:	obligat anaerobe Keime (v.a. Bifidobakterien, Bacteroides), apathogen, 90% der Gesamtflora
Begleitflora:	aerobe Keime (Coli, Enterokokken, Lactobacillen), ebenfalls nützlich, jedoch potentiell pathogen, ca. 10%
Restflora:	Proteus, Clostridien, Hefen, Staphylococcen und aerobe Sporenbildner - pathogene und schädliche Keime, insgesamt weniger als 1% der Gesamtflora

Tabelle 7.2: Verteilung der Bakterien im Verdauungstrakt

Mund-Rachenraum:	Streptokokken, Neisserien u.a.
Magen/Duodenum:	keimarm, Anteile aus Nahrung und Rachenraum
Jejunum/Ileum:	L. acidophilus, Streptokokken, Coliforme u.a.
Coecum/Colon:	L. bifidus, Bacteroides, Coryneforme, Coliforme u.a.
Faeces:	L. bifidus, Bacteroides, Coryneforme, Coliforme u.a.

Aerobier-Verhältnis der Faeces beträgt 10^2:1 bis 10^3:1, an der Dickdarmwand ist das Verhältnis ausgewogener (1:1 bis 10:1) (Irrgang, 1988).

Die obligat anaerobe, zu 90% aus Bifidumbakterien (Milchsäurebakterien) und Bacteroides bestehende apathogene Hauptflora stellt die *intestinale Schutzflora* dar; sie kleidet den Intestinaltrakt wie eine Tapete aus und bietet somit einen wirksamen Schutz gegen das Eindringen von pathogenen Keimen der Restflora (z.B. Proteus, Clostridien, Staphylokokken, anaerobe Sporenbildner und Hefen) in den Organismus. Auch übt sie eine wirksame Kontrolle über die potentiell pathogene Begleitflora (V.a. Coli) aus.

Die Begleitflora stimuliert gezielt das intestinale Abwehrsystem und die sowohl unspezifischen als auch spezifischen Abwehrleistungen der Lymphorgane (Dorstewitz, 1990).

Die dominierende Standortflora ist relativ konstant. Eine gesunde Darmflora ist von vielen Faktoren abhängig: pH-Wert, Peristaltik, Temperatur, Feuchtigkeit, Redoxpotential, pO_2 und pCO_2, osomotischem Druck, exogenen und endogenen Nährstoffquellen, Gallensäuren, Immunglobulinen, Lysozym. Am Beispiel der Peristaltik sei erläutert, daß etwa eine Stagnation des Darminhaltes (z.B. bei Divertikeln, Stenosen, blind loop) günstige Voraussetzungen für eine Bakterienproliferation schafft.

Was die Keimverteilung anbelangt, so existieren im Dünndarm nur relativ wenige, meist gram-positive Arten, während im Kolon Hunderte von Arten, vor allem gramnegative Anaerobier, ansässig sind (Lauer, 1990).

Die *Entwicklung der Darmflora beim Neugeborenen* ist relativ gut erforscht (Sonnenborn, 1990). Die bakterielle Besiedelung des pränatal sterilen Neugeborenendarms erfolgt innerhalb von 3 bis 24 Stunden nach der Geburt, und zwar in einer feststehenden Sequenz. Erstansiedler sind aerobe bzw. fakultativ anaerobe Keime (als wichtigster der fakultativ anaerobe E. coli). Durch ihre Stoffwechselaktivitäten sinken das positive

Redoxpotential und der hohe Sauerstoffgehalt des Kolons stark ab, so daß nach drei bis fünf Tagen die Ansiedlung anaerober Keime (Bifidobakterien, Bacteroides) ermöglicht wird. Innerhalb der ersten Lebenswoche finden sich somit E. coli, Staph. epididermidis und Enteroc. faecalis. Die Besiedlung ist abhängig vom Keimspektrum der Mutter und der Umgebung, so daß auch Hospitalkeime vorkommen können.

Zusammenfassend können somit die *Erstansiedler* (E.coli, Streptokokken, Lactobacillus, Staphylococcus-Species) als *„Milieuvorbereiter"* für die nachfolgende Ansiedlung anaerober Keime bezeichnet werden.

Um die volle Bedeutung der Darmflora richtig zu erfassen, ist es nötig, näher auf die Funktion einzugehen. Wie oben bereits angedeutet, entwickelte sich evolutiv eine enge Wechselwirkung zwischen Wirtsorganismus und Darmflora. Diese trägt in entscheidendem Maße dazu bei, die Stabilität der intestinalen Mikroökologie zu gewährleisten.

Funktionen der „autochthonen" Mikroflora:

1) *Barriereeffekt:* Die Ansiedlung pathogener Erreger (z.B. Vibrio cholerae, Salmonellen, Shigellen, Clostridien) wird behindert, außerdem ein überschießendes Wachstum von einzelnen potentiell pathogenen Keimen der Begleitflora (Campylobacter, Yersinia, Clostridium difficile u.a.) gebremst. Für diesen direkten als auch indirekten mikrobiellen Antagonismus sind mehrere Faktoren maßgeblich:
   a) Verhinderung der Ansiedlung des invasiven Pathogens durch Besetzung potentieller Haftstellen am Darmepithel, dichte Besiedlung der aufgelagerten Mucusschicht
   b) Hemmung des Wachstums bzw. Abtötung von Fremdorganismen durch die Produktion toxisch wirkender bakteriostatischer oder mikrobizider Substanzen (kurzkettige Fettsäuren, dekonjugierte Gallensäuren, Lysolezithin, Schwefelwasserstoff, Bakteriozine, Mikrozine, Antibiotica)
   c) Konkurrenz um Nährstoffe und Wachstumsfaktoren
   d) pH-Wert-Senkung des Milieus durch Freisetzung von Endprodukten des fermentativen Kohlenhydratstoffwechsels (Ameisen-, Essig-, Propion-, Butter- und Milchsäurebildung)
   e) Absenkung des O_2-Partialdruckes und Aufrechterhaltung eines niedrigen Redoxpotentials im terminalen Ileum/Coecum/Colon
2) *Peristaltikanregung* durch Säuren und Gase, hierdurch Erschwernis der Ansiedlung pathogener Mikroben
3) *Immunstimulation*, konstantes Training des darmassoziierten Immunsystems, Erhöhung der spezifischen und der unspezifischen Abwehrbereitschaft (Paramunität)
4) *Reduzierung der bakteriellen Translokationsrate:* die Übertrittsfrequenz von Bakterien aus dem Intestinum ins Lymphsystem wird gebremst, hierdurch erfolgt eine Hemmung systemischer Infektionen durch die wirtseigenen Darmsymbionten (Beispiel: Patienten mit langzeitiger immunsuppressiver Therapie können systemisch an Infektionen durch Keime der Darmflora erkranken). Bei Krankheiten des rheumatischen Formenkreises findet man eine erhöhte Translokation von Darmkeimen ins lymphatische System, wodurch die Synthese von Rheumafaktoren und anderen Auto-Antikörpern durch die Lipopolysaccharid-Komponente der Bakterienzellwän-

de induziert werden kann; es liegen somit also deutlich arthropathische Eigenschaften vor.

5) *Förderung der Stoffwechselfunktion der Darmmucosa:* Kolonocyten decken ihren Energiebedarf zu ca. 40% aus den von Bakterien produzierten kurzkettigen Säuren.
6) *Vitaminproduktion* (K_2, B-Komplex) (n. Irrgang, 1988).

Wie bedeutsam eine gesunde Darmflora für eine intakte Immunität des Organismus ist, läßt sich aus gnotobiologischen Untersuchungen an Mäusen ersehen. Die Gnotobiologie befaßt sich mit Studien an künstlich keimfrei aufgezogenen Tieren. Diese hatten im Vergleich zu konventionell aufgewachsenen Mäusen eine deutlich dünnere Darmwand sowie ein stark geschwächtes Immunsystem (Rusch, 1972). Das lymphatische Gewebe im Darm gnotobiologischer Mäuse ist nur schwach ausgeprägt, Reaktionszentren fehlen. Die unspezifische Resistenz sowie die Antikörper-Produktion sind stark herabgesetzt. Das Darmepithel regeneriert sich nur langsam. Außerdem entfällt die Produktion bakteriell synthetisierter Vitamine, wobei durch den Vitamin-K-Mangel bedingte Gerinnungsstörungen beobachtet werden konnten. Nach Rückgewöhnung der künstlich keimfrei gehaltenen Tiere (soweit sie nicht an der Keimkonfrontation zugrunde gingen) an übliche Verhältnisse bildete sich eine normale darmspezifische Immunität aus. Hierbei zeigte sich, daß oral verabreichte E.coli und Bacteroidesstämme deutlich stärker immunogen wirkten als z.B. Eubacterium, Streptococcus, Micrococcus etc. (Irrgang, 1988).

Nach Herausstellung der Bedeutung der Darmflora als solche sei nun auf die keimspezifische Wirkung einzelner Symbionten eingegangen.

Bifidobakterien sind die vorrangigen Besiedler des Darmbereiches vom Ileum bis Caecum. Sie interagieren stark mit den Mucinen im Darm, zu denen eine starke Affinität besteht; somit bilden sie einen dichten Schutzfilm auf dem Darmepithel. Eine hohe Lysozymresistenz ermöglicht die ständige Besiedlung der Darmschleimhaut. Eine antagonistische Wirkung gegen die pathogene Restflora, z.B. Clostridien, konnte experimentell nachgewiesen werden (Lauer, 1990). Bei hepatischer Encephalopathie kann durch Verabreichung von Bifidobakterien und Lactobacillus acidophilus der Ammoniakspiegel deutlich gesenkt werden.

Lactobacillus acidophilus spielt nur im oberen Dünndarm eine größere Rolle, wo er Bestandteil des weniger anaeroben, schwach sauren Teils des Darmes ist.

E. coli stellen neben ihrer ausgeprägten Immunogenität, auf die später eingegangen werden soll, die „Amme" für die Bifidobakterien dar, wobei durch Senkung des pO_2 und des Redoxpotentials eine schnellere Ansiedlung von Anaerobiern ermöglicht wird (Lauer, 1990). Hierbei sei noch angemerkt, daß die in den letzten Jahren ins Blickfeld des Interesses gerückten pathogenen Colirassen (enteropathogene Coli: EPEC, enterotoxische Coli: ETEC und enteroinvasive Coli: EIEC) anteilmäßig und ökologisch weit weniger bedeutsam sind als die physiologischen Colirassen. Pathogene Coli-Rassen sind serologisch von den normalen Kolibakterien differenzierbar.

Folgen einer gestörten Darmflora

Bereits Kolb beobachtete 1955 eine potentielle Krankheitsbereitschaft des Organismus durch eine ungünstige Beeinflussung des mikroökologischen Gleichgewichtes. *Ursa-*

chen einer Dysbiose können (rezidivierende) Infektionskrankheiten, eine unzweckmäßige Ernährung, Antibiotika-Kuren, Behandlungen mit Sulfonamiden und Radiotherapie darstellen. Hierdurch wird die Gesamtkeimzahl reduziert, es erfolgt eine Verschiebung im Keimspektrum, die metabolische Aktivität der Darmflora verändert sich. Auch durch Streßsituationen kann die Zahl der Anaerobier bei gleichzeitigem Anstieg der Aerobier reduziert werden.

Nach der breiten Verwendung von Antibiotika in unserer Zeit soll hier die Auswirkung einzelner Substanzen auf die Darmflora kurz umrissen werden. *E. coli* sind besonders empfindlich gegen Aureomycin, Terramycin, Chloromycetin, Streptomycin. Nach einer Therapie mit diesen Wirkstoffen findet man oft eine Überwucherung der Darmflora mit Proteus, Staphylokokken und Enterokokken. Durch diese pathogene Darmflora entstehen Störungen in der Funktion der Darmmucosa. Sie wird durchlässig für Stoffwechselprodukte pathogener wie apathogener Mikroorganismen, so daß Polypeptide und andere großmolekulare Partikel sowie lebende Mikroorganismen diese Barriere mit stark erhöhter Translokationsrate passieren können. Sie lösen dann als körperfremde Invasoren antigene Wirkungen aus. Es kann z.B. zur überschießenden Sensibilisierung des gesamten Organismus und zu allergischen Reaktionen an den mesenchymalen und parenchymatösen Geweben kommen (Irrgang, Sonnenborn, 1988).

Orale Penicilline, Tetracyclin und Neomycin bewirken eine schnelle Reduktion der Lactobakterien, während Chloramphenicol und Erythromycin die Darmbesiedelung nur geringfügig beeinflussen. Durch Tetracycline kommt es zu einer Verschiebung innerhalb des Bakterienspektrums: die Zahl der anaeroben Lactobakterien vermindert sich, die Zahl der aeroben Lactobakterien, Coli und Kokken nimmt zu. Leider muß man dann häufig postantibiotische Enterocolitiden hinnehmen (Krug, 1981).

Neben den bereits erwähnten Diarrhoen und der Überschwemmung des Organismus mit antigenen Substanzen infolge der geschädigten Darmmucosa wird auch die Ansiedlung antibiotikaresistenter, darmpathogener Keime und Parasiten begünstigt. Da die antiinvasiven mikrobiellen Barrieren des Gastrointestinaltraktes in der Funktionstüchtigkeit eingeschränkt werden und sich auch die metabolische Aktivität der Darmkeime verändert, können sich toxische Substanzen im enterohepatischen Kreislauf anhäufen (z.B. Phenol, Kresol, Ammoniak aus mikrobieller Eiweißzersetzung), was zur Autointoxikation und Überlastung einer vorgeschädigten Leber führen kann. Auch Umweltgifte und Nahrungsallergene können den Körper überschwemmen und die Widerstandskraft senken (s.a. Tabelle 7.3)

Auf zwei Begriffe sei noch eingegangen: den der Fäulnis- und den der Gärungsdyspepsie. Bei der *Fäulnisdyspepsie* liegt meist eine Überwucherung der E.coli-Flora durch Proteusarten und andere Eiweißzersetzer vor, wobei durch die Milieuänderung eine physiologisch minderwertige oder pathogene Darmflora entsteht. Die *Gärungsdyspepsie* bildet oft die Ursache von chronischen gastritisartigen Magenbeschwerden. Oft findet man Hefepilze (Candida albicans) als kausal auslösende Mechanismen. Pilze können zu hohem Prozentsatz den Magen ohne Vitalitätsverlust passieren - im Gegensatz zu den meisten Keimen, die im sauren Magenmilieu weitgehend zerstört werden (was allerdings nicht absolut gilt: der Magen erfüllt eine Schleusenfunktion, ein Teil der Keime passiert ihn lebend, ein anderer nicht). Bei stenosierenden Prozessen

Tabelle 7.3: Folgen einer gestörten Darmflora

Wegfall der physiologischen Barriere und darauf folgende → Überschwemmung des Immunsystems mit Nahrungsallergenen und bakteriellen Antigenen → führen zu - Senkung der Widerstandskraft - Wachstum einer minderwertigen Darmflora - Anhäufung von toxischen Stoffen im enterohepatischen Kreislauf

(n. Irrgang, Sonnenborn, 1988)

des Magenausgangs finden sich deutlich erhöhte Keimzahlen (10^7 statt maximal 10^2); durch die Pilzansiedlung im Gastrointestinaltrakt kann die Abwehrleistung des Körpers ebenfalls geschwächt werden; allergische und toxische Reaktionen sowie Nahrungsmittelallergien können ausgelöst werden (Hauss, 1986). Oft ist eine initiale antimycotische Therapie (z.B. Nystatin) vor Beginn einer Symbioselenkung unumgänglich. Der Vollständigkeit halber sei noch erwähnt, daß auch bei chronisch atrophischer oder sub- und anacider Gastritis eine Gärungsdyspepsie entstehen kann, wobei hier der therapeutische Ansatz anders gelagert ist.

Immunologie des Darms

Der Darm mit seiner inneren Oberfläche von 200 m^2 stellt die größte Kontaktstation des Körpers zur Außenwelt dar. Hier wird entschieden, welche der ihm angebotenen Substrate in den Körper aufgenommen werden oder welche als körperfeindlich abgewiesen werden müssen. Dieses Diskriminierungsvermögen ist eine spezifische Abwehrleistung des Intestinaltraktes, welche über die *Peyerschen Plaques* erfolgt. Diese lymphozytenreichen Plaques besitzen sogenannte M-Zellen (M für microfold), welche mittels zahlreicher Vesikel eine hohe pinozytotische Aktivität entwickeln. Diese *M-Zellen* können also Makromoleküle und Partikel aus dem Darmlumen aufnehmen und zu den Lymphozyten transportieren, die sich mit dem Antigen auseinandersetzen müssen. Es kommt zu einer Zellvermehrung der B-Lymphocyten, welche den Darm dann über die Lymphgefäße und den Ductus thoracicus verlassen und über den Blutstrom erneut in der Lamina propria des Darms zur Ansiedlung kommen, wo sie zu Plasmazellen ausreifen. Auf diesem Wege kann die in einem Abschnitt der Darmmucosa aufgenommene Information dem ganzen Darm mitgeteilt werden. Die Rückkehr solcher antigenspezifischer B-Lymphocyten ins Darmepithel bezeichnet man als *„homing"*. Aber nicht nur die Darmmucosa erhält die Antigeninformation, sondern auch andere Organe mit einer Mucosa werden mit den IgA-Vorläuferzellen besiedelt, da es zwischen den Immunsystemen Querverbindungen gibt. Diese Organe sind z.B. der Bronchialtrakt, der Genitaltrakt, die Milchdrüse und die Speicheldrüsen. Der Überbegriff für dieses gemeinsame humorale Immunsystem heißt MALT (mucosa associated lymphoid tissue), der Darm ist also ein Teil davon; sein Abwehrsystem wird als GALT (gut associated lymphoid tissue) bezeichnet (Pabst, 1983).

Die nun in der Lamina propria angesiedelten Plasmazellen produzieren zu 70-90% IgA und zu ca. 18% IgM. Dies ist nun die Besonderheit des darmeigenen Immunsystems: IgA wird als *sekretorisches IgA* in das Darmvolumen abgegeben. Es kleidet

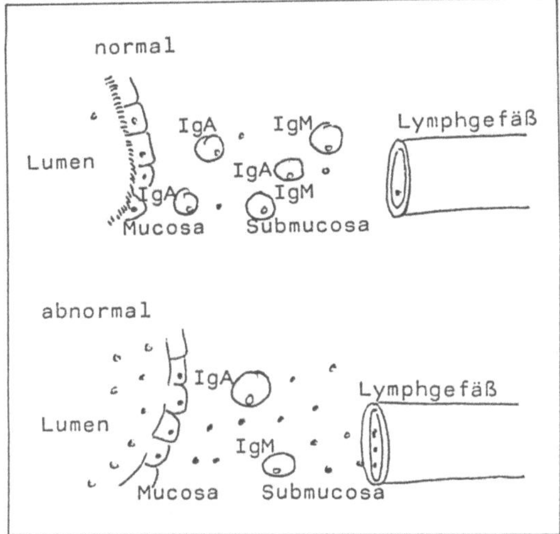

Abb. 7.1: Physiologischer und pathologischer Antigentransport über den Mucosablock in den Kreislauf. Oben: Intakte Schleimhautbarriere Unten: fehlende Schleimhautbarriere, verminderter IgM-Gehalt, vermehrte Antigenpenetration in den Kreislauf (Hofmann, 1971)

wie ein „Schutzanstrich" die Darmwand aus und verhindert somit die Aufnahme von mikrobiellen Antigenen oder Infektionserregern (Gebbers, 1989).

Zusätzlich zur humoralen „lokalen Immunität" kommen mittels Mucos, Lysozym, Phagozyten, Granulocyten, Makrophagen und Panethscher Körnerzellen ergänzende Abwehrfunktionen zum Einsatz. Diese Summe aller mechanischen, humoralen, zellulären, immunologischen und nicht-immunologischen Abwehrfaktoren der Darmschleimhaut bezeichnet man als *Mucosa-Block* (Dorstewitz, 1990).

Nun verhält es sich nicht so, daß alle Antigene durch den Mucosa-Block bereits im Darmvolumen abgewehrt werden. Vielmehr erfolgt eine ständige, physiologische (kontrollierte) Antigenaufnahme über das Epithel, was man als „Probeentnahmen" bezeichnen kann *(sampling)*. Durch diese ständige Konfrontation mit Antigenen werden die Aktivitäten der körpereigenen Abwehr kontinuierlich angeregt und trainiert. Versagt dieser Mucosablock, so resultiert eine erhöhte intestinale Permeabilität: der Körper wird mit antigenen Substanzen überschwemmt, was zu lokalen wie systemischen Reaktionen führen kann. Eine erhöhte Permeabilität findet man bei: Zöliakie, M.Crohn, nekrotisierender Enterocolitis, chronischer Dermatitis, M. Whipple, Malabsorption und Nahrungsmittelallergien. Bei Patienten mit einem selektiven sIgA-Mangel finden sich zahlreiche Antikörper im Serum gegen Proteine der Nahrung, was für einen gesteigerten Durchtritt von diesen Antigenen durch die Mucosabarriere spricht (Pabst, 1983) (s. Abb. 7.1).

Prinzip der Symbioselenkung

Das Therapieziel der Symbioselenkung besteht darin, die Dysbakterie in eine intakte Eubiose zurückzuverwandeln, um eine normale Darmfunktion - besonders im Hinblick auf die Immunologie - wieder herzustellen.

Hierfür existieren *diätetische* und *phytotherapeutische* Möglichkeiten sowie die *Behandlung mit Darmsymbionten* und deren Stoffwechselprodukte.

Diätetik

Eine gesunde Ernährung sollte an den Anfang einer jeden Therapie gestellt werden, die sich die Beeinflussung der Darmflora zum Ziel gesetzt hat. Bei den Ernährungsgewohnheiten in unserem Kulturkreis dominiert der Verzehr eines hohen Anteils an raffinierten Kohlenhydraten, tierischen und/oder gehärteten Fetten und tierischen Eiweißen. Diese Fehlernährung bedingt Verschiebungen von Keimgruppen und Keimrelationen im Darmtrakt, wobei ein Teil der physiologischen Haupt- bzw. Schutzflora zerstört wird und somit eine Abnahme der durch sie sezernierten Substanzen (Enzyme, organische Säuren, antibiotisch wirkende Proteine) resultiert. Dies bedeutet letztendlich eine Begünstigung der Ansiedlung pathogener Keime. Außerdem kann es im Rahmen der Verschiebung des Keimspektrums zu vermehrter Ansiedlung coliformer Mikroorganismen der R- und M-Klasse kommen, welche wenig immunogene Eigenschaften besitzen und somit ein Absinken der darmassoziierten Abwehrleistungen herbeiführen.

Durch gesteigerten Anfall von toxischen Fäulnisprodukten aus dem Eiweißabbau (Buttersäure, Essigsäure, Alkohole, Aldehyde, Kohlensäure, Methan) wird der Körper in seiner Entgiftungsfunktion bisweilen überlastet und es kommt zur intestinalen Autointoxikation, was Fernwirkungen (z.B. Hauterscheinungen wie Urticaria, Prurigo, Ekzem) zur Folge haben kann (Dorstewitz, 1990).

Zur Behandlung von Darmstörungen mittels Diätetik sollte eine Ernährung im Rahmen der *Vollwertkost* erfolgen. Diese wird im Kapitel „Diätetik" ausführlich dargestellt.

Sollte eine ausgeprägte Fehlernährung mit konsekutiver Dysbiose vorliegen, so ist es ratsam, zu Beginn der Behandlung einen Umstimmungseinschnitt mittels einer *Rohkost-* oder *Fastentherapie* durchzuführen (siehe Kapitel „Diätetik").

Der *Rohkostbehandlung* kommt eine bedeutende Rolle bei der Infektabwehr und der Stimulierung einer funktionsfähigen Darmflora zu. Eine Schlüsselfunktion haben hierbei die Sulfhydryl-Gruppen, welche das RES anregen und bei der Entgiftung von Schwermetallen maßgeblich sind. Die Darmflora wird ebenfalls entscheidend beeinflußt, jedoch nicht im Hinblick auf Zusammensetzung und Keimzahl, sondern im Hinblick auf eine Verbesserung der Stoffwechselaktivitäten. (Inaktivierung pathogener Keime, ständige unterschwellige antigene Stimulierung der lymphatischen Darmwandstrukturen zum „Training" der körpereigenen Abwehrmechanismen). Führt man eine Rohkosttherapie zur Umstimmung des Organismus durch, so soll dies kurweise als reine Rohkost durchgeführt werden, d.h. nur aus rohen Produkten bestehend über die Dauer von zwei bis drei Wochen (= *Heilkost* nach Bircher-Benner). Im Anschluß daran folgt die Schutzkost, welche als „Erhaltungstherapie" einen Frischwert von 60-70% haben soll.

Durch *Heilfasten* ändert sich das Spektrum der Keime zwar kaum (von einem geringen Anstieg der E.coli und Clostridien und einem Absinken von Acidophiluskeimen abgesehen), es zeigt sich jedoch eine deutliche Senkung des CRP, IgE und Komplement C3C als Maß für die Stärke einer Entzündungsreaktion (Zimmermann, 1990).

Eine weitere Einflußnahme auf die Dysbiose kommt aus dem Bereich der *Phytotherapie*. Mikrobizide und bakteriostatische Eigenschaften wurden bei ätherischen

Ölen der Minze festgestellt. Die Applikation muß jedoch in Form von magensaftresistenten Kapseln erfolgen, da andernfalls eine Inaktivierung bereits im oberen Verdauungstrakt erfolgt. Ähnlich positive Effekte bei Dysbiose können durch senfölhaltige Drogen, also z.B. knoblauchhaltige Präparate, verbucht werden. Auch hier gilt jedoch, daß die Applikation am Wirkort erfolgen muß.

Die Therapie mit *Symbionten* oder deren *Stoffwechselprodukten* findet seit mehreren Jahrzehnten Anwendung. Erste Hinweise für die therapeutische Nutzung von Darmkeimen gab A.Nissle, der 1917 als Sanitätsoffizier Hygieniker auf dem Balkan war und die Beobachtung machte, daß alle Kriegsteilnehmer in der Dobrudscha an Gastroenteritis erkrankten mit Ausnahme eines Soldaten. Aus dessen Stuhl isolierte Nissle einen Coli-Stamm und untersuchte ihn hinsichtlich seiner Stoffwechseleigenschaften. Aus der Bestimmung des Antagonismus verschiedener Coli-Rassen gegenüber Salmonellen entwickelte er den sogenannten 'Coli-Index'. Bekannt ist, daß E.Coli eine antagonistische Aktivität gegenüber pathogenen Keimen wie Salmonellen, Staphylokokken, Vibrionen und Candida besitzen. Der besonders stark immunogen wirkende, von Nissle entdeckte E.Coli-Stamm wird heute noch im Präparat Mutaflor verwendet. Auch heute macht man noch die Beobachtung, daß Einwohner hygienisch rückständiger Länder besonders aktive Coli-Stämme beherbergen, da durch den ständigen Abwehrkampf gegen pathogene Invasoren die antagonistischen Eigenschaften erhalten werden (Kolb, 1990).

Die *Wirkweise* und den *Mechanismus der Symbioselenkung* kann man aus oben Gesagtem ableiten: Neben der Optimierung der körpereigenen Stoffwechselleistungen durch Milieuänderung und der Aktivierung der Schleimhautfunktionen wird die aktive, unspezifische Resistenz gegenüber viralen und bakteriellen Erregern aufgebaut. Somit kommt der Symbioselenkung eine entscheidende immunologische Bedeutung zu.

Verwirrend ist die Vielzahl der sich auf dem Markt befindlichen Präparate zur Beeinflussung der Darmflora. Die nachstehende Auflistung erhebt keinen Anspruch auf Vollkommenheit (s. Tabelle 7.4). Wichtig für den Behandler ist die Kenntnis der Stoffklassen, mit denen man arbeiten kann:

1) Präparate mit Stoffwechselprodukten von Darmsymbionten
2) Präparate mit lebensfähigen Mikroorganismen und deren Stoffwechselprodukten als Wirkstoffe
   a) Verwendung von residenten (indigenen, autochthonen) Mikroorganismen
   b) Verwendung von transienten (allochthonen) Mikroorganismen
3) Präparate mit nicht mehr lebensfähigen Mikroorganismen
4) Vakzine
   a) Auto-Vakzine
   b) Hetero-Vakzine

Für die *Durchführung der Symbioselenkung* in der Praxis hat sich ein Grundschema in drei Stufen bewährt:

1) Rückgewöhnen des Organismus an den Umgang mit bakteriellen Substanzen - Applikation von bakterienfreien Autolysaten oder Stoffwechselprodukten (Colibiogen, Hylak, Pro-Symbioflor, Rephalysin u.a.).

Tabelle 7.4: Bakterielle Präparate für eine mikroökologische Therapie (Auswahl)

Handelsname	Verwendete Substanzen
Acidophilus-Zyma	L. acidophilus
Acidophilus-Jura	L. acidophilus
Bactisubtil	Bacillus IP 5832
Bronchovaxom	Haemoph. influenzae, Diplococc. pneum. u.a.
Colibiogen	Stoffwechselprodukte von E.Coli
Döderlein-Kapseln	L. acidophilus
Eugalan Töpfer forte	Bifidumbakterien
Hylak forte	Stoffwechselprodukte von Milchsäurebildnern und Darmsymbioten
Imbak	Stoffwechselprodukte aus L. acidophilus, Amara
Mutaflor	E. coli
Omniflora	L. acidophilus, L. bifidum, E. coli
Paspat	Autolysat von Staph. aur., Diploc. pneum., Neisserien, Haemoph. infl., Cand. alb. u.a.
Perenterol	Saccharomyces Hansen
Pro-Symbioflor	Autosylat von E. coli, Str. faecalis
Symbioflor I	Str. faecalis
Symbioflor-Antigen	abgetötete E. coli
Symbioflor II	E. coli
Uro-Vaxom	E. coli
Vagiflor Supp.	L. acidophilus

2) Rückgewöhnen des Organismus an lebende Keime mit weitgehend nicht-invasivem Charakter (Aufbau der intestinalen Schutzflora) - Applikation von lebenden Enterokokken und Streptococcus lactis (Symbioflor I), Sanoghurt, Quark, Dickmilch, Buttermilch (Str. lactis, Str. Cremoris), L. acidophilus und Bifidobakterien (Acidophiluspräparate, Eugalan forte) oder besondere Milcherzeugnisse (Bioghurt, Biogarde). Parallel dazu Fremd-Antigene (Symbioflor-Antigen) oder Auto-Antigene
3) Rückgewöhnen an die Aufnahme lebender E.coli - Einführen invasiver Elemente in das durch Bifidobakterien, L.acidophilus und Streptokokken stabilisierte Milieu - Applikation von Fremd-Coli (Symbioflor II, Mutaflor, Omniflora) oder Auto-Kulturen.
(n. Rusch, 1972)

Eine Besonderheit stellen die *Auto-Vakzine* dar. Die Herstellung erfolgt aus körpereigenen Keimen. Definitionsgemäß handelt es sich hierbei um Arzneimittel, welche Mikroorganismen einschließlich Viren sowie deren Bestandteile oder Stoffwechselprodukte enthalten. Therapeutisches Ziel der Anwendung von Autovakzinen ist eine nicht-erregerspezifische Abwehrsteigerung im Sinne einer Immunmodulation: *Paramunität*. Die Phagocytoseleistung von Makrophagen wird gesteigert, das T-Zell-System aktiviert, die Produktion von Interferon und Interleukinen induziert, humorale Abwehrfunktionen werden gesteigert. Zudem werden spezifische Abwehrleistungen gegenüber pathogenen Enterobakterien und Krankheitserregern aus anderen Keimfamilien angeregt (Kolb, 1990). Das Präparat wird als Injektion in steigender Dosierung

Tabelle 7.5: Wichtigste Indikation für die mikroökologische Therapie

Chronische oder rezidivierende Atemwegserkrankungen (Sinusitis, chron. Tonsillitis, Tonsillenhyperplasie, Adenoide, Sinubronchitis, Bronchitis, Pneumonien durch Problemkeime)
Krankheiten und Funktionsstörungen des Verdauungstraktes (Diarrhoe, Dysbiose, Nahrungsmittelintoleranzen, Nahrungsmittelallergien, chronische Obstipation, Dauerausscheider, Colitis)
Überwucherungs-Syndrom (Bakterielle Gleichgewichtsstörungen, Mycotische Überwucherung, z.B. Candida)
Iatrogene Schäden (Fehlernährung, langfristige oder hochdosierte Antibiotica- oder Sulfonamid-Therapie, cytostatische Behandlung)
Altersdarm (Schleimhautatrophie, digestiv-resorptives Defizit)
Autoimmunkrankheiten
Intestinales Strahlen-Syndom

(nach Schmid, 1989)

zweimal pro Woche appliziert. Die Stärke wird aufgrund individueller Daten (Anamnese, klinischer Befund, Krankheitsverlauf) ermittelt.

Als *Indikation* bietet sich durch Einflußnahme auf sowohl das spezifische als auch das unspezifische Abwehrsystem eine große Breite zur Anwendung von Präparaten zur Symbioselenkung. Die wichtigsten Indikationen sind in Tabelle 7.5 zusammengefaßt, hierzu nun noch punktuell einige Ausführungen:

Antibioticainduzierte Störungen der aeroben Darmflora:
Aus dem Versuch, bei abwehrgeschwächten Tumorpatienten durch Darm-Dekontamination (mittels Cotrimoxazol, Ketoconazol) die Infektionsrate zu senken, mußte die Erfahrung gemacht werden, daß es zu einer Resistenzentwicklung autochthoner Flora, der Akquisition multiresistenter Hospitalkeime und starker Zunahme pathogener Sproßpilze kam. Durch die Reduktion der bakteriellen Flora mit Cotrimoxazol wurden also ökologische Nischen für pathogene Keime und Hefen gebahnt (Lasch, Matis, 1989). Somit kann durch den Einsatz physiologischer Keime nach Antibioticatherapie eine Überwucherung mit darmpathogenen Keimen z.B. aus der Restflora (Proteus, Clostridien u.a.) gebremst werden.

Intestinale Strahlenreaktionen:
Hierunter versteht man ein komplexes Beschwerdebild nach Radiatio des Abdomens, welches durch Übelkeit, Meteorismus, Tenesmen, Diarrhoe, Blut- und Schleimabgänge, Resorptionsstörungen für Fette, Kohlenhydrate, Mineralien und Wasser sowie eine radiogene Dysbakterie gekennzeichnet ist. Durch die prophylaktische Zufuhr einer physiologischen Darmflora konnte in einer Studie die Durchfallhäufigkeit von 61 auf 16% gesenkt werden, auch die Allgemeinstörungen (Übelkeit, Brechreiz, Erbrechen) gingen zurück bei insgesamt gebessertem Allgemeinzustand. Zur Anwendung geeignet sind z.B. Coli-Präparate, Acidophilus-Keime, Omniflora, Hylak (Neumeister, Schmidt, 1963).

Immunstimulation bei Infektionen der oberen Luftwege und im HNO-Bereich: In einer Studie ließ sich mit einer Symbioselenkung eine Steigerung der zellulären Immunität erzielen, außerdem stiegen die Titer von IgA, IgG und IgM an. Die Therapie bewirkte also eine gesteigerte Reaktivität der zellvermittelten Immunleistungen im Pharyngealring. Pathogene Keime können verdrängt werden. (Kalinski, 1986).

Weitere Indikationen der Symbioselenkung neben chronisch rezidivierenden Infekten sind allergische Krankheiten, Hauterkrankungen (Urticaria, Herpes, Akne, Soormycosen, Windeldermatitis, Pyodermien, Psoriasis) (Dorstewitz, 1990), Magen-Darm-Störungen verschiedenster Art (Obstipation, Diarrhoe, Leber-Galle-Störungen, u.a.).

Speziell zur Behandlung von Atemwegserkrankungen kann Bronchovaxom (Inhaltsstoffe: Fraktionen aus Keimen bei Atemwegsinfektionen) eingesetzt werden. Analog dazu wird Uro-Vaxom (immunaktive Fraktionen aus ausgewählten E.coli-Stämmen) bei Harnwegsinfekten eingesetzt.

Eine parenterale Symbioselenkung bei Krankheiten des Respirationstraktes kann durch Autovakzine (siehe weiter oben) und intrakutane Quaddelung mit dem Präparat Paspat (Autolysat von Staph. aureus, Staph. albus, Strept. viridans, Strept. haemolyt., Diplococcus pneumon., Neisseria Catarrh., Haemoph. influenzae, Cand. albicans) durchgeführt werden. Durch diese „Paspat-Impfung" entsteht eine Hautrötung als Impfreaktion. Diese Rötung muß vor der nächsten Behandlung abgeklungen sein, was je nach Reaktionslage drei bis fünf Tage dauert.

Die Liste ließe sich noch beliebig fortsetzen; welche Behandlungsart man wählt, ist von der Lage des casus und vom Behandler selbst abhängig.

Bezüglich der *Nebenwirkungen* der Symbioselenkung wird von den meisten Herstellern auf die Nebenwirkungsfreiheit ihrer Produkte verwiesen. Dies kann nicht uneingeschränkt so stehen bleiben. Zu Beginn der Therapie kann es zu leichter Zunahme von Diarrhoe und Blähungen kommen, was sich in der Regel meist nach einigen Tagen verliert. Besonders bei chronischen Krankheiten jedoch kann es nach einer anfänglichen Besserung wieder zu einer Verschlimmerung des Beschwerdebildes kommen. Hier liegt eine sogenannte *„Heilreaktion"* vor, welche durch die Mobilisierung von „Schlacken", die sich über Jahre hinweg angesammelt haben, induziert wurde. Es können Symptome wie Müdigkeit, Unlust, Schnupfen, Husten, leichter Durchfall etc. auftreten, aber auch stärkere Reaktionen wie Fieber und Reaktivierung früherer Beschwerden.

Literatur

Dorstewitz, H.: „Darmflora und mikrobiologische Therapie bei Hauterkrankungen", natura med 5/90

Fink, R.: „Das Immunsystem des Gastrointestinaltraktes", Leber Magen Darm 2/1986

Gebbers, J.O.; Laissue, J.A.: „Das intestinale Immunsystem", Med. Klinik 79/1984

Gebbers, J.O.; Laissue, J.A.: „Darm und Immunität", Verdauungskrankheiten 3/1989

Hauss, R.: „Naturheilkonzept bei Magen-Darm-Erkrankungen", Biolog. Med., Heft 5/1986

Imhäuser, H.: „Homöopathie in der Kinderheilkunde", Haug Heidelberg, 1970

Irmler, B.: „Diätbehandlung bei Magen-Darm-Krankheiten", natura med 10/1988

Irrgang, K.; Sonnenborn, U.: „Beziehungen zwischen Wirtsorganismus und Darmflora", Schattauer 1988

Kalinski, S.: „Steigerung der körpereigenen Abwehr bei chronisch rezidivierender Tonsillitis", Fortschr. d. Med., Heft 43/1986

Kalinski, S.: „Immunstimulation bei Infektionen der oberen Luftwege und im HNO-Bereich", Therapiewoche 37, Heft Nr. 36/Sept. 1987

Kolb, H.: „Dysbakterie", Therapiewoche 1955/56, S. 60-63

Kolb, H.: „Immunmodulation mit Auto- und Heterovakzinen", Ärztezeitschr. f. Naturheilverf. 9/90, 31. Jg.

Krug, E.: „Sanierung der Darmflora - ein therapeutisches Prinzip", EHK 4/1981

Langosch, A.: „Einfluß der Ernährung insbesondere der Rohkost auf Darmflora und Infektabwehr", Inauguraldissertation aus d. Institut f. Med. Balneologie u. Klimatologie, Prof. Dr. Drexel, München-Großhadern, 1984

Lasch, H.G.; Matis, P.; Oehler, G.: „Antibiotikainduzierte Störungen der aeroben Darmflora", Med. Welt 43/89, Okt. 1989

Lauer, E.: „Biologisch-pharmakologische und klinische Grundlagen zum bakterienhaltigen Arzneimittel Omniflora", Med GmbH & Co, Berlin 1990

Löw, J.: „Zur Behandlung von Darmstörungen in der kinderärztlichen Praxis mit Acidophilus-Zyma", MMW, 101. Jg., Nr. 17, S. 762-764

Neumeister, K.; Schmidt, W.: „Die Behandlung der intestinalen Strahlenreaktionen", Med. Klinik Nr. 20, Mai 1963

Neumeister, K.; Schmidt, W.: „Die Behandlung der radiogenen Darmreaktionen durch Zufuhr physiologischer Darmflora", Radiobiologica Radiotherapia, Bd. 4 1963, Heft 4

Pabst, R.: „Der Verdauungstrakt als Immunorgan", Med. Klinik 78/1983, S. 36-42

Rusch, V.: „Wissenschaftliche Grundlagen der Symbioselenkung als Therapie", Physikal. Med. u. Reha, 13. Jg., Nr. 5/1972

Schmid, F.: „Grundlagen der mikroökologischen Therapie", natura med 4, 9/1989

Zimmermann, B.: „Heilfasten: Einfluß auf mikrobiologische und immunologische Parameter", Inauguraldissertation, Prof. Stickl., München 1990

Zwicker, H.: „Radiatio des Abdomens macht vor der Darmflora nicht halt", Ärztl. Praxis, Jg. 35, Nr. 100, 1983

8 Die Neuraltherapie

Als der Arzt Dr. Ferdinand *Huneke* einen Migräneanfall bei seiner Schwester behandeln wollte, verwendete er fast versehentlich das Lokalanästheticum Procain, womit die Schmerzen schlagartig beseitigt waren. Dieses „Sekundenphänomen" haben schließlich die Gebrüder Huneke weiter verfolgt. Sie entwickelten die These, daß Schmerzen bei einem Energiemangel oder einem Energiestau auftreten und diese Störung mit Hilfe des Procains beseitigt werden konnten. Sie nannten es *Störfeld* und knüpften den Gedanken daran, daß ein solches Störfeld eine auslösende Ursache für Krankheiten an einer entfernten Körperstelle sein könnte. Die Suche nach einem solchen Störfeld war nunmehr die Faszination der Neuraltherapeuten. Jeder Punkt am Körper kann dabei zum Störfeld werden, wenn auch die Zuwendung zu Narben, abgeheilten Entzündungen, Haematomen, Zahnherden, Tonsillen, Nasen-Nebenhöhlen und Fremdkörpern - wie etwa Granatsplitter von Kriegsverletzungen - eine wesentliche Erfolgsquote darstellen. Nach den Erfahrungen der Neuraltherapeuten wird die Erfolgsquote dieser Therapie mit 30% angegeben, was die therapieresistenten Krankheiten betrifft. Fragwürdig ist, ob das Eigenpotential des Procains die depolarisierte Zelle treffen und wieder repolarisieren kann. Auch die Grundregulation nach Pischinger erklärt nicht genügend den Sekundenphänomen-Effekt. Fest steht, daß es sich jeweils um ein Narbengebiet im Bindegewebe oder grundsätzlichen Mesoderm handelt, das schlecht vaskularisiert ist und einen deutlichen Lymphstau aufweist. Andererseits weiß man, daß Procain und Novocain mit seinen Derivaten mit zu den besten lymphagogen Medikamenten zählen. Hier ist neben dem bekannten neuralen Ansatz auch ein humoraler anzunehmen, der dieser Therapie zu einem solchen Siegeszug verholfen hat. Die Neuraltherapie ist eine komplexe Behandlungsweise, in die auch diagnostische Eingriffe einmünden, wenn man daran denkt, daß der Eingriff am Störfeld eine oft über 24 Std. hinausgehende Beschwerdefreiheit mit sich bringt und damit der Beweis geliefert wird, daß dieses Störfeld evtl. noch bereinigt werden muß (Zähne). So läßt sich nach den Erfahrungen mit der Neuraltherapie zusammenfassen:

1. Jede chronische Krankheit kann störfeldbedingt sein.
2. Kein Organ und keine Stelle des Körpers ist auszuschließen.
3. Die Reaktion auf die Störfeldinjektion bestimmt das weitere therapeutische Vorgehen.
4. Störfelder im inneren Organbereich sind mit größter anatomischer Sorgfalt zu orten und zu behandeln (Gynäkologischer Raum, Schilddrüse).
5. Die Neuraltherapie des Störfeldes muß mit der Möglichkeit einer chirurgischen Beseitigung des Störfeldes abgestimmt werden (Zähne etc.).
6. Störfeldtherapie kann auch zu einer Umstimmungstherapie werden.

Die Segmenttherapie

Während die Störfeldbehandlung eine indirekte Therapieform darstellt, ist die Segmenttherapie auf das unmittelbar betroffene Segment ausgerichtet, wobei besonders auch embryologische Segmentbeziehungen (rudimentäre Halsganglien) einbezogen werden müssen. So lassen sich Schmerz- und Entzündungsvorgänge in einzelnen Körpersegmenten wirksam beeinflussen (Myogelosen, Tendinosen, posttraumatische Zustände etc.). Auch viscerale Spasmen können über die einschlägigen Segmente schnell und sicher beeinflußt werden (Gallenkoliken etc.). Über die Grenzstrangbehandlung kann das einzelne Segment - z.B. in den unteren Gliedmaßen - sofort behandelt werden und eine Beschwerdefreiheit - z.B. bei einem Ischiassyndrom - erreicht werden. Ein bekanntes Beispiel ist der „Dornenkranz" von Hopfer bei Schwindel, Tinnitus, Migräne und Hautausschlägen am Kopf. Bei einzelnen Segmenttherapien ist die Verbindung mit chinesischen Akupunkturpunkten für eine umfassende Behandlung oft sehr nützlich, wie z.B. bei der Gallenkolik ein Punkt über der rechten Augenbrauenmitte Bezüge zur Galle aufweist. Schließlich kann die Impletol- oder Procaintherapie beim Fehlen einzelner spezieller Punkte über eine Häufung von Quaddeln das ganze Segment beeinflussen und damit einen lokalen und generellen Umstimmungsreiz erreichen.

Bei vegetativen funktionellen Störungen wird gerne noch der Umstimmungseffekt in Form einer Injektion i.v. von 1 ccm Impletol oder Scandicain angestrebt. Diese Applikationsart ist bei normotonen und hypertonen Blutdruckwerten angezeigt, jedoch nicht bei hypotonen und sollte in jedem Falle im Liegen ausgeführt werden. Die Einbeziehung des Kreislaufs beeinflußt oft das vegetative Geschehen noch zusätzlich. Besonders bei Hormonstörungen sollte daran gedacht werden.

Die Medikamentenauswahl für die Neuraltherapie

Aus der Geschichte der Therapie hat sich vor allem das Impletol bewährt. Es ist bei der Störfeldbehandlung nach wie vor ein hervorragendes Medikament, wenn es auch bei gefäßlabilen Patienten oft eine Blutdruckschwankung bis zur Ohnmacht bringen kann. Deshalb ist die Therapie gefäßnaher Bezirke (Schilddrüse, evtl. auch Grenzstrang) unter allen Umständen im Liegen durchzuführen. Dies gilt auch für kopfnahe Bezirke. Meist ohne Nebenreaktionen ist - neben Novocain und Procain - Lidocain und Scandicain. Die Erfahrungen schwanken hier zwischen der 1 und 2% Lösung. Hierbei entstehen die geringsten Nebenwirkungen. Lidocain zeigt einen rascheren Wirkungseintritt als Procain und wird vor allem für die Knochen-, Gelenk- und Sehnentherapien empfohlen.

Allergien auf Lidocain und Procain sind sehr selten. Durchstechflaschen haben Konservierungsstoffe als Zusatz. Dabei sollte man darauf achten, daß die Flasche nach dem Öffnen bald verbraucht wird, da Benzylalkohol als Konservierungsstoff verwendet wurde.

Praktisches Vorgehen bei den Injektionen

Beginn jeweils mit Lokaltherapie, Quaddel und Segmenttherapie. Im Rahmen der sorgfältigen Erstuntersuchung wird nach den spezifischen Störfeldern gefahndet wie z.B. Zähne, Tonsillen, Halslymphknoten; im Hals-Schulterbereich nach unphysiologischen Gewebsveränderungen, Strumaknoten, Myogelosen im Hals- und Schulterbereich; am Thorax nach Haltungsfehlern, die im Gegensinne z.B. einer Skoliose auch in anderen Wirbelsäulensegmenten Schmerzpunkte aufweisen. Wichtig sind alle Narben- und Gewebseinziehungen (z.B. nach einer Thrombose an den Beinen). Bei hormonellen Störungen einfache Schilddrüsenbehandlung mit Quaddeln, was für Anfänger empfehlenswert ist. Das Anstechen von Cysten oder Knoten erfordert sehr sorgfältige Abgrenzung der Gefäßbereiche. In jedem Falle einer Injektion ins Gewebe erfolgt die Aspiration. Vorsicht auch bei lungennahen Injektionen wegen der Gefahr eines Pneumothorax. Bei Entzündungszeichen ist neben der Störfeldsuche auch an eine Umstimmungskombination zu denken, die mit Echinaceapräparaten oder anderen Umstimmungskombinationen gekoppelt werden kann. Behandlungen im Kopfraum erfordern meist den sogenannten Dornenkranz. Im Gewebe ist vor allem auf Druck- und Berührungsempfindlichkeit zu achten. Bei der Behandlung des gynäkologischen Raumes in Verbindung mit Operationen oder hormonellen Störungen muß die Blase kurz vorher entleert werden; auf Senkungszustand und narbige Verziehung nach Operationen ist besonders zu achten.

Bei Tonsilleninjektion werden bei erhaltenen Mandeln der obere und untere Pol angespritzt, die Nadel muß länger als die übliche Segmentnadel sein, bei Kindern wird eine leichte Oberflächenanästhesie durchgeführt. Nach Aspiration in der Folge des Einstiches wird etwa 3-5 mm tief eingegangen und am oberen und unteren Pol nahe der Weisheitszähne eine Quaddel gesetzt. Schluckbeschwerden sind für ca. 1/2 Std. vorauszusagen. Die Zahnleisten werden um den herdverdächtigen Zahn vor und hinter dem Zahn oder buccal und palatinal infiltriert. Die Wirkdauer bei der Zahninjektion ist beim Sekundenphänomen erheblich verkürzt. Beim Grenzstrang zur Behandlung der Krankheiten der Verdauungswege und der Beine geht man von der letzten Rippe aus, es wird ca. 3 cm links und rechts vom Dornfortsatz mit einer verlängerten Nadel eingegangen, deren Spitze auf die gegensinnige Brustwarze des Patienten gerichtet ist. Linksseitig ist besondere Vorsicht wegen der Aorta geboten. Eine unmittelbare blitzartige schmerzhafte Äußerung des Patienten bestätigt die Nähe des Grenzstranges.

Vorsicht: Pneumothorax im Thoraxbereich, Halsschlagader bei Tonsillen, Schilddrüse, Aorta abdominalis beim Grenzstrang, Beckenvenen im gynäkologischen Raum.

Vorsicht ist vor allem bei der Stellatumblockade im Hinblick auf Pneumothorax und Atemstillstand geboten. Kollapsartige Zustände sind nicht selten, besonders bei Patienten, die gefäßlabil sind und einen niederen Blutdruck haben. Hierbei sollte auf jeden Fall auf Impletol mit dem Coffeinzusatz verzichtet werden.

Indikationen für die Neuraltherapie:

Kopf

Commotio und deren Folgen, traumatische Folgen, Schwindel , Ohrensausen. Zustand nach Schlaganfall (bei ausgeglichenem Blutdruck), kreisrunder Haarausfall. Sinusitis frontalis (Hinterkopf als Basisbehandlung), Anregung der geistigen Tätigkeit bei älteren Menschen. Bei Ohrgeräuschen Quaddeln im retroauriculären Raum, ebenfalls bei Otitis externa und interna, bzw. media.

Augen

Meist genügt bei entzündlichen Erkrankungen der vorderen Augenabschnitte die Infiltration am I. und II. Ast des N. Trigeminus und in die Verlängerung der seitlichen Lidfalte an der Schläfe. Bei Netzhautveränderungen ist von der seitlichen retrobulbären

Bindehaut in das Ganglion zu injizieren, ähnlich der Lokalanästhesie des Bulbus. Auch beim schwer beeinflußbaren Glaukom kann daran gedacht werden.

Hals
Bei Tonsillenveränderungen oberer und unterer Pol, bei Narben in die Mitte der Narbe. Die Schilddrüse kann im oberen und unteren Pol nur gequaddelt werden. Beim Eingehen in den Knoten die Schlagader am Hals beachten, aspirieren, dabei kann auch die Cyste evtl. abgesaugt werden. Bei chronischem Druckgefühl im Hals kann auch das Rachendach angespritzt werden. Vor allem Schilddrüsenüberfunktionen reagieren auf die Neuraltherapie besonders gut und schnell.

Brust
Bei Asthma Quaddelung der Schultermitte und paravertrebral ca. 3 cm seitlich der Dornfortsätze. Bei Angina pectoris die empfindlichen Druckpunkte vom Hals zum Herz.

Bauch
Leber- und Gallenleiden aus dem Segmentbereich des 6.–8. Rippenbogens re. Nach Gallenoperationen die Narbe und auch den Nabel. Bei Magenstörungen unter dem Xyphoid bis zum Nabel quaddeln oder zwischen den Schulterblättern im 4.–8. Intercostalraum 2–3 cm seitlich des Dornfortsatzes. Das Gleiche auch bei Pankreasstörungen, vor allem aber linksseitig. Bei Colitis die untere Hälfte der Brustwirbelsäule rechts, bei Divertikeln des Dickdarmes links.

Unterleib
Bei Frauen alle Entzündungen der Gebärmutter und der Eierstöcke durch den gynäkologischen Raum, bei leerer Blase Einstich in der Mitte der Leiste (cave Venen) nach Durchdringung der Bauchdecke die Kanüle nach unten richten und injizieren. Die Blasenpunkte werden über der Symphyse handbreit quer gequaddelt. Die Prostata erfordert eine besondere Technik mit Hilfe des intrarectalen Nadel-Einführens zur Drüse. Mehr bewährt hat sich aber der gleiche Vorgang wie beim Einstich in den gynäkologischen Raum, so daß Procain neben die leere Blase an die Drüse gelenkt wird. Nierenleiden und Steinabgänge werden vom unteren Nierenpol aus gequaddelt.

Muskeln und Gelenke
Hier ist der Schmerzpunkt richtungsweisend: am Gelenk, in das Gelenk, besonders aber in die Sehnen und Kapsel der Gelenke. Bei Muskelschmerzen gilt der Schmerzpunkt. Bei Durchblutungsstörungen sollte die lokale Extremitätenanwendung gekoppelt werden mit intravenöser Applikation.

Haut
Bei allergischen oder entzündlichen Zeichen, breitflächig infiltrieren. Vor allem Narbenbereiche und abgelaufene Entzündungen (Venen!).

Nerven
Neuralgien und Neuritiden entsprechend dem Nervenverlauf.

Gegenanzeigen der Neuraltherapie:
Nerven- und Gemütsleiden einschließlich der Geisteskrankheiten sind ungeeignet für eine Neuraltherapie, wenn man von einfachen lokalen Entzündungsbehandlungen absieht. Meist verhalten sich die Patienten mit Geisteskrankheiten paradox zur Injektion im Sinne von langanhaltenden Schmerzklagen, Aggressivität etc. Auch Folgen von Schreck und Schock sind ungeeignet. Das gilt auch für Epilepsie, Depressionen (vor allem endogene, während reaktive z.B. im Klimakterium oft aufgehellt werden können). Erbkrankheiten wie Blindheit und Taubheit sind ungeeignet.

Fortgeschrittene Infektionskrankheiten erfordern in jedem Falle eine Ausheilung oder das Stadium der chronischen Verlaufsform, ehe man mit Vorsicht neurale Injektionen versucht. Endzustände von solchen Krankheiten können oft gebessert werden. Nicht geeignet ist die Multiple Sklerose, es sei denn, daß neuralgiforme Extremitätenschmerzen auftreten. Eine Ausheilung ist jedoch nicht zu erzielen. Das Gleiche gilt für alle Krebsleiden, einerlei welches Organ getroffen ist. Erst wenn die Operation den primären Befall bereinigt hat, kann später zur Verbesserung der Narbenfunktion eine Neuraltherapie indiziert sein. Für die Krebskrankheit selbst darf man sich keine Hoffnungen machen.

Avitaminosen und einschlägige Stoffwechselkrankheiten, wie auch Lebercirrhose, Blutungstendenz, Allergien gegen Inhaltsstoffe des Injektionsmittels sind echte Kontraindikationen.

Die Neuraltherapie in einer Ganzheitstherapie:
Nach den Angaben der Neuraltherapeuten können ca. 30% aller chronischen Krankheitszustände günstig mit der Neuraltherapie beeinflußt werden. Auch für akute Eingriffe bei nicht offenen Verletzungen, Stauchungen und posttraumatischen Neuralgien gibt es keine andere Therapieform, die so rasch hilft und so zuverlässig wirkt. Unter Beibehaltung der Gegenanzeigen und der entsprechenden Vorsicht im Applikationsbereich stellt die Neuraltherapie im Rahmen eines ganzheitlichen Konzeptes eine wesentliche Bereicherung dar. Dazu kommt, daß nach den Erfahrungen von Frau Aslan die Procaintherapie nicht außer acht gelassen werden darf. Die Neuraltherapie ist keine ausschließliche Methode. Es ist nicht zu rechtfertigen, wenn in endlosen Sitzungen und Novocainanwendungen versucht wird, eine chronische Polyarthritis zu heilen oder Carcinome zu beeinflussen. Hier gleitet eine gute Therapie ab in die Monomanie, die in einer Ganzheitsmedizin nicht angebracht ist. Außerdem entstehen forensische Probleme durch Vermeiden anderer besserer Therapieformen.

Literatur

Dosch, P.: Lehrbuch der Neuraltherapie nach Huneke, Haug Heidelberg 1981
Dosch, M.: Bildatlas der Neuraltherapie, Haug Heidelberg
Hopfer, E.: Asthma bronchiale und Neuraltherapie, Wiener Kl. Wschr. 86 (1976)
Huneke, F.: Das Secundenphänomen, 4. Aufl. Haug Heidelberg 1975
Weber, K.: Neuraltherapie in der Praxis, Joh. Sonntag-Verlag, Stuttgart, 1988

9 Therapiesonderformen

9.1 Biologische Heilmittel in der Krebstherapie

Einführung
Neben den drei klassischen Krebsbehandlungsprinzipien hat die biologische Therapie noch die Immuntherapie anzubieten, die zwar bezüglich der Erkenntnisse noch in den Anfangsgründen steckt, aus dem Erfahrungsgut jedoch einige interessante Ansätze zeigt. Krebs ist keine lokale Krankheit, sondern eine Störung des Allgemeinzustandes, die eine ganzheitliche Behandlung erfordert. So darf also die Zytostase nicht als einzige Möglichkeit gesehen werden, sondern sie muß von einer Reihe anderer Maßnahmen begleitet werden, deren Hilfen sich aus der Unterstützung bzw. Normalisierung des neurovegetativen, des endokrinen und des Immunsystems sowie aus der Diät ableiten.

Pflanzen haben in der Onkologie besondere Merkmale und Bedeutung:
Catharanthus roseus - oder *Vinca rosea*: Die Wirkstoffe Vinblastin und Vincamin sowie Vincristin liegen hier in sehr niedriger Dosierung (0,001% mg) als Dimerstruktur vor. Auch Indole wirken in der Pflanze mitostatisch, wobei neurotoxische Nebenwirkungen bekannt wurden (MOOP-Schema). Alle sechs Indolalkaloide wirken cancerostatisch.

Bei der Herbstzeitlose (*Colchicum autumnale*) ist das Colchicin als Mitosegift bekannt - ein Spindelgift, das derzeit vor allem beim Pflanzenschutz größere Bedeutung hat.

Podophyllum peltatum - der Entenfuß, dessen wirksamer Bestandteil Proresid nicht nur als antimitotisch bekannt ist, sondern auch in die DNS-Struktur eingreift.

Conium maculatum - der Schierling, zeigt in einer 5%igen Coniumsalbe eine bewährte Eigenschaft, nämlich Basaliome und oberflächliche Tumoren (Mamma) zu beeinflussen. Die Piperidinalkaloide sind bekanntlich teratogen.

Pflanzenstoffe, die das Immunsystem angreifen:

Viscum album - die Mistel
Ihr Preßsaft wird teils durch Milchsäuregärung behandelt, teils als Frischpflanzensaft verwendet.

Inhaltsstoffe: Viscotoxin, Lektine (stärkste Einwirkung auf die Tumorzelle) und Polysaccharide. Dabei handelt es sich um eine immuninduzierte Tumortoxizität. Die Zytotoxizität der Mistel ist an Tumorzellen der Pleura beobachtet worden, wobei die Applikation auf Pleura und Peritoneum (z.B. nach Ascitespunktion) die besten Ergebnisse bringt. Daneben kommt es aber auch zur Anregung der zellulären Immunantwort in Form einer Hypersensitivität vom verzögerten Typ sowie zur Aktivierung der humoralen Immunantwort in Form der IgM-Antikörperbildung.

Klinische Ergebnisse: Es resultiert eine signifikante Erhöhung der Überlebensquoten, auch nach vorheriger konventioneller Behandlung. Nach einer solchen Behandlung soll eine Pause von ca. vier Wochen eingelegt werden. Darüber hinaus wird eine verlangsamte Tumorprogredienz bis hin zum Wachstumsstillstand beobachtet.
Wenn man von kleinen Fieberattacken nach intravenöser Applikation absieht, ist die Therapie mit Viscumpräparaten nebenwirkungsfrei.

Präparate: Plenosol (Stärke 0-2), z.T. mit Beigaben von Spurenelementen (Cu) und der Differenzierung verschiedener Baumarten, Iscador (Malus, Quercus und Pinus). Der wässrige Auszug wird durch Milchsäuregärung fermentiert.
Helixor - ein wässriger Frischpflanzenauszug aus Tannenmistel (A), Apfelbaummistel (M) und Kiefernmistel (P).
Die Behandlungen erfolgen nach einem Schema, wobei die subcutane Injektion bei Iscador und Helixor die Regel ist. Bei malignen Ergüssen haben sich intrapleurale und intraperitoneale Applikationen als besonders wirksam erwiesen. Aber auch die intravenöse Verabreichung hat sich bei generalisierten Erkrankungen bewährt, wobei eine Fieberreaktion einzukalkulieren ist. Als weniger gebrauchtes Mistelpräparat ist noch Iscucin zu nennen.

Phytolacca decandra oder americana - die Kermesbeere
Sie enthält reichlich Lektine, die auch als Phythaemagglutinine bekannt wurden (Pockweedmitogen). Auf die Kombination von Lektin und Saponin ist auch der Effekt beim Rheumatismus zurückzuführen. Phytolacca ist aus der Homöopathie bekannt. Es hat eine besondere Beziehung zum Mammakarzinom im Sinne der Vor- und Nachbehandlung; beim operativen Eingriff verabreicht man Phytolacca D4 mit 3x10 Tropfen über mehrere Wochen. Phytolacca bewährt sich auch bei anderen Mastopathien.

Carnivora - der Extrakt der Venusfliegenfalle (Dionaea muscipula)
Die bisher nachgewiesene Wirkung bezieht sich auf Zytostase, Mitosehemmung, Immunmodulation und Schmerzlinderung. Die Plumbagin-haltige Droge hat sich vor allem bei Kindern mit Lymphomen und Leukämie bewährt, ebenso in der Nachbehandlungsphase von Tumorkranken.

Andere Pflanzenstoffe, die als Adjuvans der Krebstherapie anzusehen sind:

Echinacea, auch in Kombinationen enthalten
Echinacea in Verbindung mit Bienen- und Schlangengiften
Eupatorium perf. - Kunigundenkraut - Pflanzen wie Thuja, Hydrastis canadensis, Sedum acre, Capsicum und Condurango, deren Hauptwirkung auf ätherische Öle zurückzuführen ist, haben sich nach Laborversuchen im Sinne einer mehr oder weniger ausgeprägten Cytostase bewährt.

Aus der Volksmedizin kennt man Alnus in den skandinavischen Ländern, in Südamerika die Condurangowurzel und in China Marsdenia neben Ginseng;im Mittelmeerraum werden bei Tumoren der Haut Pflanzengallen verwendet, und auch in der japanischen Volksmedizin wird die Galle der Glycine Wosteria sinensis zur Behandlung maligner Tumoren empfohlen.

Enzymtherapie und Gewebsextrakte
In der adjuvanten Therapie haben sich proteolytische Fermente, Gewebsextrakte aus Pankreas, Thymus, Placenta etc. bewährt. Sie werden besonders gern eingesetzt in der Erholungsphase nach einer Chemotherapie oder in der Behandlungs-Zwischenphase einer Misteltherapie.

Ney-Tumorin – eine Mischung aus Organlysaten, wird in drei Verdünnungsstufen parenteral appliziert. Bei der Entwicklung dieses Organextraktes ging man von der Überlegung aus, daß neben der dominierenden Inhibierung von Tumorzellen durch eine multifaktorielle Krebstherapie eine ganzheitliche Behandlung angestrebt werden sollte. Dazu gehören eine Stimulierung der Immunabwehr, eine Harmonisierung des allgemeinen Stoffwechsels und eine Normalisierung endokriner und vegetativer Dysregulationen. Die Ney-Tumorinbehandlung erfordert eine sehr sorgfältige Auswahl der Applikationsstoffe (Sol- und Dilutionapplikation).

Wobe-Mugos, vorwiegend in Drageeform gebraucht, setzt sich neben Fermenten von Linsen, Erbsen und Papaya aus proteolytischen Fermenten von Rinderpankreas und Kalbsthymus zusammen.

Polyerga - als Injektionslösung und Dragee - ist ein Peptideextrakt aus reticuloenothelialen Organen, mit dem es gelingt, die in der Tumorzelle vermehrte Laktatbildung herabzusetzen. Dabei wurden Gewichtszunahme, verbessertes Leistungsvermögen und Einwirkung auf das Schmerzempfinden beschrieben (R. Groscurth).

Bromelain - Fermentstrukturen aus der Ananas - sind in der antiphlogistischen Literatur schon lange bekannt; sie werden gelegentlich im Sinne einer antiphlogistischen Zwischentherapie auch bei Krebsbehandlung eingesetzt. Die Anwendung erfolgt als Stoßtherapie - cave bei Nieren- und Lebererkrankungen!

Vitamine und Spurenelemente
Grundsätzlich bieten sich alle Vitamine und Spurenelemente zur Nachbehandlung in der Tumortherapie an. Dies gilt vor allem für die Zeit nach einer Chemotherapie und Bestrahlung. So hat sich das A-Mulsin-Hochkonzentrat vor Bestrahlung und AE-Mulsin forte in der Nachbehandlungs- und Zwischenbehandlungsphase bewährt. Die früher übliche lokalistische Theorie des Krebsgeschehens negierte die Abwehrbereitschaft des Körpers. Die optimale Krebsabwehrfähigkeit setzt nach heutigen Gesichtspunkten ein voll funktionsfähiges Abwehrsystem voraus. So ist auch die Ernährung mit einzubeziehen, sowie die Zufuhr der Vitamine und Spurenelemente. Zink- und Eisenmangel rufen bekanntlich im Tierversuch eine Verminderung der Resistenz gegenüber krebserzeugenden Stoffen hervor. Andererseits beschleunigt wieder zuviel Zink das Tumorwachstum. Jod und Mangan zeigen krebsprotektive Wirkungen. Arsen gehörte schon in der Antike zu den Krebsheilmitteln. So wird teilweise heute noch der Liquor kalii arsenicosi (Fowler-Lösung) zur Behandlung der chronisch-myeloischen Leukämie angewandt. Verwiesen sei auch auf die ausreichende Versorgung mit Kalium und Magnesium.

Seit 1911 ist die Beziehung von Selen zum Krebsgeschehen bekannnt und bis zum heutigen Tage systematisch ausgebaut worden (G. N. Schrauzer). Nachdem im Organismus Selen nicht gespeichert wird, muß es in ausreichender Menge zugeführt werden. Erfahrungen sind mit Selenhefe und Vitamin E bekannt geworden. Selen hat sich zur Rezidivprophylaxe, Strahlen-Nachbehandlung und nach einer Chemotherapie zur raschen Aufarbeitung von toxischen Nebenwirkungen bewährt. Selen ist kein Therapeutikum für das Tumorgeschehen, sondern ein wirksames Unterstützungsmittel in der vielfach gefächerten Tumortherapie.

Die Hyperthermie

Die *Hyperthermie*, die auf den Tumor selbst gerichtet ist, oder etwa die regionale und Ganzkörperanwendung neben einer endogenen Fiebertherapie sind neu konzipiert worden und in einer Vielzahl von klinischen Studien belegt. Mehr als 10.000 damit behandelte Patienten haben die amerikanischen Behörden (F. und DA Zulassungsbehörde) veranlaßt, die Kosten von Versicherungsträgern übernehmen zu lassen. Auch in Deutschland haben vielfache Beobachtungen den Einfluß von Fieberzuständen auf das Krebsgeschehen bestätigt. Bekannt ist dabei die Einwirkung auf das immunologische Geschehen durch Fieber im Sinne einer Aktivierung der Helferzellen, Stimulation der Killerzellen sowie einer Aktivierung der Lymphokine und Zytokine. Tumorzellen sind hitze-sensibler als normale Zellen. Bei Hitzeanwendungen kann die Blutversorgung des normalen Gewebes auf das 10-fache erhöht werden, was zu einem gesteigerten Wärmetransport führt. Beim Tumorgewebe ist weder eine Erhöhung der Blutzufuhr noch ein Abtransport der Wärme möglich, so daß es zu DNA- und RNA-Systemstörungen des Gewebes kommt.

Die Indikationsbreite reicht vom gutartigen Tumor (Prostatahypertrophie) über Weichteilsarkome und solide Tumoren bis zu Lymphomen und Nachbehandlungspatienten mit Rezidiven. Die Indikation bezieht sich vor allem auf strahlenresistente Tumoren.

Die Hyperthermie bezieht sich sowohl auf die bekannte Badeanwendung als auch auf das künstliche Fieber mit Bakterienautolysaten (*Vaccineurin*) und die Mistel. Das *Überwärmungsbad* muß dem Kräftezustand des Patienten angepaßt sein. Die *Fiebertherapie* kann in die konventionellen Methoden eingebaut werden und u.U. neben einer Strahlenbehandlung mitlaufen. Wichtig ist dabei die sorgfältige Überwachung des Patienten. Hyperthermie kann nicht nur adjuvante Behandlungsmethode sein, sondern auch direkt auf die krebsgenetischen Faktoren bezogen werden.

BRM-Substanzen (Biological Response Modifiers)

Unter den bekannten Bio-Antigenen und hochwertigen Immunmodulatoren hat sich vor allem im urologischen Tumorbereich das KLH (Keyhole Limpet Haemocyanin) in zunehmender Weise bewährt. Bei diesem Arthropoden Haemocyanin (Immucothel) handelt es sich um einen multigenen Proteinkomplex, der aus 65.000 Aminosäuren aufgebaut ist. Es gibt Hinweise dafür, daß KLH Strukturen aufweist, die Ähnlichkeiten mit Bence-Jones-Proteinen haben. Das Haemocyanin induziert zytotoxische T-Lymphozyten und verschiebt T4/T8 Verhältnisse zugunsten der T4-Helferzellen, führt dann zu einer Makrophageninvasion am Applikationsort. Zu den Indikationen zählen Blasen-, Nieren-, Prostatacarcinome.

Die Diätetik des Krebses

In den Naturheilmethoden spielt die Diät eine zentrale Rolle. Seitdem bekannt wurde, daß bestimmte Ernährungsweisen die Krebserkrankung auslösen oder die Veranlagung fördern - z.B. zuviel Fett oder zuwenig Ballaststoffe -, hat man der Diät auch einen Platz in der Therapie eingeräumt. Dennoch dürfte es trotz vielfacher Ansätze falsch sein, von einer Krebsdiät als Therapie zu sprechen. J. Kuhl empfiehlt den Verzicht auf alle denaturierten und isolierten Kohlenhydrate - wie Zucker und Weißmehl. Nach ihm ist auch Vollmilch von Übel, und so rät er zum täglichen Genuß von milchsauren Nahrungsmitteln in Form des sogenannten „Kuhl-Müsli".

Koch empfiehlt die säurefreie Ernährung, und Anemüller spricht sich für die rechtsdrehende Form der Milchsäure aus, nachdem die Krebszelle linksdrehende Milchsäure erzeugt.

Beim Fettverzehr ist nur das naturbelassene Pflanzenöl erlaubt. Andere Empfehlungen beziehen sich auf Fastendiäten, Rohkost und eine proteinreiche 3000-Kalorien-Kost.

Zweifellos sind Düngerückstände wie Nitrite und Nitrosamine, Benzpyrene und Asbest bedeutsam für die Carcinogenese. In der Prophylaxe haben Spurenelemente wie Selen und Mangan, Chrom und Molybdän ihre Bedeutung.

Eine stoffwechselaktive Kost, die den laktovegetabilen Charakter betont und aus Milch- und Pflanzenprodukten bestehen sollte, wird von der „Bayerischen Krebsgesellschaft" empfohlen. Dabei sollte auf Zucker und ausgemahlenes Getreide sowie weitgehend auf Fleisch und tierisches Fett verzichtet werden. Issels, Seeger und Kuhl empfehlen Rote Beete oder Bierhefe. Dennoch kann dabei nicht von einem Therapeuticum gesprochen werden. Das Gleiche gilt für Selen und auch für die Schwefel-Eiweißfraktion der Bierhefe. Für die Diät wird ein Viertel Rohkost gefordert, ferner das Vermeiden von konservierten Lebensmitteln, die Beachtung von Überernährung und die Zufuhr von milchsaurem Gemüse (Sauerkraut aus dem Faß, milchsaure Gurken usw. zur Anregung der Verdauung und zur Normalisierung der Darmflora). Aber auch zu milchsauren Getränken wird geraten.

Wichtig bei den diätetischen Empfehlungen ist der Verzicht auf Tabakwaren und Alkohol, geräucherte und gepökelte Fleischsorten, fetten Käse, Weißmehl und seine Produkte, scharfe Gewürze wie Paprika und Pfeffer sowie Kochsalz. An ihrer Stelle sollten einheimische Gartengewürze verwendet werden.

Für den Krebskranken hat das Einhalten diätetischer Maßnahmen auch einen psychologischen Effekt: Er bekommt das Gefühl, durch Verzicht und Selektion Einfluß auf sein Krankheitsgeschehen nehmen zu können, was ihm bei Erhaltung der Freiwilligkeit Zuversicht und Mut gibt!

Anwendungsgebiete biologischer Heilmittel in der Krebstherapie

Biologische Methoden können in der Onkologie unter verschiedener Zielsetzung angewandt werden:

- Als additive Therapie zur Begleitung radikaler Maßnahmen wie Chemotherapie und Radiotherapie, und zwar zur Operationsvorbereitung, um eine bessere Verträglichkeit dieser eingreifenden Therapieverfahren und eine Minimierung der Nebenwirkungen zu gewährleisten.

- Als adjuvante Therapie zur Nachbehandlung radikal operierter oder kurativ bestrahlter Patienten zur Rezidiv- und Metastasenprophylaxe.
- Als alternative Therapie im Sinne einer primären Immuntherapie bei Patienten, denen radikale Therapien aufgrund des schlechten Allgemeinzustandes noch nicht zumutbar sind oder die trotz Aufklärung aufgrund ihrer persönlichen Einstellung bewußt auf radikale Therapien verzichten wollen.

9.2 Geriatrie

Altern ist primär ein soziales Schicksal, erst in zweiter Linie die Folge funktioneller Veränderungen. Auch psychologische Verhaltensweisen - wie etwa Isolation und Ablehnen von Neuerungen, verminderter Antrieb und gesteigerte Ängstlichkeit, Nachlassen der intellektuellen Beweglichkeit - prägen den Zustand des Alterns, wobei die ganzheitliche Erfassung komplizierter Zusammenhänge gerade im Alter voll entwickelt sein kann. Dies ist bedingt durch einen Faktor, der im Alter eine besonders große Rolle spielt: die Erfahrung.

Manifestationen
Arteriosklerose-Risikofaktoren (Lipide, Hypertonie, Rauchen, Übergewicht)
Herzinfarkt und Schlaganfall
Thrombosen und Aneurysma

Cerebral: Schwund der Hirnmasse nach dem 60. Lebensjahr. Parietale und occipitale Anteile, die sensorische Funktionen enthalten, verändern sich kaum. Frontale und extrapyramidale Anteile altern frühzeitig.

Hirnrinde und Stammganglien degenerieren in Form von Alzheimerfibrillen und senilen Plaques. Mangeldurchblutung steht im Vordergrund der cerebralen Insuffizienz.

Wenn die Sklerose fortgeschritten ist, kann schon der systolische Mitteldruck von 120 kritisch werden. Folge ist das organische Hirnsyndrom, das pseudoneurasthenische Psychosyndrom und hirnorganische Demenz.

Therapie
Geistiges und körperliches Training. Medikamentöse Verbesserung der Durchblutung durch Ginkgo biloba. Aktivierung der Fibrinolyse und Reduzierung der Plättchenaggregation. Behebung der metabolisch-nutritiven Insuffizienz. Bescheidene Lebensweise! (Nicht fasten, aber mäßig leben).

Periphere Durchblutungsstörungen
Dieser Zustand wird gekennzeichnet durch Kälte und Sensibilitätsstörungen. Arterienauskultation, Belastungsoszillographie und kontrollierte Gehstrecken weisen frühzeitig auf diese Störungen hin. Nicht erst die Verschlußkrankheit, sondern schon die Vorstadien können erfolgreich behandelt werden - etwa die kapillare Tonisierung mit Flavonen (Crataegus), die Spastik mit Secale, die Fibrinolyse und Änderung der Fließeigenschaft des Blutes mit Senfölderivaten (Knoblauch).

Tabelle 9.1: Entwicklungsphasen geriatrischer Krankheitsbilder

Altersveränderung	*Alterskrankheit*	*Komplikationen*
symptomfrei	chron. Stadium mit zunehmender Symptomatik	Sekundärkrankheiten
latente Koronarsklerose, Cerebralsklerose, Osteoporose	Angina pectoris, psychoorganisches Syndrom, WS-Schmerzen	Koronarthrombose, Herzinfarkt, cerebraler Insult, WS-Infraktion, Schenkelhalsfraktur

Allgemeine Leitsätze der Alterstherapie (nach H. Franke)
- Gebrauche keine Medikamente, solange andere Therapiemöglichkeiten bestehen
- Beachte die verminderte Verträglichkeit der Arzneien im Alter
- Behandle die Grundkrankheit mit so wenig Medikamenten wie möglich, exakte Individualisierung
- Vermeide eine symptomatische Behandlung der Alterspolypathie
- Beachte bei einer vielschichtigen Therapie die wechselseitige Beeinflussung der Medikamente

Ziel aller therapeutischen Bemühungen beim alternden Menschen muß es sein, die Gehirndurchblutung zu fördern und den Hirnmetabolismus zu normalisieren. Das heißt: *Zufuhr vasoaktiver Stoffe* und *Regulierung der Sauerstoffreserve* in Verbindung mit der gestörten Glukose-Utilisation des Gehirns.
- *Durchblutungsfördernde Mittel:* Papaverine (Cholezystokinine), Theophylline wie Coffein, Crataegus, Ginkgo biloba, Secalepräparate wie Dihydroergotamin, Arnica
- *Vigilanzsteigernde Mittel:* Ginkgo biloba, Vincamin
- *Mittel mit antiödematöser Wirkung:* Aescin, Rauke
- *Hautwirksame Mittel:* Conium, Warzen: Thuja, Sarsaparilla, Malvensud (Altersflechte)
- *Osteoporose:* Symphytum, Sanicula, Phytoestrogene (Frauen), Testasa (Männer)
- *Katarakt:* Senecio cinerea, Mg-Ba-Ca-Salze in homöopathischen Dosen
- *Nieren:* Solidago, Orthosiphon stam., Isoskleran
- *Sogenannte „Verjüngungsmittel":* (Es gibt keinen Jungbrunnen - es sei denn das genügsame Leben ...) Ginseng, Eleutherococcus, Harpagophytum, Mandragora

Beeinflussung der Arteriosklerose
- *Konstitution:* Lymphatismus-Myositis arv.
  Crataegus, Teucrium scorodinum, Gentiana lutea, Scrophularia nodosa, Geranium Robertianum, Geranium afric. = Umckaloabo, Nasturtium aquaticum
- *Entzündungen der Gefäße:* Endangitis
  Secale, Strophantus, Arnica, Ruta, Allium sativum, Rosmarinus
- *Degeneration:* Tabacum, Conium, Rauke, Allium cepa und -sativum, Viscum alb.
- *Urikämie:* Berberis, Herniaria, Colchicum

Volksmedizinische Empfehlung bei Arterienverkalkung

Ein altes Hausmittel empfiehlt: 2 Tassen zerquetschte Hagebuttenkerne mit dem Aufguß von Salbei und Brennessel übergießen, ziehen lassen. 2 Tassen des Tees schluckweise trinken (dabei möglichst trockene Kost).

Vorbeugend: Täglich eine nußgroße, rohe Zwiebel essen, evtl. auf Brot geschnitten oder in den Speisen. Dazu dreimal wöchentlich morgens nüchtern einen Teelöffel weiße Senfkörner mit etwas kaltem Wasser einnehmen.

Oder 20 g Arnica, 60 g Mistel, 60 g Melisse, 60 g Johanniskraut zusammenmischen und daraus einen heilkräftigen Tee bereiten. 8 Eßlöffel dieser Mischung kommen auf 1 Liter Wasser zum Aufguß. Schluckweise trinken.

Phytotherapeutika in der Geriatrie

Hier sind grundsätzlich zwei Arzneimittel zu unterscheiden. Zunächst das Präparat des Ginkgobaumes zur Durchblutungsförderung des Gehirns, der Peripherie und der Coronarien. Der Ginkgobaum ist der letzte noch lebende Vertreter zahlreicher, ausgestorbener Ginkgo-Arten. Seine Kultivierung wurde im 11. Jahrhundert in Südchina eingeleitet.

Die Ginkgowirkungen beziehen sich ausschließlich auf die cerebralen Alterungsprozesse, wobei als spezielle Bereiche Durchblutung, Neurotransmitter und Astrozytenstoffwechsel, Dopamin und Norepinephrin diskutiert werden. Französische Autoren, wie z.B. *Clostre*, berichteten im Hinblick auf den Alterungsprozeß der Rassen über eine verminderte Durchblutung von Thalamus und Hippocampus, die durch Ginkgo verbessert wurde. Demenzsymptome entstehen meist durch verminderte Durchblutung. Die Versorgung mit Energieträgern über den Blutweg ist besonders wichtig. An der Fließeigenschaft des Blutes kann dabei die kapillare Versorgung getestet werden. Ginkgo hemmt die Bildung von Lipoperoxiden, die das Prostazyklin-Thromboxan-Gleichgewicht irritieren. Ginkgo verhindert die Thrombozytenaggregation und verbessert die periphere Durchblutung. Nach *Gessner* steigert Ginkgo die Vigilanz ohne Nebeneffekte und Unverträglichkeiten.

Als zweites Mittel sind die Secaledrogen zu nennen. Mit *Dihydroergotoxin* sind zahlreiche Studien bei Cerebralinsuffizienz durchgeführt worden. Dabei wurden günstig beeinflußt: Schwindel, Kopfschmerzen und Schlafstörungen, Stimmungslage und Konzentrationsschwäche mit Vergeßlichkeit. Als Nebenwirkungen traten Übelkeit und Erbrechen auf, neben Paraesthesien und Präcordialschmerz.

Vincamin erhöht nachweislich die cerebrale Sauerstoffaufnahme, verbessert die cerebrale Glukosevermehrung und steigert die Hirndurchblutung im ischämischen Bereich.

Die sogenannten „Verjüngungsmittel"

In den chinesischen Dynastien wurde die *Panax Ginseng-Pflanze* aus der Familie der Araliaceen nach 20-30jährigem Wachstum geerntet. Die Droge kommt als weißer oder roter Ginseng in den Handel. Dabei erhält man die weiße Wurzel durch Trocknung an der Sonne oder bei erhöhter Temperatur, die äußere Korkschicht löst sich durch diese Behandlung ab. Der rote Ginseng wird durch Behandlung der Wurzel mit heißem

Wasser oder Dampf und anschließendes Trocknen gewonnen, die Droge erhält ein glasig-braunes Aussehen.

Die echte Panax Ginseng-Droge enthält 2-3% eines Saponingemisches, das sich aus mindestens zehn Einzelverbindungen - den Ginsenoiden - zusammensetzt.

Als Tonikum und Aphrodisiakum spielt die Ginsengwurzel in China eine bedeutsame Rolle. Ihre Wirkung ist nach neueren Untersuchungen auf die Saponine zurückzuführen. Neben einer die Proteinsynthese stimulierenden Eigenschaft wurden blutdrucksenkende, gefäßerweiternde, gonadotrope und cholesterinsenkende Eigenschaften bestätigt. Im Extrakt neben anderen Geriatrika und Vitaminen spielt die Droge eine Rolle in der Behandlung von Alterserkrankungen. Bei Mäusen wurde eine Streßabschwächung erkannt. Die Ginsengwurzel soll die Gehirnaktivität stimulieren und der Vergreisung vorbeugen. Impotenz, Gedächtnisschwäche und Unterernährung sollen mit den Exportpräparaten aus China bekämpft werden; ein Dekokt von Ginseng soll anregend, stärkend und sedierend wirken. Die Saponine von Ginseng sind vorwiegend Bidesmoside, die im Tierversuch eine langanhaltende Steigerung der physischen und psychischen Leistung zustandebringen. So erklärt sich der Einsatz von Ginseng als Geriatrikum und Sexualtonikum bei Erschöpfung, Abspannung, Schwäche, Lumbago und Impotenz.

Homöopathie bei Alterserkrankungen

Homöopathische Mittel müssen angepaßt sein an die Genese der Sklerose, an die Konstitution und Körperbeschaffenheit sowie die funktionellen Störungen der Organe wie Niere, Herz und Leber, aber auch an Nahrungs- und Lebensweise etc.

Die wichtigsten Mittel aus der Homöopathie sind dabei:

Barium carbonicum mit dem Prinzip der physischen und psychischen Retardierung, der Sklerosierungstendenzen und Torpidität des Krankheitsgeschehens. In diesem Zusammenhang sind auch die Bariumsalze, wie Bar.jodat., mur. und phosphoricum bedeutsam.

Der abgemagerte Patient mit Arteriosklerose verlangt *Plumbum met.* oder *Plumbum aceticum*, aber unter Umständen sind auch Vanadium und Kresol wichtig. Bei Plethora im Alter mit Kongestionen sind *Aurum met.* oder *Aurum jodat.* in mittleren Potenzen wichtig, aber auch *Strontium carb.* oder *mur.* und *Glonoin.*

Urämische Zeichen verlangen *Lithium carb.* oder *mur.* sowie *Natrium jod.* Bei Hypercholesterinämie kann *Cholesterinum* oder *Natrium choleinicum* in mittleren Potenzen wirksam sein.

Kombinationen mit *Allium sativum* - dem Knoblauch - sind beliebt und bewährt. So haben die Aktivkapseln der diversen Knoblauchpräparate ihre Wirkung auf die periphere Durchblutung und den Kreislauf. Unter diesem Gesichtpunkt einer Senfölwirkung ist auch Isoskleran zu betrachten.

10 Stichwortverzeichnis

C

D

E

T

U

Angaben zu den Autoren

Herr Dr.med. *Walther Zimmermann,* Internist, em. Chefarzt des Krankenhauses für Naturheilweisen in München-Harlaching:

Obwohl Herr Dr. Zimmermann als Internist eine glänzende schulmedizinische Karriere hätte absolvieren können (erster Doktorand an der LMU München nach dem Kriege mit der Auszeichnung „summa cum laude"), entschied er sich dafür, 1958 das hochverschuldete „Homöopathische Krankenhaus München-Höllriegelskreuth" als Chefarzt zu übernehmen. Durch außerordentlichen Einsatz und hervorragende medizinische Leistungen gelang es ihm, dem Haus, welches nach einigen Jahren schuldenfrei als „Krankenhaus für Naturheilweisen" nach München-Harlaching übersiedeln konnte, internationales Ansehen zu verschaffen.

Herr Dr. Zimmermann bildete bis 1988 in seiner Klinik zahlreiche Arztkollegen in Naturheilkunde und Homöopathie aus; im Rahmen seines großen und erfolgreichen Engagements für die Naturheilverfahren folgte er einem Ruf der LMU München als mehrjähriger Dozent für Phytotherapie. In Sachen Naturheilkunde ist er bis heute ein bundesweit geschätzter und gesuchter Gutachter.

Herr Dr. Zimmermann leitet heute in München, neben seiner Praxistätigkeit, gut frequentierte Weiterbildungskurse für die Zusatzbezeichnung „Naturheilverfahren" und „Homöopathie", in denen er seine jahrzehntelangen Erfahrungen übermittelt.

Frau Dr.med. *Barbara Irmler*, Prakt. Ärztin, Naturheilverfahren, Homöopathie:

Bereits im Studium besuchte Frau Dr. Irmler Kurse in Phytotherapie, Naturheilverfahren und Akupunktur, so daß dadurch auch nach der Approbation im Jahre 1985 das Interesse in Richtung der Naturheilverfahren gelenkt wurde. Die Ausbildung setzte sich am Krankenhaus für Naturheilweisen unter Chefarzt Dr. W. Zimmermann fort, der ihr naturheilkundliches Denken stark prägte und dem sie zu großem Dank verpflichtet ist. Seit 1990 ist sie als Praktische Ärztin niedergelassen und neben ihrer Praxistätigkeit als Ausbildungsberechtigte für Homöopathie, Naturheilverfahren und Akupunktur tätig.

Herr Privatdozent Dr.med. *Günther T. Werner* ist Oberarzt am Städtischen Krankenhaus München-Bogenhausen. Er bekam von der Medizinischen Fakultät der TU München den Lehrauftrag für Physikalische Medizin und Naturheilverfahren.

Herr Dr.med. *Bruno Zimmermann* absolvierte seine Ausbildung in Physikalischer Medizin bei Prof. Dr. med. Edward Senn an der Klinik für Physikalische Medizin der Ludwig-Maximilians-Universität München (Klinikum Großhadern). Er war 2 1/2 Jahre am Krankenhaus für Naturheilweisen in München tätig und hat die Berechtigung zum Führen der Zusatzbezeichnungen „Physikalische Medizin", „Naturheilverfahren" und „Homöopathie".

Die Vorbereitung auf das A-Diplom in Aurikulomedizin

von Frank R. Bahr

1986. 163 Seiten. (Lehrbuchreihe: Wissenschaftliche Akupunktur und Aurikulomedizin, Bd. 4.1a; hrsg. von Dr. med. Frank R. Bahr.) Kartoniert.
ISBN 3-528-07957-6

Etwa ein Drittel der Weltbevölkerung wird heute mit Akupunktur und Aurikulomedizin behandelt. Auch in Deutschland ist die Zahl derer, die sich mehr Ärzte mit Spezialkenntnissen auf dem Gebiet der Akupunktur wünschen, stark gewachsen. Das Informationsbedürfnis der Bevölkerung verlangt die Ankündigung von Akupunktur als Zusatzbezeichnung auf dem Praxisschild. Ärztekammern und die Akademie für Akupunktur und Aurikulomedizin bekommen immer mehr Patientenanfragen mit der Bitte um Vermittlung eines Akupunkturarztes.

Die Beantwortung der Fragen muß so lange vage bleiben, bis nicht objektive Maßstäbe gesetzt sind, welcher Arzt die Qualifikation besitzt. Die Situation wird verschärft durch die Tatsache, daß viele Heilpraktiker mit unzulänglichem Wissen in Akupunktur dennoch ihre Dienste auf dem Gebiet in großen Zeitungsanzeigen anbieten.

Die gewünschten objektiven Maßstäbe für das Praktizieren in Akupunktur können nur gesetzt und erfüllt werden, wenn Ärzte sich in einer Prüfung, dem A-Diplom, qualifizieren. Außer dem A-Diplom sind dann noch 150 Stunden Praktikum und Hospitationstätigkeit nötig, um mit dem B-Diplom abzuschließen.

Dieser Band mit den praktischen Prüfungsvorbereitungen für die Ohrakupunktur ist der erste Meilenstein auf dem Weg zum anerkannten Spezialisten. Mit den theoretischen Grundlagen, aber vor allem mit den konkreten Prüfungsabläufen, die hier wiedergegeben werden, erhält der angehende Akupunkturarzt das sichere Rüstzeug, diesen Weg mit Erfolg zu beschreiten. Diese Vorbereitungen auf die Prüfung in Aurikulomedizin werden ergänzt durch den bereits erschienenen Vorbereitungsband in Körper- und Schädelakupunktur von Dr. med. Helmut Samlert.

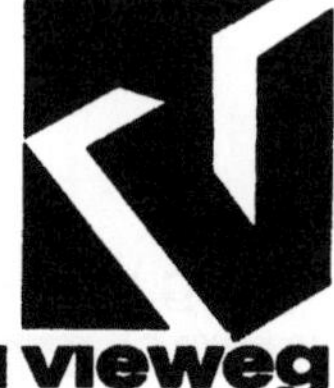

Verlag Vieweg · Postfach 58 29 · 65048 Wiesbaden

vieweg

Einführung in die wissenschaftliche Akupunktur

Ohr-, Schädel- und Körperakupunktur.
Zugleich Begleitmaterial zum Hospitationskurs der 1. Wissensstufe (Anfänger)

von Frank R. Bahr

1991. VI, 266 Seiten. (Lehrbuchreihe: Wissenschaftliche Akupunktur und Aurikulomedzin) Kartoniert.
ISBN 3-528-07832-4

Der Autor beschreibt weniger die jahrtausendealten Regeln und Überlieferungen; er legt vielmehr Wert auf Versuche der Neuroanatomen, Neurophysiologen, Neurochemiker und Kybernetiker, um die Grundlagen einer wissenschaftlichen Akupunktur aufzuzeigen. Die traditionelle chinesische Akupunktur wird sofern berücksichtigt, als Vergleiche verschiedener Quellen deutlich machen, was auch heute noch Bestand hat oder gar neue Anregungen geben kann.

Über den Autor:

Dr. med. Frank Bahr ist niedergelassener Arzt für Akupunktur in München.

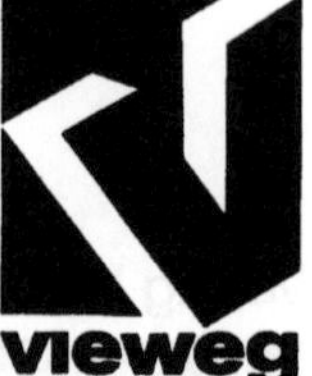

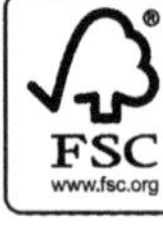

MIX
Papier aus verantwortungsvollen Quellen
Paper from responsible sources
FSC® C105338

If you have any concerns about our products,
you can contact us on
ProductSafety@springernature.com

In case Publisher is established outside the EU,
the EU authorized representative is:
Springer Nature Customer Service Center GmbH
Europaplatz 3, 69115 Heidelberg, Germany

Printed by Libri Plureos GmbH
in Hamburg, Germany